内分泌病保健与调养

刘金芳　主编

江西科学技术出版社

图书在版编目（CIP）数据

内分泌病保健与调养/刘金芳主编.--南昌:江西科学技术出版社,2020.5（2023.7重印）

ISBN 978-7-5390-7249-4

Ⅰ.①内… Ⅱ.①刘… Ⅲ.①内分泌病-防治 Ⅳ.①R58

中国版本图书馆CIP数据核字（2020）第054514号

国际互联网（Internet）地址：
http://www.jxkjcbs.com
选题序号：ZK2019429
图书代码：B20046-102

内分泌病保健与调养	刘金芳　主编

出版 发行	江西科学技术出版社
社址	南昌市蓼洲街2号附1号 邮编：330009　电话：（0791）86623491　86639342（传真）
印刷	永清县晔盛亚胶印有限公司
经销	各地新华书店
开本	787 mm×1092 mm　1/16
字数	100千字
印张	11.75
版次	2020年5月第1版　2023年7月第2次印刷
书号	ISBN 978-7-5390-7249-4
定价	59.80元

赣版权登字-03-2020-81
版权所有　侵权必究

（赣科版图书凡属印装错误，可向承印厂调换）

前 言

内分泌专业是研究进展迅速，临床疾病诊断与治疗复杂的学科。近年来，分子和细胞生物学技术的迅猛发展和广泛应用，使内分泌领域从广度到深度都获得了突飞猛进的开拓和深入，内分泌学的面貌已焕然一新。内分泌代谢病属于慢性病，也是一类可预防、可控的疾病。对于此类疾病的患者来说，既需要摒弃不良的生活习惯与嗜好，养成科学健康的生活方式，也需要坚持早就医、早诊断、科学治疗、合理用药。

本书实用性强，选取各内分泌腺体常见病种进行论述。力求收集名医名家相关的临床经验，介绍各种中医的特色疗法，以为中医院的内分泌医生拿来而用，本书还增加了笔者对相关疾病的中医诊治经验，拿出来供大家批评指正。具体包括下丘脑垂体疾病、甲状腺疾病、糖尿病、肾上腺疾病、代谢综合征、糖尿病、肥胖症、高尿酸血症与痛风、多毛症、不孕症原发性骨质疏松症和妇科内分泌疾病等内容。

希望本书的出版能为中医治疗内分泌病贡献绵薄之力，也希望能引起同道对中医内分泌病学的思考。

目 录

第一章 概　述	1
第一节　内分泌代谢系统疾病的中医病因	1
第二节　内分泌代谢系统疾病的中医病机	5
第三节　内分泌代谢系统疾病中医辨证方法	7
第四节　内分泌代谢系统疾病中医治疗原则	16
第二章　下丘脑垂体疾病	19
第一节　催乳素瘤	19
第二节　腺垂体功能减退症	23
第三节　尿崩症	27
第三章　甲状腺疾病	32
第一节　甲状腺肿	32
第二节　甲状腺功能亢进症	35
第三节　甲状腺功能减退症	37
第四节　慢性淋巴细胞性甲状腺炎	41
第四章　肾上腺疾病	46
第一节　库欣综合征	46
第二节　肾上腺功能减退症	54
第三节　嗜铬细胞瘤	62
第四节　原发性醛固酮增多症	71
第五章　代谢综合征	81
第六章　糖　尿　病	100
第一节　中医学对糖尿病及其并发症的认识	100
第二节　糖尿病的病因	104
第三节　糖尿病的病机	108
第四节　辨证论治	113
第五节　儿童糖尿病	118
第七章　肥　胖　症	124
第八章　高尿酸血症与痛风	128
第九章　原发性骨质疏松症	132

第十章 妇科内分泌疾病 ········· 139
第一节 月经后期 ········· 139
第二节 月经过少 ········· 141
第三节 月经先后无定期 ········· 143
第四节 痛　经 ········· 144
第五节 多囊卵巢综合征 ········· 147
第六节 闭　经 ········· 151
第七节 子宫内膜异位症 ········· 156
第八节 绝经综合征 ········· 161
第九节 功能失调性子宫出血 ········· 164
参考文献 ········· 179

第一章 概 述

第一节 内分泌代谢系统疾病的中医病因

一、体质因素

中医学自古就非常重视体质在发病中的重要地位。《内经》反复强调体质的重要。《伤寒论》"病有发热恶寒者,发于阳也;无热恶寒者,发于阴也",阴阳就是体质的概念,病邪有从化的转归。外感病如此,其实内分泌代谢疾病也如此。许多内分泌代谢疾病都与体质和遗传有关。至于人群体质分类,在《内经》中有两种分法。一是《灵枢·阴阳二十五人篇》以五行学说为指导,把人群体质划分为木、火、土、金、水五大类;一是《灵枢·通天篇》以阴阳学说为指导,把人群体质划分为太阴、少阴、太阳、少阳和阴阳平和五大类。我们认为:人群各个个体,其体内各系统生理功能的不平衡是绝对的,正是由于这种不平衡形成了人群不同的体质。五脏系统功能不平衡,决定了人群体质可划分为木、火、土、金、水五个类型。

三阴三阳也是人体六个生理系统,是张仲景基于阴阳学说,对人体生理功能所做的不同于五脏五系统学说的另一层次的划分,三阴三阳各系统功能不平衡,决定了人群体质可划分为三阴三阳六个类型。即太阳体质、阳明体质、少阳体质、太阴体质、少阴体质、厥阴体质。

太阳体质之人,具体可分为卫阳充实之人、卫阳虚弱之人、卫阳亢盛之人。卫阳充实之人,体质壮实,腠理致密,卫阳充实,机体抗邪能力较强,感受外邪,易表现为发热、恶寒、身痛、无汗等表实证(太阳病伤寒);卫阳虚弱之人,体质虚弱,腠理疏松,卫阳不足,平素易感受外邪,表现为发热、恶风、汗出等表虚证(太阳病中风);卫阳亢盛之人,体质较强,阳气过盛,或素有内热,感受外邪,则表现为发热重、恶寒轻、头痛、咽痛、汗出不畅、口渴等表热证(太阳病温病、风温)。可见于呼吸道疾病、过敏性疾病等。

阳明体质之人,具体可分为胃阳亢盛之人、胃热阴虚之人、胃寒气实之人。胃阳亢盛之人,体格壮实,肌肉丰满,胃肠消化功能好,食欲亢进,平素能吃能睡,工作效率高,发病易表现为发热、大便干结的阳明腑实证,所谓"正阳阳明"、"胃家实";胃热阴虚之人,体格较弱,体形较胃阳亢盛之人要瘦,食欲较好,有大便干倾向,发病易表现为大便干结、小便数多的脾约证,所谓"太阳阳明";胃寒气实之人,体质尚壮实,食欲好,有大便不畅倾向,但平素畏寒、不任生冷饮食,发病易表现为大便不通、胃痛、呕吐等胃寒实证。可见于肥胖症、糖尿病、皮质醇增多症等。

少阳体质之人,具体可分为少阳气虚之人、少阳气郁之人、少阳郁热之人,女性相对多见。其少阳气虚之人,体质虚弱,体力不足,性情忧郁,喜悲观,发病易表现为胸胁胀满,情志抑郁,疲乏无力,腹胀腹泻,妇女月经不调等证;少阳气郁之人,体质相对较好,平素性喜抑郁,体力尚可,发病易表现为胸胁苦满,抑郁心烦,恶心呕吐,口苦咽干,头晕耳鸣等证;少阳郁热之人,体质较强,体力较好,或素有内热,喜生气,发病易表现为心烦郁怒、头晕头痛、口苦咽干、胁痛腹满等证。可见于肥胖症、甲状腺腺瘤、糖尿病、更年期综合征等。

太阴体质之人,具体可分为太阴气虚之人、太阴阳虚之人、太阴湿阻之人。太阴气虚之人,体质虚弱,体力不足,进食生冷油腻有腹泻倾向,发病易表现为腹满胀痛、呕吐、腹泻等证;太阴阳虚之人,体质虚弱,体力不足,平素畏寒,四肢不温,大便溏稀,发病易表现为腹满冷痛、畏寒肢冷、呕吐、下利清水等证;太阴湿阻之人,体质较弱,体形虚胖,或素有痰湿,发病则表现为头重、肢体沉重、脘腹胀满、口中黏腻、大便不爽等证。可见于肥胖症、糖尿病、胃肠病等。

少阴体质之人,具体可分为少阴阳虚之人、少阴阴虚之人、少阴阴阳俱虚之人。少阴阳虚之人,体质虚弱,平素畏寒、腰膝酸冷、性功能减退,发病易表现为畏寒肢冷、腰膝冷痛、神疲嗜睡,甚至可见四肢厥冷、冷汗淋漓等阳衰危证(少阴寒化证);少阴阴虚之人,体质虚弱,平素怕热,喜思考,有失眠倾向,性功能虚性亢奋,发病易表现为发热、心烦、失眠、五心烦热、遗精等证(少阴热化证);少阴阴阳俱虚之人,体质虚弱,体力不足,神疲气短,易冷易热,发病则表现为四末冷凉而手足心热、心悸气短、心烦而神疲,甚至出现四肢厥冷、汗出淋漓、躁扰不宁或神昏脉微欲绝等阴阳两脱险证。可见于糖尿病、甲状腺功能减退症、肾上腺皮质功能减退、更年期综合征等。

厥阴体质之人,具体可分为厥阴阳亢之人、阴虚阳亢之人、虚阳亢奋之人。厥阴阳亢之人,体质壮实,性急易怒,控制情绪能力较差,发病易表现为头晕目眩、头涨头痛,或胃脘灼热疼痛,自觉气上撞心等证;阴虚阳亢之人,体质较虚,体力相对不足,平素控制情绪能力较差,易怒,发病易表现为咽干口燥、头晕眼花、耳鸣、烘热汗出、失眠健忘、腰膝酸软等证;虚阳亢奋之人,体质虚弱,体力严重不足,神疲乏力,性急易躁,发病则表现为头晕眼花、虚烦不宁、头痛耳鸣、腰膝酸冷,甚至出现面红如妆、时时汗出、四肢厥冷等危证。可见于甲状腺功能亢进、胰岛素抵抗综合征、高血压病等。

由此可见,不同体质,各有各的易感外邪、易受病因;发病后,临床表现各有特点;进一步发展,转归预后也有区别。以糖尿病为例,阳明体质多发,平素体壮,能吃、能睡、能干,有便干倾向,患病易表现为阳明系统病变,多食、大便难;进一步发展可发生糖尿病胃肠病变便秘、糖尿病脑病、糖尿病肾病等。常表现为增液承气汤证、大黄黄连泻心汤证、升降散证等。可以说,是因为有这种体质,才患上这种病,因为患上这种病,才表现为这种证。

二、外感邪毒

《内经》有"百病皆生于风"之论,强调外感邪毒在多种疾病发生发展过程中的重要作用。医学发展至今日,愈来愈多的证据证明许多疾病的发病原因与病毒感染有关。内分泌代谢疾病也不例外。

如消瘅与现代医学糖尿病关系密切,《灵枢·五变篇》就指出其发生与特定体质加以外感风邪有关。宋代朱瑞章《卫生家宝》更明确指出消渴病所伤为"风毒气",先伤于上焦,临床表现为多饮、多食、多尿而有甜味,可继发脱疽、痈肿等并发症。说明外感风邪,尤其外感风热、温热、热毒之邪,不仅可以伤耗津液,还可内陷,下汲肾之真阴,使五脏之阴失养,尤其可表现为肺热津伤、胃热阴虚、肾虚阴亏而引发消渴病。这与现代医学病毒感染,引起免疫反应性损害,直接损伤胰岛β细胞,影响胰岛素分泌功能,导致糖尿病的认识完全一致。

再如亚急性甲状腺炎,与风邪外感也有关系,尤其是外感风热、温热、热毒之邪。可表现为发热,或伴恶寒、头身痛、咽痛、颈前胀痛、牵及耳后、舌尖红、脉浮数、滑数等。少阳郁热在内,由外感风热引发,才造成了亚急性甲状腺炎发病。

而痛风为病,多过食醇酒厚味,内生湿热,若外感风寒、寒湿、湿热之邪,必内外相招,而导致病情急变,风寒、寒湿、湿热之邪阻痹经络气血,不通则痛,故而可发生痛风病急性发作。总之,是与外感有关。

三、内伤七情

中医病因学特别重视七情致病。喜、怒、忧、思、悲、恐、惊七情,本是人正常精神情绪活动的反应。但如果持续的或过度的不良情绪刺激,则可以导致人体阴阳失调,气血不和,经络阻塞,脏腑功能紊乱。七情致病主要表现为五脏损伤和影响气机两方面。正如《灵枢·寿夭刚柔篇》所论"忧恐愤怒伤气,气伤脏乃病脏"。在内分泌代谢疾病发生发展过程中,七情内伤尤为重要。

如甲状腺疾病,包括单纯性甲状腺肿、甲状腺腺瘤、甲状腺功能亢进等,与情志内伤皆有关系。《诸病源候论·瘿候》云:"瘿者,由忧愤气结所生";《济生方·瘿瘤论治》云:"夫瘿瘤者,多由喜怒不节,忧思过度,而成斯疾焉。大抵人之气血,循环一身,常欲无滞留之患,调摄失宜,气凝血滞,为瘿为瘤。"两书皆认为情志失调,气机阻滞,不能输布津液,凝聚成痰,痰气郁结,壅结颈前,则成瘿病。气滞日久,血行障碍,则成血瘀,可使瘿结成瘤。瘿病进一步发展,肝气亢盛,则性急易怒,心烦心悸,则成瘿气。

而糖尿病及其并发症的发生发展也与情志内伤有密切关系。《灵枢·五变篇》曾明确指出消瘅常发生在性格刚强的人身上,大怒气郁,气滞血瘀,郁而化热,热消肌肤所致。金元刘河间《三消论》云:"消渴者……耗乱精神,过违其度,而燥热郁盛之所成也";《医宗己任篇·消证》云:"消之为病,一原于心火炽炎……然其病之始,皆由不节嗜欲,不慎喜怒";《临证指南医案》也有悲伤过度乃生消症大病的论述。认为七情过激,或心火内炽,或肝郁化火,均可伤阴而成为消渴病的发病原因。

其他如更年期综合征、皮质醇增多症、肥胖症、高脂蛋白血症等,也与情绪抑郁有关。另外,七情致病还可表现为气机阻滞,甚至气滞血瘀、气郁痰阻、气滞食停、气滞湿阻、郁热内结等证。

四、饮食所伤

饮食为人所以赖之生,但饮食失宜又常可导致多种疾病。宋代严用和《济生方》云:"善摄生者,谨于和调,一饮一食,使入于胃中,随消随化,则无滞留之患;若禀受怯弱,饥饱失时,或过餐五味,鱼腥乳酪,强食生冷果菜,停蓄胃脘,遂成宿滞,轻则吞酸呕恶、胸满噎噫,或泄或痢,久则积聚,结为癥瘕,面黄羸瘦,此皆宿食不消而病也。"可见,饮食失宜主要导致消化系统疾病,但也可能成为其他疾病的病因。

如肥胖症、高脂蛋白血症、糖尿病等代谢性疾病,皆与高热量饮食有关。《素问·奇病论》论脾瘅病因"必数食甘美而多肥也",《素问·通评虚实论》论消瘅"凡病消瘅……肥贵人则膏粱之疾也",说明糖尿病之类的代谢疾病与饮食失节有密切关系。过食醇酒厚味,可内生痰湿、湿热、痰火、湿热、痰火伤阴可导致消渴病;过食辛辣、烧烤、煎炸类食物,可胃肠内生结热,结热伤阴,可导致消渴病。其实,也正因为人类生活方式改变和饮食结构变化,才导致了糖尿病等代谢性疾病的发病率升高。

痛风更是与饮食密切相关的一种代谢病。清代名医龚廷贤《万病回春》指出:"一切痛风肢体痛者,痛属火,肿属湿……所以膏粱之人,多食煎炒、炙(煿)、酒肉、热物蒸脏腑,所以患痛风,恶疮痈疽者最多。"明确指出:过食膏粱厚味,煎炒烧烤,可内生湿热,湿热阻痹经络气血,所以导致了痛风的发作。饮食最容易损伤脾胃,而脾胃为后天之本,脾虚可影响到先天肾以致全身各脏腑功能,所以在内分泌代谢疾病,尤其是在代谢疾病发生发展过程中,饮食因素占有重要地位。

五、劳逸过度

劳倦内伤也是中医学非常重视的病因。《素问·宣明五气篇》云:"五劳所伤,久视伤血,久卧伤气,久坐伤肉,久立伤骨,久行伤筋。"指出持久地从事某种特殊活动或单调的动作,就会使某一器官或组织受到损伤。即所谓"生病起于过用"。劳心过度,暗耗阴血;劳形过度,损伤其气;劳房过度,暗耗肾精,都会引起一系列虚损症候。

如糖尿病多阴虚,或气阴两虚,发病就与高年体虚、劳倦过度、谋略经营、阳气过用等有关。劳心、劳房则伤阴,阴虚则阳盛,阳盛则热,热反过来又伤阴,则成阴虚内热之证,包括肾阴虚、心阴虚、肝阴虚、肺阴虚、胃阴虚,或表现为心肾阴虚、肝肾阴虚、肺肾阴虚,甚至表现为肾之元阴不足、命门水亏、五脏之阴俱虚,严重者可发生阴竭液脱、亡阴厥脱之变,发生糖尿病急性代谢紊乱综合征。

中医非常重视房劳内伤,认为许多疾病尤其是虚损性疾病都是房事不节所引起。如消渴病病因,《千金方·消渴》云:"盛壮之时,不自慎惜,快情纵欲,极意房中,稍至年长,肾气虚竭……此皆由房事不节之所致也。"认为房事过度与消渴病发生有密切关系,其科学性有待于进一步深入研究。

六、药石所伤

俗语云:是药三分毒,意思是强调药物的药性各有偏盛,不可轻易服用,用药必须对证。如果用药失宜,不仅不能治愈疾病,还可能导致新的疾病。这种因医疗用药不当或药物不良反应所导致的疾病,被称为医源性疾病和药源性疾病。这种情况在内分泌代谢疾病中,就比较常见。

如糖尿病的病因中,就有属药石过用所致者。对此,早在《素问·腹中论》就提出肥贵人喜食"芳草石药",所以消渴病多难治。另外,《千金方》等文献则明确指出服用石药可引发消渴病,认为服用壮阳石药,如五石散之类,药物燥烈可以伤阴,所以导致消渴病发生。今日,服用石药这种风气虽然不复存在,但滥用兴奋剂以及激素类药物的使用导致的不良反应却非常突出,目前正日益受到关注。如皮质激素类药物常用于治疗哮喘、风湿病、肾病综合征等，长期应用尤其是不适当应用，就可导致血糖升高。甲状腺激素，相当于中药温补肾阳的药物，长期应用，也有导致血糖升高者。

至于皮质醇增多症，病因繁杂，其中医源性所致者，则是由于皮质激素滥用所致，临床非常常见。我们曾见紫癜性肾炎患者应用激素治疗后，就出现了明显的满月脸、水牛背、颜面部痤疮、食欲亢进、疲乏、烦热、血压升高等症状，这种情况就是明显的医源性皮质醇增多症的表现。

第二节 内分泌代谢系统疾病的中医病机

一、阴阳失衡

中医学非常重视平衡，包括阴阳平衡、气血平衡、五行生克制化平衡、营卫平衡等。其中最有概括意义的就是阴阳平衡。阴阳平衡，即为健康，阴阳两方面一旦失去平衡，就必然导致疾病。这在内分泌代谢系统功能疾病中，表现尤为突出。阴阳失衡，进而可导致寒热病变。阳虚则阴盛，阴盛则寒，包括肾阳虚、心阳虚、脾阳虚，或表现为心肾阳虚，脾肾阳虚，甚至表现为肾之元阳不足，命门火衰，一身阳虚，严重者可发生阳衰气脱、亡阳厥脱之变。可见于垂体前叶功能减退症、肾上腺皮质功能减退症、甲状腺功能减退症等。阴虚则阳盛，阳盛则热，热反过来又伤阴，则或阴虚内热之证，包括肾阴虚、心阴虚、肝阴虚、肺阴虚、胃阴虚，或表现为心肾阴虚、肝肾阴虚、肺阴虚，甚至表现为肾之元阴不足，命门水亏，五脏之阴俱虚，严重者可发生阴竭液脱、亡阴厥脱之变。可见于皮质醇增多症、甲状腺功能亢进、糖尿病、高血压病等，糖尿病酮症和高渗综合征等重症，常有阴竭阳脱之变。

临床上还有阴阳俱虚，而且不平衡者，最常见于妇女更年期综合征和部分糖尿病自主神经并发症、部分高血压病等。阴阳两虚，因虚而失衡，阴虚则热，阳虚则寒，所以可表现为烘热汗出而腰膝酸冷，或上半身热而下半身冷，或手足心热而手足背冷，易寒易热等情况。或阴阳两虚，阳气不能潜藏，虚阳浮越，龙火上腾，可表现为头晕目眩、两颧红赤如妆、心烦躁扰、腰腿冷痛、四末冷凉等，可见于高血压、糖尿病和某些内分泌疾病重症。

二、气血津液代谢异常

气血是人体生命活动的重要物质基础。津液是人体正常水液的总称，也是维持人体正常生理活动的重要物质。气血不足和气血运行异常，则可导致气主煦之、血主濡之的功能异常，或成气滞、气逆、气陷，或成血瘀、出血等。津液的生成、输布、排泄任何一个环节失常，即可能发生津亏、液竭或痰阻、积饮、水停诸证。当然，气血津液病症的产生与脏腑功能失调具有十分密切的关系。

气之病机，有气虚、气陷、气滞、气逆之分。气虚证，包括脾气虚、肺气虚、心气虚、肾气虚或心肾气虚、心肺气虚、脾胃气虚、脾肾气虚，也可表现为卫气不固、宗气不足、肾气不固或表现为脾虚气陷、胸中大气下陷。可见于糖尿病及其并发症患者。如糖尿病性心脏病心功能不全就可表现为心气虚、宗气不足。气虚进一步发展，可发生血虚,导致气血两虚,糖尿病肾病肾功能不全,肾性贫血,就存在气血两虚。气虚也可进一步发展为阳虚,包括脾阳气虚、心阳气虚、肾阳气虚,甚至发生五脏阳气俱虚。如席汉氏综合征、肾上腺皮质功能减退症、甲状腺功能减低均可见阳气不足,尤其常见肾阳气虚。而气滞就更为多见,气滞多与情志抑郁有关,包括肝郁气滞、脾胃气滞、胸中气滞、胃肠气滞、膀胱气化不行,可见于肥胖症、糖尿病及其并发症、甲状腺疾病、更年期综合征。皮质醇增多症有时也可表现为气机阻滞。金元名医朱丹溪云:"气血冲和,百病不生,一经怫郁,诸病生焉。"由于气滞进一步发展,可成血瘀,可致痰阻、食停、湿郁,更可郁而化热,变生百证。甲状腺疾病、糖尿病及其并发症、更年期综合征等病症,均可存在以上病机。至于气逆证,有肝气逆、胃气逆、肺气逆之分,在内分泌代谢系统疾病中,前两者比较多见。

  血之病机,有血虚、血瘀、血热、出血之别。血虚证,有心血虚、肝血虚、心脾血虚等,可由气虚不能生血,或肾精不足、精不生血,或大失血引起。如席汉氏综合征,又称产后血枯经闭,常见血虚,常继发于产后大出血。至于血瘀,多见于久病患者,如糖尿病血管并发症患者、更年期妇女月经不调者。糖尿病微血管病变,久病入络,则可表现为络脉血瘀。吕仁和教授曾提出糖尿病肾病"微型癥瘕"形成的病机,是痰热郁瘀互相胶结而成。更有血热者,可见疮疖、皮肤灼热瘙痒,也可表现为崩漏、尿血、咯血等。而血热、血瘀或脾气失于统摄,均可导致出血。更年期综合征就可表现为血瘀崩漏或脾不统血崩漏等。

  津液之病机,有津液不足、痰湿、留饮、停水之异。津液不足,不能滋润、充养机体,可出现皮肤干燥、咽干、口燥、舌少津液等。可表现为肺津不足、胃热津伤等,严重者可发生津亏液竭,甚至进一步发生气随津脱,液竭阳脱。这在糖尿病尤其是酮症、高渗综合征等急性代谢紊乱的患者中非常多见。而肺脾肾三脏功能失常,三焦水道不利,膀胱气化不利,则水液代谢功能异常,津液不归正化,津液宣发,敷布失常,或肾气不固,津液下流,则可见口渴饮水不止,尿频量多,发为尿崩症的不幸。津液不归正化,更可内生痰湿、痰饮、水湿之邪。反过来痰湿、水饮、水湿又可阻滞气机,损伤阳气,所以终可成痰阻气郁、水饮阻隔、气滞水停和阳虚饮聚之证。糖尿病性心脏病支饮咳喘、甲状腺功能低下水肿、糖尿病肾病水肿等,即常有以上病机。

三、脏腑功能失调

  脏腑是人体生命活动的主题,所以疾病的发生与脏腑功能的失调有关系。其实,也正因为如此,脏腑病机才这么受到中医界重视。"五脏者,藏精气而不泻,故满而不能实;六腑者,传化物而不藏,故实而不能满"。就内分泌代谢疾病来说,与精气不足关系密切,所以在脏腑之中与五脏功能密切相关。肾藏精,主生殖,主一身之气化,为先天之本,受五脏六腑之精而藏之,内藏元阴、元阳,"五脏六腑之阴,非此不能滋;五脏六腑之阳,非此不能发",所以在全身各脏腑中,居于特殊重要的地位。而肝主疏泄,主藏血,主一身气机之条达;脾主运化水谷,主升清,脾胃共为气血生化之源。内分泌代谢系统功能以肾为总舵主,与肝脾也很有关系。

  而命门藏命火,为性命之根;三焦为元气之别使,主气化,水道出焉;冲脉为血海;

任脉主持诸阴,主胞胎。所以,内分泌代谢疾病与这些脏腑经络功能失调也有关系。其中肾命三焦系可以说是内分泌系统的轴心。肾命之元气不足、真精不足、元阴不足、元阳不足,则五脏精气虚、五脏阴虚、阳虚,以致阴阳俱虚。所谓气虚可表现为心肾气虚、肺肾气虚、脾肾气虚。可见于多种内分泌疾病、糖尿病心肾并发症等。所谓阳虚可表现为心肾阳虚、脾肾阳虚,甚至五脏阳气俱虚。可见于席汉氏综合征、肾上腺皮质功能减退症、甲状腺功能减低等。阴虚可表现为肝肾阴虚、心肾阴虚、脾肾阴虚、肺肾阴虚,甚至五脏之阴俱虚。可见于甲状腺功能亢进、糖尿病、皮质醇增多症等。阳气不足,尤其常见肾阳气虚。而三焦作为元气之别使,气化不行,水道不利,则可影响肾命所藏元阴、元阳正常敷布周身,从而影响一身气化之功能,可影响肺之宣发、肃降、通调水道,影响到脾之运化水湿,敷布津液,影响到膀胱之气化功能,所以常可导致尿崩、痰饮、水肿等。

以肝主气机,主情志,所以气滞证、气逆证与肝关系密切。包括肝郁气滞以及脾胃气滞、胸中气滞、胃肠气滞、膀胱气化不行在内,也包括肝气横逆、胃气上逆等。因为气为血帅,气滞日久则血瘀,并可在气滞基础上,内生痰阻、食停、湿郁,更可郁而化热,导致热灼血分,肝不藏血,甚至发生出血之变。可见于甲状腺疾病、更年期综合征、糖尿病合并眼底出血等发生发展过程之中。肝肾不足,冲任不调,则可发生月经失调,不孕不育。

以脾主运化水湿、输布津液,为气血生化之源。脾胃不健,则水湿运化不行,则可成水肿、痰饮;脾胃不能化生气血,则可成血虚证。另外,脾还有统血的功能,脾不统血,也常成为血证之病因。脾胃为后天之本,脾虚也可影响到先天肾以致全身各个脏腑的功能,所以脾胃病机在内分泌代谢疾病,尤其是代谢疾病发生发展过程中,也具有较重要的地位。

第三节 内分泌代谢系统疾病中医辨证方法

传统中医学的辨证方法包括八纲辨证、病因辨证、脏腑辨证、经络辨证、气血津液辨证、卫气营血辨证、三阴三阳辨证、三焦辨证等。新中国成立以后,学者又提出分期辨证、分型辨证、分期分型辨证方法,近年又有人提出标本虚实辨证等,各有特点。我们认为:各种辨证方法,如武术家的套路,各有其适应范围。应用在内分泌代谢疾病临床中,一定要具体情况具体分析。

一、八纲辨证(附十纲辨证)

八纲辨证是从阴阳、表里、寒热、虚实四对矛盾诸方面去认识、分析、归纳疾病发生发展规律的辨证方法。成熟于清代,但在《伤寒杂病论》时代已被应用,《景岳全书》曾有系统论述。在辨证诸方面中,表、热、实为阳,里、寒、虚为阴,具体应用于内分泌代谢疾病,主要应注意辨病邪在表在里,病性的寒热虚实。北京四大名医之一施今墨先生在八纲辨证基础上,增加辨气血,被称为十纲辨证。

表证可表现为恶寒发热、头项强痛、身痛、汗出异常,或有咽痛、咳嗽、脉浮,可见于亚急性甲状腺炎早期、糖尿病合并各种急性感染初发期的患者。里证则部位较深，多病在脏腑，一般无恶寒发热、头项强痛等症状，脉象多沉。在各种内分泌代谢病中，里证较表证更为多见。

寒证可表现为畏寒肢冷、疼痛喜温、口不渴、小便清长、妇女白带清稀、舌不红、舌苔白、脉象沉或兼迟、缓，可见于席汉氏综合征、肾上腺皮质功能减退症、甲状腺功能减低等疾病。热证则表现为畏热，手足心热，咽干，口渴，喜凉饮，小便黄赤，大便偏干，舌红，舌苔黄，脉象数，可见于皮质醇增多症、甲状腺功能亢进、糖尿病患者。

虚证可表现为神疲乏力，气短懒言，自汗盗汗，头晕，心悸，脉虚无力，进一步可分为气虚、血虚、阴虚、阳虚和五脏之虚。如席汉氏综合征、肾上腺皮质功能减退症、甲状腺功能减低多阳虚，尤其常见肾阳虚。皮质醇增多症、甲状腺功能亢进、糖尿病等病症，则阴虚多见。当然，也有表现为气阴两虚、阴阳两虚，甚至气血阴阳俱虚者。观察发现：在内分泌疾病中，虚证相对多见，代谢性疾病则多本虚标实。

初病多在气，可表现为胸胁、脘腹、少腹等部位胀满，部位不定，与情绪波动有关，性情抑郁，胸咽堵塞感，舌苔有沫，脉弦，进一步可分为肝郁气滞、胸中气滞、脾胃气滞、胃肠气滞等。如多种甲状腺疾病、糖尿病、更年期综合征等病症，均可见气滞证。久病多在血，可表现胸胁、脘腹、少腹等部位疼痛，部位固定，夜间为甚，妇女可见月经不调，烦躁健忘，肌肤甲错，舌质暗，或有紫斑，典型脉象为涩脉。如糖尿病血管并发症、皮质醇增多症等，均常见血瘀病机。

二、病因辨证

病因辨证是基于中医"辨证求因"思想，根据风、寒、暑、湿、燥、火诸病因的不同致病特点，来认识、分析、归纳疾病发生发展规律的辨证方法。该辨证方法，导源于《内经》，在《伤寒杂病论》时代已被广泛应用。古人还有所谓"内生五邪"之说，也属于病因辨证的重要内容。

风邪有外风与内风之分，外风可表现为头痛、恶风、脉浮等，可见于亚急性甲状腺炎早期和内分泌代谢疾病合并感染者，内风可表现为手足震颤、肢体抽搐、头目晕眩等，可见于代谢综合征、甲状腺功能亢进、糖尿病肾病尿毒症脑病、低血钙症等。

寒邪有内寒、外寒之分，外寒可表现为恶寒发热、头项强痛、身痛、无汗、鼻塞、咳嗽、脉浮等，可见于内分泌代谢疾病合并上呼吸道感染。内寒可表现为畏寒肢冷，脘腹疼痛喜温喜按，口不渴，小便清长，妇女白带清稀，男性阳痿，舌淡，苔白，脉象沉弱或兼迟、缓，可见于席汉氏综合征、肾上腺皮质功能减退症、甲状腺功能减低等疾病。

热邪有外热、内热之分，外感热邪可表现为发热，或伴恶寒，头身痛，咽痛，舌尖红，脉浮数，或浮滑数，可见于亚急性甲状腺炎早期、糖尿病合并感染等。内热可表现为畏热，手足心热，口苦，咽干，口渴，喜凉饮，心烦失眠，咳嗽痰黄，小便黄赤，大便偏干，舌红，舌苔黄，脉象数不浮，可进一步分为心火、肝火、肺热、胃火、脾胃积热、胃肠结热等，可见于皮质醇增多症、甲状腺功能亢进、糖尿病患者。

湿邪有外湿、内湿之分，外受湿邪可表现为头身困重、疼痛，恶寒，身热不扬，口腻，脘腹痞闷，小便黄赤，大便不爽，舌苔腻，脉濡，可见于糖尿病合并泌尿系感染等。

内湿可表现为头身困重、神疲嗜睡、皮肤湿痒，妇女白带量多，舌苔腻，脉象细滑或缓，可见于肥胖症、胰岛素抵抗综合征、糖尿病并发症、皮质醇增多症患者。湿邪进一步可分为寒湿和湿热，在内分泌疾病中，寒湿较少见，在糖尿病、痛风、高脂蛋白血症等代谢性疾病和各种感染患者，湿热证多见。

燥邪有外燥、内燥之分，外感燥邪多发生于秋季，可表现为发热恶寒、咳嗽少痰、咽干、鼻燥、头身不适、舌苔少津液、脉细或浮，可见于内分泌代谢疾病合并呼吸道感染。内燥可表现为目涩眼干、咽干、鼻燥、唇干、大便干燥、舌红而燥、脉细或细数，进一步可分为阴虚肺燥、阴虚胃燥、阴虚大肠燥结等。主要可见于糖尿病等病，是因为阴虚而成内燥。

三、脏腑辨证（附脏腑气血阴阳辨证）

脏腑辨证是现代中医最常用的一种辨证方法，是根据五脏六腑功能失常的不同见证，来分析、认识、归纳疾病发生发展规律的辨证方法。导源于《内经》，成形于《金匮要略》，丰富发展于《中藏经》、《小儿药证直诀》及后世百家，而今有总括各种辨证方法之势。但脏腑辨证，实离不开气血阴阳而论脏腑。在内分泌代谢疾病辨证中，我们称之为脏腑气血阴阳辨证方法。

肾与命门病证，可表现为肾气不足、肾阴不足（命门水亏）、肾精不固、肾阳不足（命门火虚）、肾阴阳两虚、阳虚水停、阴虚火旺等证，症见头晕耳鸣、齿落发枯、腰膝酸软、健忘、生殖功能异常、青少年生长发育延迟、脉沉等，也可表现为肝肾阴虚、心肾阴虚、脾肾阴虚、肺肾阴虚，甚至五脏之阴俱虚和心肾阳虚、脾肾阳虚，甚至五脏之阳俱虚。由于肾命三焦系统在维持内分泌代谢系统生理功能方面具有特殊地位，所以几乎所有内分泌代谢疾病都与肾、命门功能异常有关。

肝胆病证，可表现为肝阴不足、肝气郁结、肝经郁热、肝火内盛、肝阳上亢、肝气横逆、肝血不藏、肝胆湿热等证，症见头痛头晕、抑郁、恼怒、胸胁、少腹胀满、疼痛、善太息、多梦、妇女月经不调、脉弦等，也可表现为肝肾阴虚、肝火犯肺、肝气犯脾、肝气犯胃、胆胃不和、气郁痰阻等证。在内分泌代谢疾病当中，如甲状腺功能亢进、更年期综合征、糖尿病及其并发症、高血压病等，肝系症候比较多见。

脾胃病证，可表现为脾气不足、脾虚气陷、脾阳不足、脾虚湿阻、脾胃虚寒、脾胃湿热、胃阴不足、胃肠热结等证，症见食少纳呆、脘腹胀满、恶心呕吐、大便异常、脉缓等，也可表现为心脾血虚、脾不统血、脾肾阳虚等证。也比较多见于内分泌代谢疾病，尤其是代谢疾病。

心与小肠病证，可表现为心气不足、心血不足、心阳虚衰、心阴不足、心气阴两虚、心脉瘀阻、水饮凌心、心火内盛、心火上炎、心火下移等证，症见胸闷、气短、心悸、心烦、失眠、多梦或神疲、嗜卧，脉迟或脉数，甚至脉象三五不调等，可见于糖尿病性心脏病、甲状腺功能亢进、甲状腺功能减退等。

肺与大肠病证，可表现为肺阴不足、肺气不足、肺气阴两虚、水寒射肺以及心肺气虚、肺肾阴虚等证，症见咳嗽、气喘、咳痰、胸闷、鼻咽不舒等，内分泌代谢疾病有时也有所见。

三焦病证,可表现为三焦气化不行,三焦水道不利诸证,与肾命元气的敷布、肾阳的蒸腾汽化功能、肺脾肾有关水液代谢的功能密切相关。可表现为尿崩、痰饮、水肿、胀满等。

四、经络辨证

经络辨证是根据人体经络十四正经和奇经八脉功能异常的不同见证,来分析、认识、归纳疾病发生发展规律的辨证方法。导源于《内经》,而《金匮要略》多有论及,与脏腑辨证合称为脏腑经络辨证。

足少阴肾经络病证、足厥阴肝经络病证、足太阴脾经络病证,在内分泌代谢疾病中比较多见。如肾经络循行于人体腰部,而络阴器,所以席汉氏综合征肾虚,常表现为腰膝酸软、阴唇萎缩、阴毛脱落等;足厥阴肝经络循行于人体胸胁、乳房、少腹部位,而络于阴,所以糖尿病肝经气滞血瘀,可表现为胸胁、乳房、少腹胀痛、月经不调;足太阴脾经络,行于下肢内侧前缘,而止于足大趾之侧,所以痛风病脾生湿热下注,发作期常见下肢尤其是足大趾关节红肿热痛。

而奇经八脉之中,督脉主持诸阳,任脉主持诸阴,冲脉为血海,任脉主胞胎,内分泌疾病与奇经八脉也常存在密切关系。如更年期综合征,肾虚,太冲脉衰少,才导致月经闭止;席汉氏综合征肾阳不足,精血虚损,任脉失养,所以常见不能孕育;糖尿病并发症期,阴损及阳,肾虚血瘀,影响督脉主持诸阳功能,所以可出现腰背痛、畏寒、阳痿等症。用奇经八脉理论指导内分泌代谢病辨证,有待于进一步深入研究。

五、气血津液辨证

气血津液辨证是根据人体气血津液疾病的不同表现,来分析、认识、归纳疾病发生发展规律的辨证方法。气血津液作为人体生命活动的重要物质基础,其发病与脏腑功能失调具有密切关系,所以气血津液辨证方法应与脏腑辨证方法互参。

气之病症,有气虚、气陷、气滞、气逆证之分。

气虚证可表现为神疲乏力、气短懒言、自汗、易感、心悸、气短、食少纳呆、脉虚无力,结合脏腑定位又包括脾气虚、肺气虚、心气虚、肾气虚或心肾气虚、心肺气虚、脾胃气虚、脾肾气虚证。也可表现为卫气不固(自汗、易感、恶风等)、宗气不足(胸闷、心悸、气短等)、肾气不固(尿频、尿多、白带量大、遗精等)。气虚,清阳不升,则可发生气陷证,包括脾虚气陷(食少、食后脘腹坠胀、脏器下垂等)、胸中大气下陷(胸闷、气短不足以息)等。糖尿病及其并发症患者有气虚证、气陷证者并不少见。

气滞证,多与情志抑郁有关,可表现为胸胁、脘腹、少腹等部位胀满,部位不定,与情绪波动有关,性情抑郁,胸咽堵塞感,舌苔有沫,脉弦。包括肝郁气滞、胸中气滞、脾胃气滞、胃肠气滞等。该证在甲状腺疾病、糖尿病及其并发症、更年期综合征等病症,均非常多见。气滞日久,可成血瘀,可致痰阻、食停、湿郁,更可郁而化热,气滞、血瘀、痰阻、食停、湿郁、火郁称为"六郁"。

气逆证,有肝气逆、胃气逆、肺气逆之分,可见头晕头涨、郁怒不解、胸胁胀痛、气上撞心、甚至呕血、飧泄或恶心、呕吐、胃脘胀满、嗳气或咳嗽、气喘、喉中痰鸣等。其中肝气逆、胃气逆,可见于糖尿病胃轻瘫、糖尿病酮症酸中毒、糖尿病肾病尿毒症酸中毒等。

血之病症,有血虚、血瘀、血热、出血证之别。

血虚证,可见心悸、健忘、头晕、爪甲色淡、唇舌色淡、脉细等,如席汉氏综合征和糖尿病肾病肾性贫血均可见血虚证。

血瘀证,可表现颜面瘀斑、胸胁、脘腹、少腹等部位疼痛,部位固定,夜间为甚,肢体麻木、疼痛,烦躁健忘,肌肤甲错,舌质暗,或有紫斑,典型脉象为涩脉。多见于久病患者,如糖尿病血管并发症患者。

血热证,可表现为疮疖红肿热痛、皮肤灼热瘙痒,也可有崩漏、尿血、咯血、舌红绛、脉有数象。可见于糖尿病性皮肤病、糖尿病足和糖尿病合并肺结核等。

出血证,可表现为头部诸窍和前后二阴出血和皮下出血、皮肤发斑,可由血热、血瘀或脾气失于统摄所致。更年期综合征就可表现为血瘀崩漏或脾不统血崩漏等。

津液之病症,有津液不足、痰湿、痰饮、水湿证之异。

津液不足证,可表现为皮肤干燥、口渴多饮、咽干口燥、鼻燥唇干、大便干燥、舌少津液等。包括肺津不足、胃热津伤证等,严重者可发生津亏液竭,甚至进一步发生气随津脱,液竭阳脱。可见于糖尿病重证急性代谢紊乱。津液不归正化,宣发、敷布失常或肾气不固、津液下流,则可见口渴饮水无度,尿频量多,可见于尿崩症。

痰湿证,可表现为肥胖、胸闷、咽中窒塞、咳嗽痰多或烦闷多梦、舌苔腻、脉滑。可见于肥胖症、高脂血症等。

痰饮证,可表现为头眩、呕吐痰涎、心下痞满、肠鸣辘辘或咳嗽、气喘、喉中痰鸣、咳逆倚息不得平卧、颜面虚浮,或胁下留饮、咳嗽引痛、舌苔水滑、脉弦或弦滑。可见于糖尿病心脏病心功能不全、胃轻瘫、胸腔积液等。

水湿证,可表现为颜面、肢体水肿,按之陷下不起,甚至见胸腔积液、腹腔积液、脉象多沉。可见于糖尿病性心脏病、肾病水肿、甲状腺功能减低水肿、妇女更年期特发性水肿等。水饮、水湿又可阻滞气机,损伤阳气,终可成痰阻气郁、水饮阻隔、气滞水停和阳虚饮聚之证。

六、卫气营血辨证

卫气营血辨证是根据温热病卫气营血四个不同阶段的不同见证,分析、认识、归纳疾病发生发展规律的辨证方法。古人虽有论及,正式提出则是清代叶天士《外感温热篇》。在内分泌代谢相关疾病中,主要用于与外感温热邪气有关的病证。

卫分在人体最外层,主抵御外邪,可表现为发热恶寒、头身疼痛、汗出异常、咽痛、咳嗽、舌尖红、脉浮数银翘散证等,可见于亚急性甲状腺炎早期、糖尿病合并各种感染初期,尤其是上呼吸道感染等。

气分是温热病第二阶段,卫分证进一步发展,入里化热所致。可表现为发热、口渴、腹满、便干、舌红苔黄、脉滑数白虎汤证、承气汤证等,可见于亚急性甲状腺炎发热、糖尿病合并各种感染极期和部分糖尿病酮症、糖尿病高渗综合征患者等。

营分是温热病进一步发展,可由卫分、气分证转来,也可发病则在营分,可表现为神志异常、烦热夜甚、皮肤斑瘀、舌质绛少苔、脉细数清营汤证等,可见于糖尿病皮肤病、糖尿病足感染菌毒败血症、糖尿病急性代谢紊乱综合征和部分皮质醇增多症患者等。

血分是营分证的进一步发展,见于疾病危重阶段,可表现为发热不退、神昏谵语、惊厥抽搐、斑疹显露、呕血、咯血、尿血、便血、舌红绛、舌苔黄、脉象细数犀角地黄汤证等,可见于糖尿病皮肤病、糖尿病足感染菌毒败血症、糖尿病急性代谢紊乱综合征和皮质醇增多症合并应激性溃疡等。

七、三阴三阳辨证

三阴三阳辨证,俗称六经辨证,是在辨三阴三阳六系统病变的基础上,参照患者三阴三阳体质类型,所进行的方剂辨证。三阴三阳方法,导源于《伤寒论》。是阴阳学说引入医学领域,用于归纳人体生理功能、营卫气血水火阴阳升降出入病机、划分人群体质类型的结果。

原为外感病辨证方法,但古人也有所谓"六经钤百病"之说,我们在内分泌代谢病临床就常应用该辨证方法。特点是强调方证对应,辨体质、辨病、辨证相统一,选方用药针对性强。

三阴三阳首先是六个生理系统,是不同于五脏五系统学说的,对人体生理功能的另一层次的划分,生理情况下各系统功能互相联系,病理情况下就会表现为三阴三阳六系统病变,在一定条件下可以互相转化。三阴三阳六系统功能在每个个体的不平衡,决定了可把人群划分为六类体质,三阴三阳不同体质,相对容易患相应的三阴三阳不同系统病变。

太阳系统是人体肌表抵御外邪、营卫调和功能的概括。肺主气,外合皮毛,开窍于鼻,督脉主持诸阳,足太阳膀胱之脉,"连于风府,故为诸阳主气",所以,太阳系统功能的维持,实有关于肺与督脉、足太阳膀胱经脉功能的正常发挥。生理情况下,肌表无外邪侵袭,营卫调和,肺气宣降有序,汗出有度,体温正常。病理情况下,正邪交争于表、营卫不和、肺失宣降,汗出异常,则可表现为恶寒、发热、汗出异常、头项强痛、鼻塞、咳喘等,即为太阳系统病变典型症候。具体可分为麻黄汤证、桂枝汤证、银翘散证。可见于糖尿病合并上呼吸道感染等。

阳明系统是人体胃肠通降、传导化物功能的概括。胃主受纳,主腐熟水谷,与脾相表里,共为气血生化之源,小肠为受盛之官,化物出焉;大肠为传导之官,变化出焉。所以,阳明系统功能的维持,实有关于脾胃和大小肠功能的正常发挥。生理情况下,胃肠通降有常,胃实则肠虚,肠实则胃虚,更虚更实,大便通畅。病理情况下,胃肠通降功能失调,肠道传导失职,则可表现为大便不通的"胃家实"证,为阳明系统病变症候特点。具体常表现为承气汤证、大黄附子汤证、麻子仁丸证。可见于胰岛素抵抗综合征、皮质醇增多症、糖尿病胃肠病变、习惯性便秘等。

少阳系统是人体调节情志、生发阳气、疏利气机功能的概括。肝主情志,主疏泄,主气机,胆主决断,主人体春升之气,三焦为元气之别使,主气化,所以,少阳系统功能的维持,实有关于肝胆和三焦功能的正常发挥。生理情况下,情志调畅,阳气升降出入有序,气机条达。病理情况下,情志抑郁,阳气不伸,气郁化热,则可表现为胸胁苦满、心烦郁闷、口苦咽干、头晕耳鸣等,即为少阳系统病变典型症候。具体常表现为逍遥丸证、小柴胡汤证、大柴胡汤证。可见于胰岛素抵抗综合征、皮质醇增多症、甲状腺功能亢进、糖尿病及其并发症等。

太阴系统是人体脾胃运化、化生输布水谷精微功能的概括。脾主运化,与胃相表里,生化气血,输布津液,小肠为受盛之官,分清泌浊,大肠主传导,所以,太阴系统功能的维持,实有关于脾胃和大小肠功能的正常发挥。生理情况下,脾胃健运,气血生化有源,津液输布有常。病理情况下,脾胃运化功能失职,升降失司,则可表现为腹满时痛、呕吐下利等证,为太阴系统病变典型症候。具体常表现为参苓白术散证、理中汤证、平胃散证等。可见于糖尿病及其胃肠病变腹泻、肥胖症、席汉氏综合征、肾上腺皮质功能减退症等。

少阴系统是人体内部阴阳固秘、水火交济功能的概括。心肾同属少阴,心主火主神明,肾主水内寓元阴元阳,所以,少阴系统功能的维持,实有关于心肾功能的正常发挥。生理情况下,体内阴阳调和,阴平阳秘,精神内守。病理情况下,心肾水火不交,甚至阴阳亡脱,神失舍守,则可表现为如心中烦,不得眠,或神疲肢冷,脉微细,甚或出现四肢厥冷、汗出淋漓、脉微欲绝,即为少阴系统病变典型症候。具体常表现为黄连阿胶汤证、四逆汤证、肾气丸证等。可见于糖尿病、肥胖症、甲状腺功能亢进、甲状腺功能减低、席汉氏综合征、肾上腺皮质功能减退症、皮质醇增多症等。

厥阴系统是人体控制情绪、潜藏阳气、平调气机功能的概括。肝主气机,主情志,体阴而用阳,与脾胃密切相关,与心母子相应,与肾精血同源,所以,厥阴系统功能的维持,实有关于肝与脾胃、心肾功能的正常发挥。生理情况下,情绪稳定,阴精闭藏,阳气有制,气机平调。病理情况下,人的情绪控制无力、阳气不能潜藏、肝气横逆犯胃,则可表现为性急易怒、头晕头痛、咽干口渴、自觉气上撞心、心中痛热等厥阴系统病变典型症候。具体常表现为百合丹参饮证、建瓴汤证、潜阳汤证等。可见于甲状腺功能亢进、胰岛素抵抗综合征、糖尿病合并高血压、眼病、皮质醇增多症等。

可见,三阴三阳六系统与五脏六腑的关系是十分复杂的。绝对不能把三阴三阳理解为相应的脏腑、经络及其气化功能的综合体。如太阳系统与肺关系密切而与手太阳小肠及其经络无涉;太阴系统与脾胃、大肠、小肠关系密切,而与手太阴肺及其经络无涉,皆应予明确。

三阴三阳六系统病变的表现,相应的也各有特点,但因为不同系统之间,与五脏五系统一样,存在着有机联系,临床上也常有两个或多个系统同时受病的情况。可表现为多系统症候并见,称为并病,如太阳少阳并病刺期门、大椎证即是。更有一个系统病变为主,累及其他系统功能,表现为一个系统症候为主,多系统症候同见,称为合病,如太阳阳明合病麻黄汤证、三阳合病白虎汤证即是。而且,三阴三阳各系统病变之间,与五脏病变一样,一定条件下还可以互相转化。如太阳体质之人,患太阳系统病变,失治误治,热结胃肠,可表现为调胃承气汤证;太阳病误下,中阳受伤,转属太阴,更可表现为腹满时痛桂枝加芍药汤证,皆是其例。这种情况,在内分泌代谢病临床中是非常多见的。如糖尿病阳明系统病变,日久胃肠结热伤阴,进一步会出现少阴肾阴不足的症候等。如席汉氏综合征表现为少阴肾阳不足,肾阳不能温暖脾阳,则常表现为少阴、太阴两系统症候同见。

八、三焦辨证

三焦之名,首见于《内经》,或以三焦分部,或为六腑之一。清代吴鞠通《温病条辨》基于《内经》三焦分部理论,结合卫气营血辨证,根据温热病病程中上、中、下三焦所属脏腑在温热病病程中的不同见证,来分析、认识、归纳温热病发生发展规律的辨证方法。现代学者有认为更适合于湿热性质疾病。在内分泌代谢相关疾病中,与湿热邪气有关的病证就很多。

上焦病可见于湿热疾病早期有表证的阶段,可表现为头身困重及疼痛、恶寒、身热不扬、口腻、心胸痞闷、舌苔腻、脉濡等鸡苏散证、翘荷汤证,可见于糖尿病合并感染等。

中焦病可见于湿热疾病中期,可表现为脘腹痞满、呕逆、胁痛、黄疸、大便不爽、舌红苔黄腻、脉滑数等,茵陈平胃散证、柴平煎证、蒿芩清胆汤证,可见于胰岛素抵抗综合征、糖尿病胃肠并发症、糖尿病、高脂血症合并胆囊炎等。

下焦病可见于湿热疾病后期和容易慢性化、病情迁延的患者,可表现为少腹胀痛、腰腿酸困、女子外阴湿痒、白带量多、小便黄赤、大便不爽、舌苔黄腻、脉滑数,四妙散证、八正散证、完带汤证,可见于糖尿病合并泌尿系感染、妇女外阴阴道炎、盆腔炎、糖尿病神经并发症、糖尿病足等。

更有湿热弥散三焦之证,可表现为头身困重、胸闷咳嗽、身热不扬、脘腹痞满、少腹不舒、小便热涩疼痛、舌苔腻,三仁汤证,可见于多种内分泌代谢病合并感染如急性肾盂肾炎等。

另外,还有湿热邪伏膜原,发热恶寒,头痛身痛,胸脘痞闷,舌苔白如积粉者,为柴胡达原饮证,可见于内分泌代谢疾病合并某些感染和传染性疾病。

九、标本虚实辨证

标本的概念,在中医学中有多重含义,如原发病为本,继发病为标;病因为本,病症为标;患者为本,医生为标;正气为本,邪气为标等。此所谓标本主要指正邪而言。我们所说的标本虚实辨证则是针对疾病本虚标实的特点,通过不同本虚证和标实证的临床见症,来分析、认识、归纳疾病发生发展规律的一种辨证方法。从内分泌代谢疾病实际情况来看,确实多具有本虚标实的病机特点,所以标本虚实辨证方法也就比较有意义。

如席汉氏综合征、肾上腺皮质功能减退症、甲状腺功能减低等,本虚病机尤其是阳虚表现突出,或表现为心肾阳虚,或表现为脾肾阳虚,但临床观察也可兼见某些标实症候,如肝气郁结、血脉瘀阻、水湿内停等。

再如糖尿病,本虚标实的特点非常突出。本虚证包括阴虚证、气虚证、气阴两虚证、阴阳两虚证四者;标实证则可表现为气郁、血瘀、热结、痰湿、痰火、湿热、郁热、燥热、热毒、风热、热伏于肺、心火内炽、湿邪困脾、肝阳上亢、相火妄动等。对于一个患者来说,往往既有本虚证,又有标实证的一证或数证同时存在。诊治关键在于处理好本虚证与标实证的关系问题。临床观察发现,在内分泌疾病中,虚证相对多见,也可兼见标实证,而代谢性疾病则本虚标实多见。

十、分期辨证

分期辨证是指在明确西医诊断的基础上,根据疾病不同阶段主证特点、兼证、舌苔脉象的不同,把疾病分成几个阶段,来分析、认识、归纳疾病发生发展规律的辨证方法。对于有明确阶段性,或有发作期和缓解期区别的内分泌代谢疾病,比较合适。吕仁和教授诊治糖尿病及其并发症最主张在分期的基础上进行分型辨证。

其他具体如亚急性甲状腺炎各期具有不同的临床表现和病机特点,可分为早期发热阶段和慢性期,早期可表现为发热、恶寒、头身痛、口苦、咽干、颈前疼痛、咽喉红肿疼痛、舌尖红、苔薄黄,为风热外犯,邪郁少阳证;慢性期可表现为畏寒、神疲乏力,或有水肿、舌淡脉缓,常属于心脾肾阳虚之证,也有表现为一过性阴虚火旺或阴阳俱虚者。再如痛风,平素可有湿热或痰湿瘀滞,发作期则湿热壅塞,所以有学者把痛风分为急性发作期和缓解期两个阶段进行辨证。

十一、分型辨证

分型辨证是指在明确病名诊断的基础上,根据患者的主证特点、兼证、舌苔脉象的不同表现,把疾病分为几个证型来分析、认识、归纳疾病发生发展规律的辨证方法。具体包括明确中医病名分型辨证和明确西医病名分型辨证两种情况,是当今影响最大的辨证方法。

明确中医病名,而后分型辨证的方法,实际上建立在继承脏腑辨证、气血津液辨证、病因辨证等多种传统中医辨证方法的基础之上的,高等医学教材《中医内科学》应用的就是这种辨证模式。如肥胖的中医辨证分为胃热滞脾、脾虚不运、痰浊内盛、脾肾阳虚、气滞血瘀五型。这种分型辨证方法在中医界影响很大。卫生部颁发的《中药新药临床研究指导原则》中有关闭经、阳痿等病证,都是采取了这种分型辨证方法。

明确西医病名,而后进行分型辨证的方法,同样为临床医家习用。祝谌予教授早在20世纪六七十年代就提出了糖尿病分型辨证的方法。卫生部颁发的《中药新药临床研究指导原则》中有关糖尿病的辨证,也采取了这种分型辨证方法。新版《中药新药临床研究指导原则》中糖尿病部分是笔者执笔完成的,该指导原则把糖尿病分为阴虚热盛、气阴两虚、肝经郁热、湿热困脾、血脉瘀阻、阴阳俱虚水停等几个证型,仍然是分型辨证的精神。不过我们认为:像糖尿病这样复杂的疾病,单纯分几个证型要解决其所有问题是非常不现实的。各证型之间,可以单见,也可以并见。指导原则就是要为大家提供一个原则性的辨证方法与思路,不能理解为固定的不能越雷池一步的死套。

十二、分期分型辨证

分期分型辨证是指在明确西医诊断和临床分期的基础上,再根据患者的主证特点、兼证、舌苔脉象的不同表现,把该疾病阶段分为几个证型来分析、认识、归纳疾病发生发展规律的辨证方法。这比较适合于病程绵长的内分泌代谢疾病的辨证。

吕仁和教授就非常重视对慢性疾病采取分阶段、分层次辨证,基于《内经》有关"脾瘅"、"消渴"、"消瘅"的论述,结合糖尿病的临床实际,主张把糖尿病分为糖尿病前期(糖耐量受损、空腹血糖受损)、糖尿病临床期、糖尿病并发症期,并在明确分期的基础上再分型辨证。糖尿病前期包括阴虚肝旺、阴虚阳亢、气阴不足三型;糖尿病临床期包括肺胃燥热、二阳结热、肝郁化热、脾胃湿热、气阴两虚等证型;糖尿病并发症期,则根据具体并发症临床诊断再进一步分阶段分型辨证。如糖尿病足,可分为血管型、神经型、血管神经混合型,在此基础上,还可把各型糖尿病足分为早、中、晚三期,早、中、晚各期进一步再分几个证型、几个症候。这种分期分型论治的方法足以反映中医药治疗疾病的丰富多彩,所以,近年来正日益受到关注。《糖尿病中医分期辨证标准》已经由中华中医药学会糖尿病分会讨论通过,并在全国范围内推广。

第四节　内分泌代谢系统疾病中医治疗原则

一、重视体质,治病求本

中医学非常强调"治病求本"。所谓"本",自然是引起疾病的根本病因与病机。所谓"病因",包括体质因素、外感邪气、内伤七情、饮食劳倦等;所谓"病机",是引起疾病发生发展的病理机转。人体发病的过程,即不同病因,作用于不同体质的患者,发生一系列病理机转,引起疾病而表现为特定的症候的过程。所以,有人认为辨证论治就是"治病求本"。笔者认为:辨证论治确是"治病求本"思想的体现,因为中医学所谓病因是"辨证求因",而症候又是疾病特定阶段病机在某人身上的外现;但辨证论治并不是"治病求本"本身,因为疾病的根本更应该是指病因病机。

内因是变化的根据,外因是变化的条件,外因通过内因而起作用。说明较之外感邪气、内伤七情、饮食劳倦等,体质因素在发病过程中地位更为重要。中医学自古就非常重视体质在发病中的重要地位。《内经》反复强调体质重要。《伤寒论》也认为不同体质,感受病邪从化、转归不同。外感病如此,内伤病也是如此。许多内分泌代谢疾病都与体质和遗传有关。无论是将人群体质划分为木、火、土、金、水五类,还是划分为太阴、少阴、太阳、少阳、阳明、厥阴六类,治病时均当对体质因素给予重视。由于体内各系统生理功能的不平衡,形成了的人群不同体质,所以调整这种生理系统功能的相对不平衡,即可降低疾病发生的概率。这与现代医学所谓"基因治疗",实际上是同一种治疗思想。我们认为:针对不同体质类型,如太阳体质、阳明体质、少阳体质、太阴体质、少阴体质、厥阴体质,积极进行治疗是非常必要的。因为有这种体质,才可能患这种病。患这种病才可能表现出这种证。可以说,只有辨体质、辨病、辨证相统一,治体质、治病、治证相统一,才是真正的"治病求本"。

二、平衡阴阳,整体调理

中医学最重视平衡,包括阴阳平衡、气血平衡、五行生克制化平衡、营卫平衡等。平衡就意味着健康,不平衡就可能导致疾病。所以治疗当"谨察阴阳所在而调之,以平为期"。"以平为期"概括了中医治病的平衡原则。诸种平衡当中最应强调的当然还是阴阳平衡。而整体观则是中医的又一特色,强调人体是各脏腑互相联系的一个整体,反映到中医治疗学方面,那无疑就是要求整体调理,通过调整全身各脏腑功能与气血津液升降出入功能,而使疾病归于康复。

如垂体前叶功能减退症、肾上腺皮质功能减退症、甲状腺功能减退症等,多表现为肾阳虚、命门火衰,治疗通过温阳补肾,则可以使阴阳归于平衡,取得疗效。皮质醇增多症、甲状腺功能亢进、糖尿病、高血压病等,多表现为阴虚内热,治疗通过滋阴清热,则可以使阴平阳秘,而精神乃治。妇女更年期综合征患者,还常表现为阴阳俱虚且不平衡,在滋阴温阳基础上,调和阴阳气血,则可以使机体渐归于另一层次的平衡,使潮热、汗出症状减轻。

整体调理脏腑功能在内分泌代谢疾病治疗中,也居于重要地位。尤其是调整"肾命三焦系统"功能,可调理肾与全身各脏腑的关系,调理肾、肝、脾三脏的关系,具有重要意义。如席汉氏综合征、肾上腺皮质功能减退症、甲状腺功能减退症,所谓阳虚可表现为心肾阳虚、脾肾阳虚,甚至五脏阳气俱虚,补肾阳,以补充命门之火,则心阳振奋,而脾土不寒。如甲状腺功能亢进,阴虚内热而肝旺,可表现为肝肾阴虚、心肾阴虚等,滋阴补肾则内热退、肝气平、肝阴不亏、心阴不虚,诸证自解。

再如单纯性甲状腺肿,按中医的说法,是肝主气机的功能失常,进而影响到脾,气滞基础上痰阻,所以治疗重在调肝,兼以治脾,肝脾调和,则气顺痰开,瘿肿渐消。糖尿病胃轻瘫患者,辨证多为肝气犯胃,胃气不和,见胃治胃,疗效不显,必调肝和胃,方可取效。

三、动态观察,分期论治

疾病的过程是由不断发展与相对稳定的阶段组成的。疾病不断发展变化而形成不同的转变、转归趋势,因此必须以发展的观点与动态的观点进行观察与治疗。疾病的相对稳定性形成了疾病不同的阶段。阶段性,反映了病情的轻重、病势的进退、病机的变化,也是改变治疗方案的依据。因此,临床治疗疾病,不仅要动态观察病情,还要注意分阶段论治。温病学的卫气营血就有阶段的意思。在内伤病当中,初病之时,实证相对多见,一般不宜峻剂猛攻;进入中期,多正气渐虚,只宜轻补;或有因气、血、痰、火、水、湿之郁而成实证,攻法一般也只宜暂用;病至晚期,久虚成损,则宜调气血、养五脏、促康复。在许多内分泌代谢疾病的发生发展过程中,就具有这种不断变化的趋势和相对明确的阶段。所以也必须重视动态观察病情,分阶段论治。

如亚急性甲状腺炎就有早期发热阶段和慢性化阶段之分,痛风就有急性发作期和缓解期两个阶段。而糖尿病也有其自然发展病程。《内经》所谓"脾瘅"、"消渴"、"消瘅",实际上相当于现代医学糖尿病的糖尿病前期(糖耐量低减、空腹血糖异常)、糖尿病临床期、糖尿病并发症期三个阶段。而糖尿病各种并发症进一步又可分阶段,如糖尿病肾病西医分早期糖尿病肾病和临床期糖尿病肾病两个阶段。我们基于中医临床实际,根据糖尿病肾病不同时期病机特点,主张分早、中、晚三期。早期即微量清蛋白尿阶段,症状不典型,多气阴两虚,络脉瘀结;中期为临床期出现尿蛋白、水肿、高血压等,肾功能损害不严重,可表现为气阴两虚、血瘀水停等证;晚期肾功能严重损害,表现为肾元虚衰、浊毒瘀滞、气血受伤、脏腑受损。各期治疗必须有别。其实也正因为疾病的不同阶段,邪正的消长、病机转变、症候特点,均存在差别,才要求我们在临床上进行分阶段论治。

四、明辨标本,治分缓急

古人有"急则治其标,缓则治其本"的论述,强调诊治疾病,应分清标本缓急。一般来说,就表里的缓急而言,一般先表后里,若里急则又可急治其里;就病症先后而言,一般先治新病,后治宿疾;就病情缓急而言,则急治其标,缓治其本,急治其标为权宜之计,缓治其本为根本治疗。临床上应根据具体病情具体分析,给予针对性的治疗。这是中医治疗疾病的一般原则,内分泌代谢疾病治疗当然也不例外。

但如以邪正释标本,则处理好本虚证与标实证的关系也是取得疗效的关键。也就是说,存在本虚证、标实证,并不意味着都要治本虚、治标实并重。我们的观点:病情急变阶段,本虚证急,则重点治本虚,兼以治标实;标实证急,则重点治标实,兼以治本虚,或先治标实,再治本虚。病情稳定期,本虚证突出,则治本虚证为主,兼以治标实;标实证突出,则治标实为主,兼以治本虚;若本虚证、标实证同重,则治本虚证、治标实证并重,标本兼治。

治疗本虚证固然重要,但解决好标实证也常常是取得疗效的关键。如糖尿病合并失眠,症见心胸烦闷、失眠多梦、口苦、咽干、善太息、五心烦热、神疲乏力、舌红、苔薄黄、脉细弦,中医辨证属本虚标实,本虚是气阴两虚,标实是肝经郁热,扰动心神,以标实证为突出,应重点治标实,或兼以益气养阴,郁热一撤,睡眠安好,不降血糖而血糖自降。处理好本虚证与标实证的关系,处理好扶正治本虚与祛邪治标实的关系,是取得良好临床疗效的关键。决不能惑于"治病求本",而忽视治标实的重要意义。

五、医患结合,防治结合

中医治病非常重视调动患者的积极性,包括用药也要求以调动人体本身抗病能力为中心,而不仅仅是见病治病,见邪祛邪。《素问·汤液醪醴论》云:"病为本,工为标,标本不得,神不使也。"认为医患双方之中,患者才是根本,如果医患配合不好,神医神药也不能起到任何作用。在内分泌代谢疾病当中,尤其是代谢疾病,如肥胖症、糖尿病、高脂蛋白血症等,与生活方式特别是饮食结构等有密切关系。如果得不到患者本人的理解和配合,取得良好疗效是难以想象的。因此,有人把饮食治疗、运动治疗、心理治疗称为糖尿病治疗的"三挂马车",也有人再添加健康宣教一项,为"四挂马车",其实都是在强调争取患者良好配合的重要性。

至于疾病的预防,传统中医也非常重视。《内经》有"不治已病治未病"之论,《金匮要略》有"上工治未病"、"见肝之病,知肝传脾,当先实脾"之说,都是在强调预防的重要性。何为"治未病"?一般说,包括未病先防和既病防变两个方面。这两方面可以说都非常重要。现代医学认为:糖尿病发生、发展有其自然病程,先以胰岛素抵抗为基础,胰岛素代偿性分泌增多,血糖正常,其后胰岛素代偿性分泌功能达到极限,血糖升高,口服降糖药可控制血糖;后期胰岛素分泌衰竭,必须接受胰岛素治疗,血糖控制不好,糖尿病出现一系列并发症。所以现代医学有所谓"三级预防"。未患糖尿病者,改善生活方式防止糖尿病,为一级预防;已患糖尿病者,积极治疗糖尿病即可预防糖尿病并发症,为二级预防;已发生糖尿病并发症者,积极治疗并发症,预防糖尿病并发症持续进展,以免致死、致盲、致残,为三级预防。也有未病先防和既病防变的意思。我们将其概括为"防治结合,寓防于治",在防治内分泌代谢疾病及其并发症方面,具有重要的实际意义。

第二章　下丘脑垂体疾病

第一节　催乳素瘤

催乳素瘤是由垂体泌乳素细胞瘤分泌过量催乳素引起的下丘脑—垂体疾病中一种常见的疾病，以良性多见，占垂体腺瘤的25%～40%，占功能性垂体瘤的15%～25%。该病典型的临床表现有闭经、溢乳、不孕（育）、高催乳素血症及垂体占位症状。

催乳素瘤年发病率为(3～7)/10万人。30%～75%闭经—溢乳女性有催乳素瘤，约8%阳痿和5%不育的男性有高催乳素血症。催乳素瘤大小不一，从微腺瘤（最常由垂体前叶的外侧翼长出来）到侵犯蝶鞍处的巨大腺瘤都有，血清PRL水平常可反映瘤体大小，正常人血清PRL基础浓度通常小于20μg/L，大腺瘤患者PRL通常高于25μg/mL。女性患者中微腺瘤约占2/3，大腺瘤约占1/3，绝经后妇女多为大腺瘤，男性几乎都是大腺瘤。

催乳素瘤发病机制尚不明确，除催乳素释放因子和催乳素抑制因子调节紊乱外，催乳素分泌细胞本身有何缺陷及其影响因素尚待阐明。雌激素可促进PRL细胞增生及PRL合成与分泌。妊娠不仅使原有的催乳素瘤增大，也是催乳素瘤的一个促发因素。

催乳素瘤临床表现可以分为两方面，一是与高PRL血症相关的临床表现。女性常呈现溢乳、闭经、月经稀发、无排卵或不孕症。男性可因过多的催乳素分泌造成生殖腺功能不足，但只有少数造成溢乳症。很多男性因为血中促性腺激素和雄激素偏低，引起性欲减低或阳痿等生殖方面的问题。二是占位效应。男性催乳素瘤表现为大腺瘤，伴有大腺瘤的压迫症状，如头痛、视野缺损，甚至有颅内高压、头痛、呕吐等，并可压迫正常垂体组织而有甲状腺、肾上腺、性腺功能减退。催乳素瘤也可见于儿童，但非常罕见，往往表现为占位效应和（或）青春发育延迟。

对于催乳素瘤的诊断，通常认为在排除生理妊娠、药物作用（神经肽、抗高血压药物、雌激素类药物、精神安定药等）及其他疾病的影响外，一般PRL瘤患者的血清PRL大于200μg/L，血清PRL小于100μg/L的多数患者可能是其他原因引起的高PRL血症。下丘脑—垂体区MRI扫描有助于定位诊断，了解瘤体对周围组织的压迫情况。特发性高PRL血症应定期复查PRL及鞍区影像学相关检查。

多巴胺激动剂是所有初治垂体PRL腺瘤的首选疗法，它能够有效抑制PRL水平，恢复性腺功能，并能明显减小肿瘤体积，对于大多数垂体PRL腺瘤效果显著。该类药物主要有三种：溴隐亭、卡麦角林（两者均为麦角衍生物）和培高利特。由于药物治疗的确切疗效，仅少部分PRL瘤患者需要经蝶窦手术或放射治疗。

手术治疗指征包括：药物治疗后瘤体依然增大、垂体卒中、不能耐受多巴胺激动剂或多巴胺激动剂抵抗等。溴隐亭是国内治疗垂体PRL腺瘤一线用药，长期服用溴隐亭有明显的不良反应,主要包括胃肠道反应、体位性低血压、神经功能及精神影响等。而中医的整体调节、辨证论治等方法治疗催乳素瘤,其疗效肯定,不良反应小,较之溴隐亭的不良反应发生率、减少复发率以及对本病的远期治疗效果有其独特优势。

一、中医病因

中医学虽无催乳素瘤病名,但根据其主要临床症状可归"乳汁自出""乳泣""月经过少""月经后期""闭经""不孕"等范畴。在古籍中也有类似催乳素瘤临床表现的记载,如《胎产心法》云:"肝经怒火上冲,故乳胀而自溢。"《竹林女科》论闭经"以乳众血枯名"。清代王旭高医案云:"乳房属胃,乳汁血之所化,无子而乳房膨胀,亦下乳汁,非血之有余,乃不循其道为月水,反随肝气上入乳房,变为乳汁。"《灵枢·九外》中"四时八风之额于经脉之中为瘤病也"。《灵枢·百病始生》中"血脉凝涩……汁沫迫聚不得散,日以成积","络伤血溢,有寒,汁沫与血相搏,则并合凝聚不得散,而积成矣"。《难经·五十五难》中"故积者,五脏所生……积者,阴气也,其始发有常处,其痛不离其部,上下有所始终,左右有穷处"。由此可见,中医学对于催乳素瘤的认识也是源远流长的。

中医认为催乳素瘤多因体质虚弱、饮食劳倦、情志失调及药食不当等,以致肾精亏虚,肝郁脾虚、气血两虚、痰湿凝滞,进而扰乱机体自身的平衡,出现闭经、溢乳、不孕不育等症状。

(一)体虚劳倦

禀赋不足,素质虚弱,或久病伤正,损耗一身之正气,或劳倦太过伤脾,生化之源不足,肾气亏虚,气血阴阳乏源,脏腑功能失调,致人体阴阳失衡,先后天失养,出现闭经等症状。

(二)外感寒邪

寒气邪毒入侵形成痰浊、瘀毒,背主骨生髓,诸髓者皆属于脑,脑为髓海,为奇恒之腑,清气上扬则浊气下降,若正气虚则清气不得上升,浊气不得降,阴浊积于脑,则出现头痛、女子月事不调、闭经等。

(三)情志失调

忧思恼怒,思则气结,怒则气逆,伤肝损脾,肝失疏泄,肝体不柔,疏泄失常,气机运行不畅,冲任失调。人体所产生的某些不正常物质的滞留,或内脏功能失调都成为催乳素瘤的诱发因素。

(四)药食不当

嗜食醇酒厚味、煎炸炙博,脾胃受伤,运化失常,聚湿生痰,痰湿阻滞,气机不畅;或因药物过量或毒性过大,损伤肝肾,脏腑功能失常。

二、中医病机

因催乳素瘤在中医中并无特定病名,而是根据其主要临床症状,分别归属于"闭经""不孕""溢乳""月经不调"等范畴,因此多从月经病、溢乳或性欲减退、阳痿等方面探讨其病因病机。《素问·上古天真论》云:"女子七岁,肾气盛,二七而天癸至,任脉通,太冲脉盛,月事以时下。"《难经·三十六难》云:"男子以藏精,女子以系胞。"《傅青主女科》云:"经水出诸肾。"充分认识到月经周期性的建立及妊娠主要是肾—天癸—冲任胞宫之间机制的建立与平衡,与现代医学的下丘脑—垂体—卵巢—子宫生殖轴相一致。

"肾为先天之本",故肾虚则不能使天癸至。冲任失调而致闭经、不孕等,故催乳素分泌瘤的基本病因是肾虚。中医认为女子乳头属肝,乳房属肾,妇人经水为阴血,属冲任二脉所主,上为乳汁,下为血海,气血冲和,经乳则各行其道。肾气充足,肝气调达,冲任通调,则经、乳正常。乳汁源出于胃,随冲气运行,升则为乳,降则为经水。肝喜条达,凡因持续过度的精神紧张、情绪波动、忧郁等精神因素导致的肝气郁结,会使肝疏泄失调,致使气血失和,血不循常道以下归冲脉,则随肝气上逆为乳汁,形成闭经、溢乳之症,又肝肾同源,肝肾同司下焦,经水出诸肾,冲为血海,任主胞宫,肝肾相交,冲任应之,若肝气调达,疏泄有度,脾胃气血调和,血脉通畅,肾精充盈,冲任通盛,则血海适时溢泻,月水如期而下。经、血、乳汁同源,俱为精血所化,上为乳汁,下为经血。正如薛立斋所云:"血者水谷精微,在妇人则上为乳汁,下归血海为经水。"又如《诸病源候论》认为:"冲任之脉,为表里,上充乳汁,下为月经,若肝气郁结或肝经湿热或怒气上冲则气血运行逆乱,不循常经反随肝气上入乳房化为乳汁;肾水不足,肝木失养,肾虚肝旺,肝之疏泄太过,肾之闭藏失职,气血紊乱或脾胃虚弱,运化失职,水湿停聚为湿为痰,阻滞胞脉或统摄失职,气血紊乱,胞脉不利均致气血逆入乳房化为乳汁。

脾虚在催乳素瘤的发病过程中也占有很重要的地位,脾为后天之本,气血生化之源,主运化水谷精微。脾主中气而统血,气主升、主运,脾气健运,则血循常道;脾气虚弱,失其统摄之权,则血不循常道而下溢。而脾为气血生化之源,脾虚则气虚血弱,不能下注养胞,气无所化,天癸无所养,冲任不足,经血无源,致月水难生,脾虚不能摄血归经,气血逆乱,不得下注冲任,上逆乳房为乳汁,导致乳汁外溢。

综上,该病与肝、脾、肾密切相关,肝失疏泄、脾失统摄和肾—天癸—冲任生殖轴紊乱皆可导致本病发生。

三、中医治疗

目前学术界仍没有统一的催乳素瘤的辨证分型,多见治疗有效的个案,其拟方立药也各有不同,普遍被认可的辨证分型大致如下:

(一)肾虚肝郁证

1. 症状

闭经,溢乳,腰膝酸软,月经量少,月经延后,不孕,性欲减低,外阴或阴道不适,畏寒肢冷,不寐,多梦,倦怠乏力,耳鸣,潮热面红,抑郁,健忘,脱发,烦躁易怒,乳房胀痛,胁肋胀痛,舌红或淡黯,苔薄白,脉沉弦。

2. 治法

补益肾水,平调肝气。

3. 方药

生麦芽、山药、山茱萸、熟地黄、柴胡、白芍、枸杞子、当归、五味子、巴戟天、甘草。

中医症候属肾虚肝郁,虚者益,滋肾水;盛者疏,调肝木,故拟益肾调肝之方。全方并无活血化瘀通经之药,亦未大用收敛固涩之药,却能收到经血下、乳溢回的功效,盖属益肾而经满自溢、肝调而怒火自消之功,达到乳络畅而不胀、上溢之经下调之目的。方中山药补脾肺之气,益肺肾之阴,固涩肾精,平补肺脾肾;山茱萸滋阴补益肝肾共为君药,重用此二药配合熟地黄,奏滋肾益阴之功;白芍养血柔肝敛阴,柴胡疏肝解郁,共为臣药;枸杞子益肾填精,巴戟天补肾阳益精,五味子滋肾生津,收敛固涩,三药共为佐药;生麦芽虽为脾胃之药,实善疏肝气,配柴胡增强疏肝解郁之力,而不燥伤阴血,配合甘草调和诸药,共为使药。全方用药,善归肝、肾二经,精血同源,肝肾调和,乙癸同治,从而达到益肾调肝之效。

(二)肝郁脾虚证

1. 症状

闭经,溢乳,烦躁易怒,乳房胀痛,胁肋胀痛,叹气,抑郁,咽中异物感,口燥咽干,头晕目眩,纳呆,倦怠乏力,多梦,月经后期,月经量少,不孕,舌红或淡黯、齿痕舌、苔黄或白薄腻,脉弦滑或沉弦。

2. 治法

疏肝解郁,理气健脾。

3. 方药

逍遥散加减。药用柴胡、当归、白术、茯苓、枳壳、丝瓜络、白芍、香附、生麦芽、炙甘草。水煎服,每日1剂,经期可停药,直至PRL降至正常。

4. 加减

闭经或月经稀少者加泽兰,红花;月经量多淋漓不尽,伴舌红苔黄者加牡丹皮、栀子。

中医认为本病多因七情内伤,肝气郁结,或肝胃气滞,气血运行不畅,脉络阻滞,或因肝肾精血不足,经脉失去濡养所致。患者大多为中青年妇女,在辨证施治中发现其大多具有肝郁症状,因郁怒情志不遂而血气逆乱,脏腑功能失调。逍遥散具有疏肝解郁、理气健脾的功效,在基本方的基础上,根据个体差别加减药物成分及剂量,临床症状基本上可得到改善。

(三)肝郁气滞证

1. 症状

闭经,溢乳,烦躁易怒,叹气,抑郁,乳房胀痛,胸胁胀痛,痛经,月经后期,月经量少,经血夹血块,不孕。舌暗红,苔白,苔薄,脉弦等。

2. 治法

疏肝理气。

3. 方药

用柴胡疏肝散加减。药用生麦芽、白芍、白术、生山楂、茯苓、香附、柴胡、当归、炙甘草、神曲。水煎服,每日1剂。

4. 加减

若经闭不行或月经稀发兼气血瘀滞加益母草、泽兰、川芎;肝血不足加制何首乌、鸡血藤、阿胶(烊化);功能性子宫出血量多、色红或淋漓不尽加酒黄芩、牡丹皮、墨旱莲。

方中柴胡味苦微寒,疏肝解郁,宣畅气血,旋转枢机,升清阳降浊气,通利三焦而为君药。当归、白芍养血柔肝,生麦芽消食化积,疏肝回乳,三者共为臣药。香附气香行散,可升可降,能理气解郁,调经止痛;茯苓与白术合用以健脾利湿,以防肝郁犯脾;神曲可消食和胃;生山楂可消食化积,行气散瘀。炙甘草调和诸药。以上诸药配合君臣药加强疏肝解郁、调经回乳之功,用之能改善排卵状态,使溢乳停止,月经恢复,有利妊娠。

(四)气滞痰瘀证

1. 症状

闭经,溢乳,畏寒肢冷,食少,腹胀,便溏,身体虚胖,四肢困重,疲乏嗜睡,气短,不孕,纳呆,自汗,外阴或阴道不适,五更泻,抑郁,面色苍白,舌淡胖、苔白腻,脉濡缓或沉濡。

2. 治法

健脾化湿。

3. 方药

玄参、夏枯草、猫爪草,白芍、柴胡、青皮、昆布、生牡蛎、海藻、生麦芽、莪术、半夏。

4. 加减

月经前期加川楝子、王不留行;月经期加益母草、红花;月经后期加菟丝子、淫羊藿;有气虚证加黄芪;有血瘀之象加延胡索;阴虚加生地黄;心烦甚加竹叶。

方中柴胡疏肝解郁;青皮行气止痛;玄参、猫爪草清热散结;生牡蛎、海藻、昆布清热化痰散结;重用生麦芽,取其善疏肝气,又配柴胡增强疏肝解郁之功,且文献报道生麦芽中含有麦角类化合物,有类多巴胺抑制 PRL 分泌作用;白芍养血和营以柔肝,动物实验证实其能刺激脑垂体前叶多巴胺受体,使血中 PRL 正常化。诸药合用共奏疏肝清热化痰之功效,使气机通畅,阴平阳秘则内分泌功能正常。

第二节 腺垂体功能减退症

腺垂体功能减退症指腺垂体激素分泌减少,可以是单种激素分泌减少,也可以是多种垂体激素同时缺乏。本病可原发于垂体本身病变,也可继发于下丘脑病变,表现为甲状腺、肾上腺、性腺等靶腺功能减退和(或)鞍区占位性病变。临床症状变化较大,可长期延误诊断。成年人腺垂体功能减退症又称为西蒙病,生育后妇女因产后腺垂体缺血性坏死所致者为席汉综合征,儿童期发生腺垂体功能减退可因生长发育障碍而导致垂体性矮小症。

本病的病因及发病机制为:

(1)垂体本身病变引起的称为原发性腺垂体功能减退症,包括先天遗传性(kallmann 综合征、lawrence-Moon-Biedl 综合征或 PraderWilli 综合征等)、垂体瘤(原发性肿瘤如鞍内、鞍旁肿瘤、转移性肿瘤)、垂体缺血性坏死(如产后、糖尿病、颞动脉炎和动脉粥样硬化)、蝶鞍区(手术、放疗和创伤)、垂体感染和炎症(如脑炎、脑膜炎、流行性出血热、梅毒或疟疾等)、垂体卒中、浸润性病变,其他如自身免疫性垂体炎、空泡蝶鞍、海绵窦处颈内动脉瘤等。

(2)下丘脑以上神经病变或垂体门脉系统障碍引起的则为继发性腺垂体功能减退症,包括垂体柄破坏(手术、创伤、肿瘤、血管瘤等)、下丘脑病变中枢神经系统疾患(肿瘤、炎症、浸润性病变如淋巴瘤和白血病等,肉芽肿如结节病、糖皮质激素长期治疗和营养不良等)。

本病不同的病因,病理表现形式也不相同,如产后大出血、休克引起者,垂体前叶呈大片缺血性坏死、垂体动脉有血栓形成。久病者垂体缩小,大部分为纤维组织,仅留少许较大嗜酸性粒细胞和少量嗜碱性粒细胞。靶腺如性腺、肾上腺、甲状腺等呈不同程度的萎缩。腺垂体功能减退症临床表现各异,无特异性,往往取决于原发疾病、腺垂体破坏的程度、各种垂体激素减退速度及相应靶腺萎缩程度。据估计,约50%以上腺垂体组织破坏后才有临床症状,约75%以上破坏时症状明显,破坏达95%以上时,临床症状比较严重。促性腺激素、GH和PRL缺乏为最早表现;TSH缺乏次之;然后可伴有ACTH缺乏。席汉综合征患者往往因围生期大出血休克而有腺垂体功能减退症,即全部垂体激素均缺乏;垂体及鞍旁肿瘤引起者则除有垂体功能减退外,还伴占位性病变的体征,其中席汉综合征是首要发病原因。

腺垂体功能减退症主要表现为各靶腺(性腺、甲状腺、肾上腺)功能减退的临床症状:

(1)性腺(卵巢、睾丸)功能减退:女性有产后大出血、休克、昏迷病史,产后乳汁减少或缺乳,月经紊乱、闭经,性欲减退,乳房萎缩,腋毛、阴毛脱落,生殖器萎缩。成年男子性欲减退、阳痿、睾丸松软缩小、胡须稀少、无男性气质、肌力减弱、皮脂分泌减少、骨质疏松。

(2)甲状腺功能减退:怕冷,动作缓慢,反应迟钝,面容虚肿,皮肤干燥,声哑,心率缓慢。

(3)肾上腺功能减退:与原发性慢性肾上腺皮质功能减退症相似,不同的是本病由于缺乏黑素细胞刺激素,故有肤色浅淡、面色苍白、乳晕色素浅淡。另外,在全垂体功能减退基础上,各种应急感染可以诱发垂体危象。

实验室指标主要为靶腺激素水平低和垂体激素减少。本病的治疗主要采用靶腺激素的替代治疗,补充肾上腺皮质激素、甲状腺激素和性激素。

一、中医病因

本病中医无相应病名,根据临床表现,将其归入"虚劳""血枯闭经""产后虚劳""产后无乳""产后血晕""阴痿""干血痨""不育""阳痿"等范畴。《难经》云:"一损损于皮毛,皮聚而毛落;二损损于血脉,血脉虚少不能荣养五脏六腑……"《诸病源候论·产后虚羸候》曰:"夫产劳动腑脏,劳伤气血,故虚羸也。将养所失,多沉滞劳瘠,甚伤损者皆着床,此劳羸也。""产后血气劳伤,脏腑虚弱而风冷客之,谓风冷虚劳。"由此可见中医学很早就有对本病的病因及临床表现的描述,尤其对病因的描述与现代席汉综合征的病因完全吻合,现代医家对本病的病因,多认为与妇女产后大量出血,或因难产下血过多,或因劳伤惊恐,导致经血暴崩不止,或外邪侵犯脑络,或因劳伤惊恐,或因病久失治,营血日亏,逐渐损伤肝、脾、肾,致其肝、脾、肾三脏亏虚。

(一)禀赋薄弱,素质不强

因父母体弱多病,年老体衰,孕育不足,胎中失养,或生后喂养不当,水谷精气不充,均可导致先天不足,体质薄弱,易于患疾病,并在病后易于久虚不复,使脏腑亏虚日甚,而成为虚劳。

(二)妇女产后失血过多

产后大量出血、难产、多产下血过多,以致损伤胞宫脉络,气血大亏,或烦劳过度、惊恐,精血暴崩不止,或多产,元气大伤,脏腑虚损,气不摄血,以上病因均可伤及冲任,冲任空虚,气血两亏,而致闭经、产后无乳等。

(三)饮食不节,损伤脾胃

暴饮暴食、饥饱不调、食有偏嗜、营养不良、饮酒过度等均会导致脾胃损伤,不能化生水谷精微,气血来源不充,脏腑经络失于濡养,日久形成虚劳。

(四)大病、久病失治

大病、久病失治,营血日亏,累及阴精,精血竭乏,肝肾阴虚,日久阴损及阳,肾阳因之虚衰,温煦失职,脾阳亦微,先天与后天之本皆摇,精血更无生化之由,可见经少、闭经、产后无乳等症

(五)外感毒邪,日久损伤脑络

体虚,外感毒邪,毒邪侵犯脑络,脑络失养,肾主骨,骨生髓,诸髓者皆属于脑,脑为髓海,为奇恒之腑,清气上扬而浊气下降,若正气虚则清气不得上升,浊气不得降,阴浊积于脑,则出现头痛、女子月事不调、闭经等。

二、中医病机

《素问·通评虚实论》云:"精气夺则虚。"虚劳乃在先天禀赋不足,后天养护失调的基础之上,复遭失血、病邪、外力损伤等而引起。

肾为先天之本,主生殖,今产后大出血、病邪、外力损伤等病因的影响下,使肾之精血皆耗,肾阳易衰,且肾与下丘脑—垂体—靶腺的关系密切,垂体病变主病在肾,故肾虚是其主要病理。脾为气血生化之源,后天之本,产后血崩与脾失于统摄也有关联。且肾阳不足,脾失温煦,脾阳亦衰,故脾虚常与肾虚并存,临床以脾肾阳虚证最为多见。肝主藏血,且女子以肝为先天,女子失血易与肝脏有关,但此产后出血大都并非肝不藏血之因,乙癸同源,肾之精血不足,必影响肝阴不足,肝血不运,可见经少、闭经之症,故以肝脾肾阴虚之症呈现,但较阳虚之候少见。

总之,本病的病因虽主要为失血,但病易由血及气,即病之后,则以气虚为主,兼有气血双亏之象。少数患者由于气虚而致气机涩滞、血循缓慢,而呈现气虚血瘀之见证,为本虚标实之证,但其本仍为气血不足。

三、中医治疗

(一)气血两虚证

1. 症状

面色萎黄,神疲乏力,动则气短,心悸怔忡,食少腹胀,夜寐不宁;或产后无乳,月经量少或闭经,阴道干涩,乳房萎缩,毛发稀疏,性欲减退,面色苍白或萎黄,舌质淡,苔薄白,脉细弱。

2. 治法

补气养血,益肾填精。

3. 方药:

八珍汤(《正体类要》)或十全大补汤加减。药用党参、白术、茯苓、炙甘草、熟地、白芍、当归、川芎、紫河车、黄精、肉苁蓉等。

本方熟地、白芍、当归、川芎四物以治血虚,补其耗损之血;以党参、白术、茯苓、炙甘草四君以治气虚,缓其气怯之症,再辅以紫河车、黄精、肉苁蓉等补肾填精之品以补其肾精、肾阳不足,内分泌激素减少之实。若已见肾阳不足,可加肉桂、附子;兼有脾阳不振,重用黄芪,加怀山药以辅之;夜寐欠安,加百合、五味子;血虚甚者加阿胶、麦门冬、柏子仁;性欲淡漠,加露蜂房、淫羊藿、仙茅。

(二)脾肾阳虚证

1. 症状

虚弱无力,面色㿠白,畏寒肢冷,乳房萎缩,月经闭止,产后无乳,性欲消失,男子阳痿,毛发稀疏,阴毛、腋毛脱落,便溏,小便清长,腰背酸痛,肢体水肿,舌淡胖,有齿痕,苔白或白腻,脉沉细。

2. 治法

益气健脾,温肾助阳。

3. 方药

人参养荣汤合济生肾气丸加减。药用人参、黄芪、炒白术、茯苓、甘草、熟地、白芍、制附片、肉桂、枸杞子、菟丝子、肉苁蓉、续断、砂仁、覆盆子、女贞子、五味子、巴戟天等。

人参养荣汤中人参、白术、黄芪、茯苓、五味子、甘草健脾益气,以助气血生化之源;熟地、白芍滋阴养血。济生肾气丸中以六味地黄丸滋补肾阴;附子、肉桂温补肾阳,阴中求阳。亦可选用右归丸、金匮肾气丸。若性欲减退、阳痿者加仙茅、淫羊藿温肾助阳;畏冷肢厥者加鹿茸;闭经者加阿胶、牛膝养血调经;脱发者加何首乌、黑芝麻;肾精不足者加黄精、紫河车滋养精血;面容水肿,嗜睡倦怠者加薏苡仁、佩兰醒脾利湿;水肿尿少者加木通、猪苓利水泄浊;食欲缺乏消瘦者加鸡内金、神曲健脾消食。

(三)肝肾阴虚证

1. 症状

头晕耳鸣,五心烦热,产后无乳,月经量少或闭经,阴毛、腋毛脱落,腰膝酸软,失眠多梦,形体羸瘦,潮热盗汗,溲黄便干,舌质偏红,苔薄少,脉细弦略数。

2. 治法

补肝活血,滋肾和填精。

3. 方药

河车大造丸加减。药用熟地、紫河车、龟板、牛膝、麦门冬、天门冬、黄柏、杜仲等。夹血瘀者,加桃仁、红花。

方中紫河车为血肉有情之品,培补先天元气,益气补血,以壮真元;熟地、龟板、杜仲、牛膝益气滋阴,充填肾精;麦门冬、天门冬滋肺阴以生肾水;无骨蒸潮热、相火亢盛者,可去方中黄檗,加海狗肾、补骨脂以增滋补之力;为防滋补碍胃,加陈皮、砂仁以助运化。

(四)气滞血瘀证

1. 症状

经闭腹胀,少腹刺痛,脘胁胀痛,精神抑郁,烦躁易怒,头晕眼花,肤干甲错,扪之碍手,毛发枯落。舌质淡红,兼见瘀斑,脉弦细数。

2. 治法

活血化瘀,疏肝理气。

3. 方药

血府逐瘀汤合四乌贼骨一芦茹丸加减。药用当归、生地、白芍、五灵脂、川芎、桃仁、红花、鲍鱼、乌贼骨等。

方中当归、生地、白芍、五灵脂、川芎、桃仁、红花活血化瘀,疏肝理气;鲍鱼、乌贼骨皆血肉有情之品,盖血枯气去,非有情之物,焉能留恋气血,而使之生长。乌贼骨咸温下行,益气固精。

(五)阳气大伤,阴阳暴脱

1. 症状

多见于低血糖昏迷、循环衰竭等征象。患者除脾肾阳虚症候外,尚有头晕目眩,烦躁不安,恶心呕吐,汗出如珠,四肢厥冷,气息微弱,人事不省。

2. 治法

大补元气,回阳救逆。

3. 方药

参附饮合生脉散加味。药用人参、制附片、干姜、甘草、麦门冬、五味子、黄芪、当归、熟地、白芍。

方中人参、黄芪、五味子、甘草、制附片、干姜大补元气,回阳救逆;麦门冬、熟地、当归、白芍滋阴养血。

第三节 尿崩症

尿崩症(DI)是指精氨酸加压素(AVP)又称抗利尿激素(ADH)严重缺乏或部分缺乏(称中枢性尿崩症),或肾脏对AVP不敏感,致肾小管重吸收水的功能障碍,从而引起多尿、烦渴、多饮与低比重尿和低渗尿为特征（肾性尿崩症）的一组综合征。尿崩症可发生于任何年龄，但以青少年为多见。男性多于女性，男女比例为2：1，本文重点介绍中枢性尿崩症。

本病的病因及发病机制是由于多种原因影响了AVP的合成、转运、储存及释放所致，分为继发性和特发性。继发性尿崩症：下丘脑、神经垂体及附近部位的肿瘤引起约占50%，头部外伤所致约占10%。此外，脑部感染性疾病、Langerhans组织细胞增生症或其他肉芽肿病变、血管病变等引起占极少数。少数中枢性尿崩症有家族史，呈常染色体显性遗传，由AVP神经垂体后叶素运载蛋白基因突变所致。此外，还有常染色体隐性遗传、X连锁隐性遗传性尿崩症。Wolfram综合征由WFSI基因突变引起，可表现为尿崩症、糖尿病、视神经萎缩、耳聋，为常染色体隐性遗传，但极为罕见。特发性尿崩症约占30%，临床找不到任何病因，部分患者尸检时发现下丘脑视上核与室旁核神经细胞明显减少或几乎消失，但这种退行性病变的原因未明。

尿崩症的临床表现为根据AVP缺乏程度，可分为完全性尿崩症和部分性尿崩症。表现为多尿、烦渴与多饮，起病常较急，一般起病日期明确。24h尿量可多达5～10L，一般不超过18L。尿比重常在1.005以下，尿渗透压为50～200$mO_{sm}/kg\,H_2O$，尿色淡如清水。部分患者症状较轻，24h尿量仅为2.5～5.0L，如限制饮水，尿比重可超过1.010，尿渗透压可超过血浆渗透压，可达290～600$mO_{sm}/kg\,H_2O$，称为部分性尿崩症。继续性尿崩症除上述表现外，尚有原发病的症状与体征。

对于尿崩症的诊断，通常利用血浆、尿渗透压测定；尿量多，一般4～10L/d；低渗尿，尿渗透压小于血浆渗透压，一般低于200m200$mO_{sm}/kg\,H_2O$，尿比重多在1.005以下；禁水试验不能使尿渗透压和尿比重增加，而注射加压素后尿量减少，尿比重增加，尿渗透压较注射前增加9%以上；加压素（AVP）或去氨加压素（DDAVP）治疗有明显效果。

目前治疗手段为西医替代治疗，常用去氨加压素、鞣酸加压素、垂体后叶素等利尿药物治疗，长期应用易导致水中毒及易产生抗体。近年来，中医药治疗尿崩症的疗效已初步得到肯定，中药治疗本病毒副反应较西药小，而且对垂体功能不产生抑制，具有西药无可替代的优势。

一、中医病因

尿崩症在中医中无特定病名，根据其临床表现，中医归为"消渴"范畴。在古籍中有对尿崩症病因的记载，《灵枢·五变》云："五脏皆柔弱者，善病消瘅。"《金匮要略》云："男子消渴，小便反多，以饮一斗，小便一斗，肾气丸主之。"刘河间在《河间六书》中有："若饮水多而小便多者，名曰消渴。"目前认为本病病因与禀赋不足、情志失调、饮食偏嗜、客邪所侵、跌仆损伤等诸因素有关。

（一）禀赋不足

先天禀赋不足，五脏虚弱，肾为先天之本，肾脏素虚，肾精不充，肾失濡养，导致肾关不固，津液不布，肺胃津伤。

(二)情志失调

由于惊恐、忧郁、紧张所致,因"恐伤肾""思伤脾",脾肾阳虚,水失布敷而致津不上奉而渴饮,水溺无度而溺频;肝气郁结既可横逆乘脾、水失健运、敷布失衡,又可郁而化火、心火充盛、火热炽盛,不仅上灼胃津,还可下耗肾液,致心脾精血暗耗;肝之疏泄失度,累及肾之闭藏失司,则火炎于上,而津泄于下,上燥下消之病随之而起,发为尿崩。

(三)饮食偏嗜

过食肥甘,醇酒厚味,辛辣香燥,或过服温燥药物,致燥热内生,消灼真阴,扰动肾关,开阖失常,则津液直趋膀胱。

(四)客邪所侵

由邪所致者,主要是湿、热二邪。湿邪所侵者可见大雨淋湿的患者,其湿邪内蕴,阻遏气机,脾阳不振,运化无权,水液输布失常,精血生化之源日竭,致使肾失所养,开阖失司则水流下泄;湿郁化热,升腾上乘,肺阴被灼,宣降失司,治节失调,阴津耗伤则烦渴引饮。热邪外侵而致病者,其热灼伤阴,肾阴不足,尤其是温热病后,损伤脏腑功能,遂成消渴。

(五)跌仆损伤

主要见于颅脑受伤,或开颅手术者。盖因脑为髓之海,髓海受创则肾精受损,肾阳亦衰,不能固摄。

二、中医病机

本病主要累及肺、脾、肾三脏。其中以肺肾关系最为密切。肺主气,司宣发,肃降,通调水道。若肺阴不足,肺燥失润,则气机升降失司,或肺气素虚,津液不得宣化,水精不能四布,直趋膀胱,则尿频、量多。肾主水,有水脏之称。若肾阳虚弱,肾气化无权,不能主水,津液直入膀胱,造成津液流失,则尿频、量多。肾阳虚又可伤及肾阴,而致肾阴不足,肾阴不足又可造成进一步肾阴匮乏,津伤气脱,津少血亏;阳虚不能蒸化津液,水趋于下,蓄于膀胱,脾无以运化上奉,津液失于敷布,则口渴甚极。中医认为本症患者素体阴虚如再有饮食不节、情志失调、劳欲过度,致使燥热盛,阴津耗竭,易致本病发生。如热伤胃阴,津液干枯,则烦渴多饮;热伤肾阴,则津液外流,致使多溲。本病即病之后五脏不和,气血阴阳俱亏。

中药研究显示,地黄含有维生素A样物质、多种糖类及多种人体必需氨基酸,可促进组织更新修复,使某些激素水平恢复正常。补肾法可调节和改善下丘脑—垂体—靶腺的功能已被公认。据推测,补肾法使下丘脑—垂体后叶分泌ADH功能得到代偿,下丘脑—垂体属于中枢神经系统,在中医学中属"脑髓"范畴,通过补肾为主的治法改善了下丘脑—垂体的功能,从而使津液得到气化,使肾主水的功能得到实现。

三、中医治疗

目前全国仍没有统一的尿崩症的辨证分型,多见治疗有效的个案,对于其拟方立药也各有不同,普遍被认可的辨证分型大致可分为如下几类:

（一）肺胃热盛证

1. 症状

小便量多，烦渴多饮，尿色黄，舌红少苔，脉滑数。

2. 治法

清热生津止渴。

3. 方药

白虎加入参汤加减。药用生石膏、知母、人参、甘草、黄连、粳米。

方中石膏辛甘大寒，清泻肺胃而除烦热，为主药；知母苦寒，清泻肺胃之热，以滋其燥，与黄连相配，共为辅药；石膏、知母、黄连共奏清热除烦之功；人参、甘草、粳米益肺胃保护津液。诸药合用，共奏清热生津之功。

（二）肺肾气虚证

1. 症状

口渴欲饮，小便频数，短气自汗，时寒时热，形寒怕冷，面色泛白，腰酸背痛，滑精早泄，听力减退，舌淡苔白，脉细数。

2. 治法

补肾益气固摄。

3. 方药

补肺汤合大补元煎加减。药用人参、五味子、紫菀、杜仲、当归、黄芪、熟地、桑白皮、山药、山茱萸、枸杞子。

方中人参、黄芪、山药益气补肺，熟地、山茱萸、杜仲、枸杞子滋补肾之元气；紫菀、桑白皮肃肺利气，当归调和气血，五味子固涩摄纳。诸药补中有泻，寓涩于补，共奏补肾益气固摄作用。

（三）肾阳亏虚证

1. 症状

形体怕冷，小便清长量多，夜间尤甚，渴喜热饮，面白虚浮，精神不振，喜卧嗜睡，阴冷阳痿，腰酸腿软，头昏耳鸣，舌淡苔白，脉沉弱。

2. 治法

温肾补阳益气。

3. 方药

右归饮合桑螵蛸散加减。药用熟地、山茱萸、枸杞子、杜仲、茯苓、制附子、桑螵蛸、人参、远志、石菖蒲、当归、龙骨、肉桂、山药。

方中制附子、肉桂补肾阳；熟地、山药、山茱萸、枸杞子培补肾阴，乃阴中求阳之意；杜仲强壮益精，人参、茯苓、当归、远志、石菖蒲调补心肾；桑螵蛸、龙骨固涩摄纳。诸药合用，温补肾阳，益气摄纳。

（四）气阴两虚证

1. 症状

尿频尿多，口干舌燥，渴而多饮，食少腹胀，困倦气短，头昏乏力，腰膝酸软，形体虚弱,虚烦少眠,潮热盗汗,舌红少苔,脉沉细。

2. 治法

益气养阴固肾。

3. 方药

六味地黄丸合白术散加减。药用生地、山药、山茱萸、泽泻、茯苓、牡丹皮、葛根、白术、藿香、人参、木香、甘草、陈皮。

方中六味地黄丸滋阴补肾,人参、白术、甘草、葛根益气生津;陈皮、木香、藿香使之补而不滞。诸药合用,气回津生,固本达标。

(五)气滞血瘀证

1. 症状

多饮多尿,面色晦暗,头痛视物不清或胸胁刺痛,疼痛不移,舌质暗有瘀斑或舌下脉络瘀滞,脉涩。

2. 治法

活血化瘀。

3. 方药

补阳还五汤加减。药用黄芪、赤芍、当归、川芎、益母草、桃仁、地龙、山茱萸、制何首乌、香附、甘草。

方中重用黄芪以补气,使气旺血亦行,祛瘀而不伤正,为方中主药;当归、川芎、赤芍、桃仁、地龙、益母草活血化辛瘀;山茱萸、制何首乌滋阴养血;香附理气活血;甘草调和诸药。共奏气旺血行、瘀去而不伤正之功效。

第三章 甲状腺疾病

第一节 甲状腺肿

单纯性甲状腺肿又称为非毒性甲状腺肿,系由甲状腺非炎性或者非肿瘤性原因阻碍甲状腺激素合成而导致的代偿性甲状腺肿。在通常情况下,本病不伴有甲状腺功能亢进或减退的表现,甲状腺呈弥散性或多结节性肿,女性更为常见。

目前,在全世界范围仍有近10亿人口生活在碘缺乏地区,我国约有3.7亿人口,其中大约有3500万人患有地方性甲状腺肿。根据该病发病流行情况特征,主要可分为地方性甲状腺肿和散发性甲状腺肿两种。前者具有地方性特征,流行于离海较远、海拔较高的山区,常为缺碘多引起;后者散发于全国各地,主要是由于先天性甲状腺激素合成障碍或者致甲状腺肿物质等所导致,多发生于青春期、妊娠期、哺乳期和绝经期。

西医病因主要包括合成甲状腺激素原料碘的缺乏,甲状腺激素的需要量增加,甲状腺激素合成、分泌的障碍。另外,高碘、某些遗传缺陷致甲状腺激素合成障碍及Tg基因突变等均可影响甲状腺激素的合成障碍。

西医诊断依据:

(1)居住在碘缺乏地区,或具有高碘饮食史,部分患者呈现典型甲状腺肿家族史。

(2)甲状腺肿,但无明显的甲状腺功能异常征象。

(3)血清FT_3、FT_4一般在正常水平,TSH无异常。

(4)甲状腺摄碘率正常或增高,但高峰不提前,且能被T_3抑制。甲状腺结节出现自主功能时,则不被T_3抑制。

(5)放射性核素扫描见弥散性甲状腺肿,核素分布均匀,少数可呈无功能性结节图像

(6)缺碘性甲状腺肿者,尿碘排出率明显降低。

西医治疗:

(1)病因治疗:缺碘所致者,应进食含碘丰富的食品,适当补充碘盐。缺碘性甲状腺肿流行地区可采用碘化食盐防治,正常成人(包括青春期)每日需碘约$100\mu g$,1~10岁小儿$60\sim100\mu g/d$,婴幼儿$35\sim40\mu g/d$。但结节性甲状腺肿的成年患者应避免大剂量碘治疗,以免诱发碘甲亢。对于摄入致甲状腺肿物质所致者,停用药物或食物后,甲状腺肿一般可自行消失。

(2)甲状腺激素替代或抑制治疗:早期轻度甲状腺肿,每天服用碘化钾10~30mg,或复方碘口服溶液3~5滴,一般用3~6个月。中度以上甲状腺肿者中度和(或)伴有甲状腺激素分泌不足者可予以甲状腺激素替代,以补充内源性甲状腺激素

不足，抑制促甲状腺激素分泌。加服左甲甲状腺素钠片，每日25~100μg，经6~12个月可使腺体缩小或消失，半数患者可获治愈。多发结节型及混合型甲状腺肿可能缩小，但难于完全消失，因结节的形成往往标志着甲状腺肿进入了不可逆阶段。

（3）手术治疗：一般而言，非毒性甲状腺肿无论是散发性还是地方性，不宜行外科手术治疗，但若是腺体过于肿大特别是巨大结节性甲状腺肿，或有并发症者引起压迫症状或疑有癌变者且给予甲状腺激素治疗无效，宜手术治疗。

本病以甲状腺肿为主要临床特征，当属于中医范畴中的"瘿病""瘿瘤"。正如《杂病源流犀烛》中写道："瘿瘤者，气血凝滞，年数深远、渐长渐大之症。何谓瘿？其皮宽，有似樱桃，故名瘿，亦名瘿气、影袋。"既说明了瘿病的特点，也指出了瘿病的发病机制。

一、中医病因

（一）情志内伤

愤怒日久使肝气不舒，气机郁滞，肝气失于条达，则津液不得正常输出，聚而成痰，气与痰结于颈前。痰气凝结日久，使血液的运行亦受到障碍而产生血行瘀滞，则可致瘿肿较硬或有结节。《济生方·瘿瘤论治》说："夫瘿瘤者，多由喜怒不节，忧思过度，而成斯疾焉。大抵人之气血，循环一身，常欲无滞留之患，调摄失宜，气滞血凝，为瘿为瘤。"

（二）饮食或水土失宜

饮食失调或居住于高山地区，一则影响脾胃功能，使脾失健运，湿聚而生痰；二是影响气血运行，导致气滞血瘀。《圣济总录·瘿瘤门》提到山区中瘿病发生率更高，"山居多瘿颈，处险而瘿也"。

（三）体质因素

妇女以肝为先天，妇女的经、带、胎、产等皆与肝经气血密切相关，情志、饮食等致病因素损害肝脏的功能，故女性多发。素体阴虚之人，痰气郁久易于化火，加重阴伤，使病情缠绵难愈。

二、中医病机

瘿病初期多为气机郁滞，津凝痰聚，以致痰气搏结于颈前，日久会引起血脉瘀阻。情志内伤致肝气失于条达，气机郁滞，导致津液失于输布，易聚而成痰，气滞痰凝，壅结颈前；饮食或水土失宜，导致脾失健运，不能运化水湿，聚而生痰，进而影响气血运行，致气滞、痰凝、血瘀壅结颈前发为瘿病。妇女的经、孕、产、乳等生理特点与肝经气血密切相关，女性易发瘿病。

本病病位为肝脾，与心相关。肝郁导致气滞，脾伤出现气结，气滞则津停，脾虚蕴生痰湿，痰气交阻，血行不畅，最终气、痰、瘀三者合而发瘿。瘿病发病以实证较多，久病可由实证变为虚证，以致最后出现气虚、阴虚等虚实夹杂证。

三、中医治疗

（一）气郁痰阻证

1. 症状

颈前肿物质软不痛,颈部觉胀,善叹息,或兼胸胁串痛,病情常随情志而波动,苔薄白,脉弦。

2. 治法

理气舒郁,化痰消瘿。

3. 方药

四海舒郁丸加减。药用青木香、陈皮、海蛤、海带、海藻、昆布、海螵蛸。

4. 加减

胸闷、胁痛者加郁金、香附疏肝理气;咽部不适者加牛蒡子、桔梗、射干等利咽消肿;肝火亢盛、烦躁易怒者加夏枯草、龙胆草等清泻肝火;手指颤抖者加石决明、牡蛎、钩藤平肝息风;胃热内盛者加生石膏、知母以清泻胃热。

(二)痰结血瘀证

1. 症状

颈前肿物按之较硬或有结节,肿块经久不消,食欲缺乏,胸闷,舌质暗或紫,脉弦。

2. 治法

理气化痰,活血消瘿。

3. 方药

海藻玉壶汤加减。药用海藻、昆布、贝母、半夏、青皮、陈皮、当归、川芎、连翘、甘草。

4. 加减

结块较硬及有结节者可酌加黄药子、三棱、莪术、穿山甲、丹参等以增强活血软坚、消瘿散结的作用;胸闷不舒者加郁金、香附疏肝理气;郁久化热而见烦热、舌红、苔黄、脉数者加夏枯草、牡丹皮、玄参以清热泻火;食欲缺乏、便溏者加白术、茯苓、山药健脾益气。

(三)气虚邪聚证

1. 症状

颈部肿大,病程较长,自觉紧缩,咽喉中有异物感,乏力,头痛,畏寒多汗,烦躁易怒,舌淡红,苔薄白,脉浮缓。

2. 治法

发散风邪,调和营卫。

3. 方药

千金内托散。药用黄芪、白芷、厚朴、甘草、茯苓、连翘、人参、当归、芍药、青木香、川芎、防风、金银花。

4. 加减

肝阴亏虚而见胁痛隐隐者,可用一贯煎养肝疏肝;脾胃运化失调而导致的便次增加,大便溏薄者,加白术、薏苡仁、山药、麦芽健运脾胃;虚风内动,手指或是舌体颤抖者,可加入钩藤、白芍平肝息风;肾阴亏虚出现耳鸣、腰酸,可加入龟板、牛膝、菟丝子滋阴补肾;病久耗伤正气者,可加入黄芪、熟地、枸杞子等补益正气,滋养精血。

第二节 甲状腺功能亢进症

甲状腺功能亢进症简称甲亢,指甲状腺内或甲状腺外的多种原因引起甲状腺功能增高、分泌激素增多或因甲状腺激素在血循环中水平增高,以致作用于全身的组织和器官,造成机体的神经、循环、消化等各系统兴奋增高和代谢亢进为主要表现的临床综合征。

本病的西医诊断标准如下:有临床高代谢的症状和体征,甲状腺肿和(或)甲状腺结节,血清 TT_4、FT_4、TT_3、FT_3 升高,TSH 降低则诊断成立。T_3 型甲亢时仅有 TT_3、FT_3 升高。如果仅血清 TSH 减低,TT_4、FT_4、TT_3、FT_3 正常,为亚临床甲亢。Graves 病所致甲亢可见 TSH 受体抗体(TRAb)升高。

西医治疗包括一般治疗:注意休息,补充足够热量和营养、糖、蛋白质和 B 族维生素;失眠较重者可给予镇静安眠剂;心动过速和房颤者可给予 β 受体阻滞剂。抗甲状腺药物治疗,主要有 ^{131}I 和 PTU,适用于病情轻,甲状腺轻中度肿大的患者。^{131}I 治疗适用于成人 Graves 病伴甲状腺肿大Ⅱ度以上、ATD 治疗失败或过敏、甲亢手术术后复发、甲亢性心脏病或甲亢伴其他病因的心脏病、甲亢合并白细胞和血小板减少或全血细胞减少、老年甲亢、甲亢合并糖尿病、毒性多结节性甲状腺肿、自主功能性甲状腺结节合并甲亢。手术治疗适用于中重度甲亢长期药物治疗无效;停药后复发,甲状腺较大;结节性甲状腺肿伴甲亢;自主性高功能腺瘤;疑及与甲状腺癌并存者;儿童甲亢用抗甲状腺药物治疗效果差者;妊娠甲亢需大剂量抗甲状腺药物方能控制症状者可在妊娠中期进行手术治疗。^{131}I 和手术治疗都会造成甲减,需权衡甲亢与甲减后果之间的利弊后再行此治疗方案。

甲亢临床上以甲状腺肿、高代谢综合征、突眼等为主要表现,属于中医"瘿病""心悸""内伤发热"等范畴。

一、中医病因

(一)情志内伤

忧愁思虑或忿郁恼怒日久,使肝气失于条达,气机郁滞,至津液不能正常输布,凝聚成痰,气滞痰凝,壅结颈前,则形成瘿病。正如《济生方·瘿病论治》说:"夫瘿瘤者,多由喜怒不节,忧思过度,而成斯疾焉。"《诸病源候论·瘿病》说:"瘿者,忧恚气结所生。"

(二)饮食及水土失宜

饮食失调或居住在高山地区,水土失宜,一是影响脾胃的功能,使脾失健运,不能运化水湿,聚而生痰;二是影响气血的正常运行,导致气滞、痰凝、血瘀颈前而发为瘿病。《杂病源流犀烛》中指出:"西北方依山聚涧之民,食溪谷之水,受冷毒之气,其间妇女,往往生结囊如瘿。"《诸病源候论·瘿病》云:"饮沙水""诸山水黑土中"容易发生瘿病。均说明瘿病的发生与饮食及水土因素有密切的关系。

(三)体质因素

素体阴虚之人,痰气郁滞之后易于化火,使伤阴更加严重。女性的经、孕、产、乳等生理特点与肝经气血有着密切的关系,常可因情志、饮食的致病因素引起气滞痰结,久则产生瘀血。

二、中医病机

气滞、痰凝、血瘀是本病的基本病机。初期多为气机郁滞,津凝痰聚,以致痰气搏结于颈前,日久会引起血脉瘀阻,进而气、痰、瘀三者合而为患。情志内伤致肝气失于条达,气机郁滞,导致津液失于输布,易聚而成痰,气滞痰凝,壅结颈前;饮食或水土失宜,导致脾失健运,不能运化水湿,聚而生痰,进而影响气血运行,致气滞、痰凝、血瘀壅结颈前发为瘿病。妇女的经、孕、产、乳等生理特点与肝经气血密切相关,素体阴虚之人易发瘿病。

甲亢的病变部位主要在肝肾,与心有关。心失所养,见心悸,脉数;阴虚无以敛阳,见怕热汗出;肝火犯胃,胃火旺盛,则能食善饥;阴血不足,筋肉失养,则见形瘦;气、痰、瘀壅结颈前,加之肝经郁火上炎而致颈粗;血虚无以濡养筋脉,阴虚无以制阳,阳亢化风,肝风内动,故见手部震颤。本病以阴虚为本,相火旺盛为标。本病的病理性质早期以实证居多,后期久病由实致虚而致虚实夹杂。

三、中医治疗

(一)肝气郁结证

1. 症状

多由情志因素引起,甲状腺不肿或微肿,烦躁易怒或情志消沉,口苦口干,胁痛目胀,舌质红,苔薄腻,脉弦或弦细。

2. 治法

疏肝理气。

3. 方药

柴胡疏肝散加减。药用柴胡、枳实、芍药、陈皮、当归、天花粉、香附、木香等。

4. 加减

若咽部不适者,可加牛蒡子、桔梗、木蝴蝶;胸闷气憋者,可加瓜蒌、枳壳。

(二)肝火旺盛证

1. 症状

甲状腺肿大,一般柔软光滑,烦热,容易出汗,性情急躁易怒,眼球突出,手指颤抖,面部烘热,口苦,舌质红,苔薄黄,脉弦数。

2. 治法

清肝泻火,消瘿散结。

3. 方药

栀子清肝汤加减。药用柴胡、栀子、牡丹皮、当归、白芍、牛蒡子、生牡蛎、浙贝母、玄参。

4. 加减

手指颤抖者,加石决明、钩藤、天麻;肝火旺盛,烦躁易怒者,可加龙胆草、黄芩、青黛、夏枯草;兼见胃热内盛而多食易饥者,加石膏、知母。

(三)心肝阴虚证

1. 症状

甲状腺肿大,质软,心悸不宁,心烦少寐,易出汗,手指颤动,眼干,目眩,舌质红,舌体颤动,苔少,脉弦细数。

2. 治法

滋阴降火,宁心柔肝。

3. 方药

知柏地黄丸合酸枣仁汤加减。药用知母、黄檗、生地、沙参、玄参、麦门冬、天门冬、山茱萸、炙甘草、酸枣仁。

4. 加减

阴虚风动,手指及舌体颤抖者,加钩藤、鳖甲、白芍;肾阴亏虚而见耳鸣、腰膝酸软者,加龟板、牛膝、女贞子、桑寄生。

(四)气阴两虚证

1. 症状

甲状腺肿大不明显,神疲乏力,气促多汗,口干咽燥,五心烦热,心悸失眠,形体消瘦,健忘,大便溏薄,舌红,苔薄白,脉细或虚数。

2. 治疗

益气养阴,宁心安神。

3. 方药

天王补心丹加减。药用柏子仁、酸枣仁、麦门冬、天门冬、生地、当归、人参、玄参、丹参、桔梗、朱砂、五味子、远志、茯苓。

4. 加减

闭经者,加益母草、生地黄、当归;水肿者,加茯苓皮、大腹皮。

第三节 甲状腺功能减退症

甲状腺功能减退症简称甲减,是由各种原因导致的低甲状腺激素血症或甲状腺激素抵抗而引起的全身性低代谢综合征。

甲减患病率为0.8%~1.0%。本病根据病位可分为4类:由甲状腺腺体本身病变引起的甲减称为原发性甲状腺功能减退症;由垂体疾病引起的TSH分泌减少,称为继发性甲状腺功能减退症;由下丘脑疾病引起的TRH分泌减少,称为三发性甲状腺功能减退症;由于甲状腺激素在外周组织发挥作用缺陷,称为甲状腺激素抵抗综合征。本节重点介绍成人原发性甲减。如果血清TSH增高,FT_4减低,原发性甲减诊断成立;如果仅血清TSH增高,FT_4正常,为亚临床甲减;如果血清TSH正常,FT_4减低,考虑继发性甲减或三发性甲减,需做TRH兴奋试验来区分。

本病的西医治疗主要为激素替代治疗,左甲状腺激素片($L-T_4$)是首选药物,初始剂量宜个体化,小剂量开始。一般初始剂量为25~50μg/d,每2~3周增加12.5μg/

d,直至达到最佳疗效。老年患者,初始剂量为 12.5～25.0μg/d,每 4～6 周增加 12.5μg/d,避免诱发和加重冠心病。对于亚临床甲减的治疗问题一直存在争论。美国甲状腺学会、美国临床内分泌医师学会和美国内分泌学会达成以下共识:TSH>10mIU/L,主张给予 L-T$_4$ 治疗;TSH 处于 4～10mIU/L 之间,不主张给予 L-T$_4$ 治疗,定期监测 TSH 的变化。TSH 处于 4～10mIU/L 伴 TPOAb 阳性者易发展成临床甲减。黏液性水肿昏迷的患者可采用左甲状腺素与糖皮质激素联合治疗。

甲减主要表现为脏腑不足、气血亏虚、元气匮乏,故当属"虚劳"范畴。甲减由甲状腺次全切除或放射性碘治疗后引起者,当属"虚损"范畴。黏液性水肿明显者,又可归属于《灵枢·水胀篇》的"肤胀"之列。

一、中医病因

(一)情志内伤

情志失调,肝气郁结,疏泄失司,肝气犯脾,脾气不足,气血生化乏源。《素问·阴阳应象大论》指出"怒伤肝""喜伤心""思伤脾""忧伤肺""恐伤肾"。《诊家四要》云:"曲运神机则劳心,尽心谋虑则劳肝,意外过思则劳脾,遇事而忧则劳肺,色欲过度则劳肾。"

(二)劳倦过度

《素问·宣明五气篇》提出的"五劳所伤",即久视、久卧、久立、久行、久坐,可损伤脏腑功能,导致脏腑功能虚损。另外,房事不节,恣情纵欲,耗损真阴,也可形成虚劳。

(三)饮食不节

饮食不节包括暴饮暴食,饥饱失常,嗜欲偏食及水土失宜。暴饮暴食损伤脾胃,脏腑气血失于濡养;或长期饥饿,生化无源;嗜欲偏食及水土失宜,损伤形脏,即《素问·生气通天论》"阴之所生,本在五味;阴之五宫,伤在五味"。

(四)起居失常

长期起居失常,如长期深夜工作,常易导致形气损伤。

(五)手术损伤

甲状腺手术或放射性碘治疗均伤及正气,损伤气血,导致脏腑功能,尤其是脾肾功能不足。

(六)药毒及环境毒邪

药物及环境毒邪也能导致脏腑受损,脾肾亏虚。

(七)年老体衰

甲减在老年人群中患病率较高。年老体衰,肾中精气及命门之火不足,最终导致肾阴阳俱衰。

二、中医病机

本病的基本病机为脾肾阳气衰微,阳气不运,气化失司,导致痰浊、水湿、瘀血等阴邪留滞,同这些病理产物又可导致气机不畅,气机阻滞,二者互为因果。脾肾为先后天之本,脾主肌肉,人体肌肉的壮实与否和脾胃的运化功能相关,若脾主肌肉功能减退,常出现肌无力、感觉障碍、手足麻木、肌肉疼痛或痉挛等症状;脾主统血,有赖于脾气的固摄,若脾不统血,则可出现贫血及女性月经过多等症状。肾主骨生髓,脑为髓之海,元神之府,"肾者主水,受五脏六腑之精而藏之",若肾藏精功能减退,会出现健忘、脱发、性欲低下等肾虚表现。脾肾阳气衰微,阳气不运,气化失司,导致痰浊、水湿、瘀血等阴邪留滞,同这些病理产物又可导致气机不畅,气机阻滞,二者互为因果。脾肾阳虚,气化不足,痰浊、水湿内停,还可导致心阳不足。脾肾阳虚,气滞血瘀,痰浊内停,蒙蔽心窍,可变生神昏窍闭之证。

本病病位在脾肾,与心相关。病理性质以气虚及阳虚为本,气滞、痰浊、水湿、瘀血为标,然脾肾虚损贯穿始终。甲减患者常伴肌无力、感觉障碍、手足麻木、肌肉疼痛或痉挛,为脾主肌肉功能减退,甲减伴贫血及月经过多为脾不生血,脾不统血的表现。此外,甲减患者的健忘、脱发、性欲低下均为肾主骨生髓,脑为髓之海,元神之府,肾主藏精功能减退的表现。脾肾阳衰,阳气不运,气化失司,导致痰浊、水湿、瘀血等病理产物留滞,同这些阴邪又可导致气机阻滞,二者互为因果。脾肾阳虚,还可导致心阳不足而见心动过缓,心音低钝,脉沉缓,心脏增大,心包积液,也是脾肾阳虚,气化不足,痰浊、水湿内停的表现。脾肾阳虚,气滞血瘀,痰浊内停,蒙蔽心窍,而致神昏窍闭之证,相当于黏液性水肿昏迷。

三、中医治疗

(一)中气不足,气血两虚证

1. 症状

神疲乏力,少气懒言,反应迟钝,健忘,面色萎黄,纳呆,便溏或便秘,手足不温,月经减少或闭经,或月经过多,舌淡,舌体大,质嫩,边有齿痕,苔薄白,脉细弱。

2. 治法

补中益气,健脾养血。

3. 方药

补中益气汤,八珍汤。药用红参、炙黄芪、当归、炙甘草、白术、柴胡、熟地、白芍、川芎。

4. 加减

肢冷明显者,加淫羊藿、巴戟天;脘腹胀满者,加砂仁、厚朴;月经减少者可适当加大熟地及当归用量;月经过多者可加兰七粉、蒲黄炭等;如合并有胁胀、颈前不适可合用四逆散。

(二)脾肾阳虚证

1. 症状

形寒肢冷,腰膝酸软,面色无华,纳呆,腹胀,便秘,健忘,脱发,颜面及下肢水肿,皮肤粗糙,男子阳痿,女子月经不调,舌质淡,舌体大,苔薄白或薄腻,脉沉迟无力。

2. 治法

补中益气,温阳补肾。

3. 方药

红参、炙黄芪、白术、炙甘草、当归、柴胡、茯苓、泽泻、制附子、肉桂、淫羊藿、巴戟天、熟地、山茱萸、菟丝子、山药、鹿角霜。

4. 加减

恶心厌食明显者,加砂仁、白豆蔻、神曲、麦芽;颜面及四肢肿胀较重者,加车前子、泽兰、益母草等,或合用真武汤、五苓散;伴有胸闷心悸气短,动则加重,下肢肿甚,小便短少者,为水饮凌心,可用真武汤和生脉散加减;伴见颈前肿大,质地坚韧,皮肤粗糙,甚则脱屑者,为瘀血痹阻,新血不生,肌肤失养,可合用桃红四物汤、血府逐瘀汤或合用大黄䗪虫丸。

(三)肾阳虚衰证

1. 症状

形寒肢冷,精神萎靡,动作迟缓,表情淡漠,反应迟钝,面色苍白,毛发稀疏,性欲减退,月经不调,体温偏低,舌淡体胖,脉沉缓无力。

2. 治法

填精补肾,温助肾阳。

3. 方药

右归丸,斑龙丸。药用熟地、山药、山茱萸、当归、鹿角胶、菟丝子、肉桂、枸杞子、附子、杜仲、补骨脂。

4. 加减

阳虚畏寒明显者,肉桂易桂枝;性功能减退者,可加巴戟天、阳起石;兼有水肿者,可加泽泻、茯苓;大便秘结者,加肉苁蓉、黄精,生地易熟地;颈前肿大者,可加鳖甲、牡蛎、浙贝母。

(四)心肾阳虚证

1. 症状

形寒肢冷,心悸,面色苍白,动作迟缓,胸闷胸痛,舌淡暗,少苔,脉沉迟微弱,或结代。

2. 治法

温补心肾,益心复脉。

3. 方药

金匮肾气丸合复脉汤加减。药用附子、肉桂、红参、黄芪、生地、当归、川芎、白芍、五味子、麦门冬、炙甘草。

4. 加减

心动过缓者,加麻黄、细辛;头昏乏力甚者,加升麻、柴胡;水邪上泛者,加茯苓、泽泻、干姜、车前子。

(五)阳气衰微,痰浊闭窍证

1. 症状

嗜睡,神昏,四肢厥冷,呼吸低微,肢体水肿,舌淡,舌体胖大,苔白腻,脉微欲绝。常见于黏液性水肿昏迷者。

2. 治法

回阳救逆,益气固脱。

3. 方药

鼻饲人参四逆汤,苏和香丸,静脉滴注参附注射液。患者清醒后,改为口服。药用附子、红参、干姜、炙甘草、肉桂等。

4. 加减

若见唇面指端发绀者,可加丹参、赤芍、红花、川芎等活血之品。

第四节 慢性淋巴细胞性甲状腺炎

慢性淋巴细胞性甲状腺炎(是典型的器官特异性自身免疫性疾病,也是临床常见的自身免疫甲状腺疾病,占甲状腺疾病的22.5%。最早由日本学者桥本(Hashimoto)于1912年首先报道,又称桥本甲状腺炎(HT),其典型特点出现针对特异性甲状腺抗原的自身抗体,同时病理可见甲状腺内淋巴细胞浸润。本病多见于中年女性,起病隐匿,病程较长,主要表现为甲状腺弥散性肿大,质地坚韧,实验室检查可见甲状腺过氧化酶抗体和甲状腺球蛋白抗体水平明显升高,早期多伴甲状腺功能正常或亢进,后期常发展为甲状腺功能减退。

本病多发于女性,起病隐匿,发展缓慢,病程较长,常无特殊感觉,典型者甲状腺弥散肿大,多数无压痛,质地较韧,容易随吞咽时活动。邻近组织如气管、食管和喉返神经可受压,常有咽部不适感或颈部压迫感。少数早期可有甲状腺功能亢进表现,后期因甲状腺滤泡细胞破坏而多伴有甲状腺功能低下,故在漫长的病程中,临床上因表现形式分为甲状腺功能正常期、亚临床甲减期及甲减期。凡是弥散性甲状腺肿大,质地较韧,特别是伴峡部锥体叶肿大,不论甲状腺功能有否改变,均应怀疑HT,血清TPOAb和TgAb阳性即可诊断。临床表现不典型者需要有高滴度的抗甲状腺抗体测定结果才能诊断,即TgAb、TPOAb用放免法测定,连续2次结果多60%。如临床疑有本病,而血中抗体滴度不高,应做针吸或活检病理学检查,FNAC检查伴临床甲减或亚临床甲减进一步支持诊断。超声检查对诊断有一定的意义,对于抗体水平不高的患者超声提示腺体回声不均匀可能对于筛查HT有所帮助。

对于HT患者,无临床症状和甲状腺功能正常一般不需处理,主张每6~12个月随访1次,主要检查甲状腺功能,必要时行超声检测;若仅有TPOAb阳性而无甲状腺功能改变,如果此时甲状腺肿大明显,可小剂量给予$L-T_4$治疗,并且限制碘的摄入,伴有甲减或亚临床甲减的则根据个人给予$L-T_4$替代治疗。有2%~5%的亚临床甲减患者最终进展为完全甲减。甲减及亚临床甲减但TSH>10mIU/L的患者需要接受治疗,一致认为对于怀孕和准备怀孕的亚临床甲减患者需要治疗,有助于降低妊娠并发症及后代认知受损的风险。但是对于非妊娠TSH≤10mLU/L的亚临床甲减患者是否需要治疗尚有争议,其中有症状、不孕、有甲状腺结节或TPOAb阳性的患者需要考虑治疗。桥本甲亢者一般不主张抗甲状腺药物治疗,若用当以小剂量、短程为宜,密切复查甲状腺功能,对症治疗可用普萘洛尔,慎用[131]Ⅰ及手术治疗。关于甲状腺肿的治疗中,对于没有甲减者,L-T$_4$可能具有缓解甲状腺肿的作用,对年轻患者效果明显,甲状腺肿大显著、疼痛、有气管压迫、经内科治疗无效者或者疑合并有甲状腺癌者,可手术切除,术后多伴甲减,需终身甲状腺激素替代治疗。

硒是人体必需的微量元素,具有免疫调节、抗氧化、参与甲状腺激素合成等功能,成人每天摄入55μg有助于维持免疫系统正常功能。最新研究显示,它在甲状腺细胞的生理过程中起着重要作用,如果硒缺乏将会导致自由基清除减少,后者促进细胞损伤及自身免疫破坏腺体。有研究指出,给予HT患者硒治疗可以降低抗体水平,减少L-T$_4$补充剂量。但目前还没有足够证据证明硒的补充可以治疗HT,需要更多的研究来进一步验。

根据甲状腺弥散性、无痛性肿大,且质地坚韧的临床症状,可归属中医学"瘿病"之范畴。其病名首见于战国西汉时期的中国古代最早的词典《尔雅》。战国时期《吕氏春秋·尽数篇》提到"轻水所,多秃与瘿人",说明瘿病的发生与居住的地理环境有关。刘熙解释说:"瘿,婴也,在颈婴喉也。"说明了瘿是一种环绕喉的颈前疾病,描述了瘿病发病的部位。明代陈实功《外科正宗·瘿瘤论》云:夫人生瘿瘤之症,非阴阳正气结肿,乃五脏瘀血、浊气、痰滞而成指出其主要病理是气、痰、瘀壅结而成。关于瘿病的治疗,晋代葛洪在《肘后方》首先谈及使用海藻和昆布;而唐代孙思邈在《备急千金要方》提及针灸取穴治疗瘿病,而且记载了许多特效药,包括昆布、海藻、羊靥、鹿靥等;李时珍《本草纲目》:靥即会咽也,甘淡温,无毒,主治气瘿可以看出古代前贤应用以脏补脏的治疗方法治疗瘿病。《本草纲目》记载了用黄药子酒治疗瘿病,另外在《三国志·魏书》中记载了瘿病的手术治疗。

一、中医病因

(一)饮食水土适宜,感受山岚沙水之气

《诸病源候论》曰:"瘿者,由忧恚气郁所生,亦有饮沙水、沙随气入于脉,搏颈下而成之。"《素问·阴阳应象大论》云:"水谷之寒热,感则害人六腑。"脾不运化,气血运行失常,以致气滞、痰凝、血瘀壅滞于颈前而发为瘿病。《圣济总录·瘿瘤门》中所述的"石瘿与泥瘿是因山水饮食而得"。《山海经》曰:"天目之山,有草如菜,名曰杜衡,食之令人做瘿。"春秋战国《吕氏春秋·尽数篇》的"轻水所,多秃与瘿",《养生方》有云:"诸山水黑中,出泉流者,不可久居,长食令人做瘿病,动气增患。"《寿世保元》则进一步指出:"如调摄失宜,血凝结皮肉之中,忽然肿起,状如梅子,久则滋长。"沈金鳌《杂病源流犀烛·瘿瘤》谈道:"西北方依山聚涧之民,食溪谷之水,受冷毒之气,其间妇女,往往生结囊如瘿。"《扁鹊心书》有:"若山居人,溪涧中,有姜理石,饮其水令人生瘿瘤。"

(二)情志内伤

《济生方·瘿瘤论治》中"瘿瘤者,多由喜怒不节,忧思过度,而成斯疾焉,大抵人之气血,循环一身,常欲无滞留之患,调摄失宜,气凝血滞,为瘿为瘤"。《灵枢·百病始生》云:"若内伤于忧怒则气上逆,气上逆则六输不通、温气不行,凝血蕴里而不散。"宋代《太平圣惠方·瘿气咽喉肿塞》曰:"夫瘿气咽喉肿塞者,由人忧患在于胸膈,不能消散,搏于肺脾故。"《三国·魏略》记载:"争公事,不得理,乃发愤生瘿。"肝之疏泄功能失调,肝气郁结,日久郁而生火,肝火旺盛。《杂病源流犀烛·瘿瘤》曰:"其证皆隶属五脏,起源皆有肝火。"肝火太过,母病及子,出现心肝火旺,肝木克土,则出现肝胃蕴热之证;张仲景曰"见肝之病知肝传脾",若疏泄太过,见肝木犯脾之证;肝火旺盛,热极生风,火热伤阴,可见阴虚或阴虚火旺之证;肝火旺盛,壮火食气,可见气阴两虚之证。肝气郁结日久,则出现气滞痰凝,气滞血瘀、痰疲互阻,而发为瘿病。"石、肉、筋、血、气瘿乃五脏疲血、浊气、痰滞而成"。肝郁日久,则可见血瘀之象,如《杂病源流犀烛》说:"瘿瘤者,气血凝滞,年数深远,渐长大之证。"

（三）先天禀赋不足，正虚感邪

疾病的发生与正气和邪气之间的盛衰有关,"正气存内,邪不可干;邪之所凑,其气必虚",当人体正气不足时,外邪乘虚而入,如湿热之邪,壅结颈前两侧,可发为瘿病。《灵枢·百病始生》中"其中于虚邪也,因于天时,与其身形,参以虚实,大病乃成。"

（四）体质因素

叶天士"女子以肝为先天之本"的观点,由于妇女有经、孕、产、乳等生理特点而"数脱其血",常处于"有余于气,不足于血"的状态,每易出现肝郁不舒、气机不畅,气不行则津停,遂致津液留滞,聚而成痰,气郁痰结,血行瘀滞,故瘿病多发于女性。足厥阴肝经之经气的循行又经过甲状腺,因此说瘿病的发病与肝密切相关。疾病日久,则形成血瘀、气滞、痰凝、血瘀互结,壅结颈前,发为瘿病。《圣济总录》提出:"妇人多有之,缘忧患有甚于男子也。"

二、中医病机

中医认为瘿病的病因与饮食、水土、环境、情志、先天禀赋、体质因素相关。

平素饮食失调,过食寒热及肥甘厚腻,或居住在高山地区,影响脾胃功能,脾失健运,水湿不化,聚而成痰,可发为瘿病,饮食及水土失宜是瘿病致病的原因;情志是中医致病的一个重要因素,情志不畅,会导致气郁,而气郁和思虑过度又会使肝失调达,进而气机不畅,木郁克土,脾土运化失司,酿生痰湿;循经上扰,凝于颈前,气滞血运受阻,发为瘿病;先天肾气不足,肾气虚弱,或房事不节,致肾精亏耗,影响后天脾之生化功能,脾气虚弱,脾肾亏虚,痰瘀互结颈前可发为瘿病。

该病病位在甲状腺,涉及肝、脾、肾三脏,病机关键在于肝郁气滞,脾失健运,脾肾阳虚,其主要病理产物和致病因素是气滞、痰凝、血瘀,以气、痰、瘀三者合而为患。由此可见,气、痰、瘀之间相互影响,互为因果,诸邪可各自为攻,也可兼而有之。故病初属实,病久由实转虚,尤以阳虚、气虚为主,终成虚实夹杂之证。

三、中医治疗

（一）肝气郁结，郁热伤阴证

1. 症状

局部症状可见甲状腺弥散性肿大,可呈马蹄形,质地中等或较硬,大小不等,随吞咽上下移动。全身症状伴见神疲气短,怕热多汗,易劳累,胸闷心悸,焦虑不安,失眠多梦,急躁易怒,喜太息,善饥,略消瘦,可合并眼部病变如眼突目涩、泪少眵多等,舌边尖红,苔薄黄,脉细弦或细数。

2. 治法

疏肝理气,清热养阴,消肿散结。

3. 方药

丹栀逍遥散、柴胡清肝汤合一贯煎加减。药用白术、牡丹皮、柴胡、黄芩、龙胆草、山栀、牡丹皮、赤芍、当归、川楝子、北沙参、麦门冬、生地、枸杞子、生甘草等。

4. 加减

若肝郁气滞明显者,表现为甲状腺肿大,质硬,胸胁满闷,易怒善太息,情绪抑郁,加用柴胡、薄荷、青皮、陈皮等疏肝理气;若肝火炽盛明显者,表现为甲状腺肿大,烦渴失眠,面红目赤,口苦咽干,头痛,便结,加用栀子、黄芩、柴胡等清肝泻火;兼有阴虚火旺者加生地黄、玉竹、北沙参、夏枯草;阳虚明显者加桂枝、附子、肉苁蓉、巴戟天;伴有结节、质地较硬者加山慈姑。

(二)气滞血瘀证

1. 症状

甲状腺质地坚硬,可伴有疼痛,部位固定,有时疼痛可向下颌角或颈部放射。全身症状多不典型,部分患者可有皮下青紫,刷牙容易出血,女性可有月经不调,经行血块,舌有紫气,苔薄白,脉细涩。

2. 治法

行气,活血,散结。

3. 方药

桃红四物汤加味。药用桃仁、红花、当归、赤芍、生地黄、川芎、丹参、柴胡、川楝子、香附、夏枯草等。

4. 加减

痛甚时可加三棱、莪术。

(三)气滞痰凝证

1. 症状

全身症状可伴有神疲气短,胸闷心悸,易劳累,喜太息,情志较抑郁,易怒,舌淡红,苔薄白腻,脉缓或滑。

2. 治法

疏肝理气,健脾化痰散结。

3. 方药

半夏厚朴汤加减。药用半夏、厚朴、茯苓、苏叶、香附、柴胡、川楝子、党参、白术、甘草、夏枯草、瓜蒌皮等。

(四)痰瘀互结证

1. 症状

甲状腺坚韧如革或有结节感,皮色不变,疼痛不显,全身症状可伴有下肢非指凹性水肿,或有关节酸痛,表情淡漠,女性可有月经不调,经行血块,舌淡胖、边有齿痕,或带瘀斑,苔薄白腻,脉滑或涩。

2. 治法

破瘀化痰,软坚散结

3. 方药

桃红四物汤合二陈汤加减。药用桃仁、红花、当归、赤芍、川芎、三棱、莪术、法半夏、化橘红、茯苓、甘草、麻黄、夏枯草、防己等。

(五)脾虚痰湿证

1. 症状

甲状腺弥散性肿大兼见乏力倦怠,神疲,少气懒言,纳呆腹胀,大便稀溏,舌体胖大,边有齿痕,色淡,苔薄白,脉迟弱。

2. 治法

健脾利湿,豁痰散结。

3. 方药

补中益气汤加减。药用党参、山药、茯苓、白术、薏苡仁、砂仁、炙甘草、陈皮、柴胡、当归、生牡蛎、夏枯草、制半夏等。

(六)脾肾阳虚证

1. 症状

甲状腺弥散性或结节性肿大,质地坚韧或硬,可伴有疼痛,患者全身乏力,精神萎靡,表情淡漠,少言懒语,动作迟缓,对答反应慢且声音嘶哑,面色淡白,睑结膜苍白,口唇较厚,皮肤粗厚脱屑,可有水肿,腹部胀满,下肢呈非指凹性水肿,手足清冷,腰膝酸痛,小便清长,下肢羸弱等。舌体淡胖或有齿痕,苔薄白,脉沉细。

2. 治法

温阳散寒,软坚散结。

3. 方药

阳和汤、右归丸加减。药用炙麻黄、鹿角片、熟地黄、干姜、白芥子、肉桂、甘草、防己、丹参、仙茅、淫羊藿、海藻、夏枯草、制附片、党参、黄芪、菟丝子、山茱萸、枸杞子、当归等。

第四章　肾上腺疾病

第一节　库欣综合征

库欣综合征（Cushing 综合征）为各种病因造成肾上腺分泌过多糖皮质激素（主要是皮质醇）所致病症的总称，其中最多见者为垂体促肾上腺皮质激素（ACTH）分泌充分所引起的临床类型，称为库欣病（Cushing 病）。库欣综合征又称皮质醇增多症或库欣综合征。本征是由多种病因引起的以高皮质醇血症为特征的临床综合征，主要表现为满月脸、多血质外貌、向心性肥胖、痤疮、紫纹、高血压、继发性糖尿病和骨质疏松等。

中医学中库欣综合征属于"水肿""肾虚"等范畴。肝肾阴虚或气阴两虚在本病中表现尤为突出，湿热、血瘀亦是本病发病机制的重要环节，病本皆属虚，病标多夹邪。中医认为糖皮质乃阳刚之品，大剂量使用会致阳亢阴损，产生阴虚火旺的症候。

一、病因病机

（一）现代医学认识

1. 依赖 ACTH 的 Cushing 综合征包括：

（1）Cushing 病：指垂体 ACTH 分泌过多，伴肾上腺皮质增生，垂体多有微腺瘤，少数为大腺瘤，也有未能发现肿瘤者。

（2）异位 ACTH 综合征：系垂体以外肿瘤分泌大量 ACTH，伴肾上腺皮质增生。

2. 不依赖 ACTH 的 Cushing 综合征包括：

（1）肾上腺皮质腺瘤。

（2）肾上腺皮质癌。

（3）不依赖 ACTH 的双侧肾上腺小结节性增生，可伴或不伴 Carney 综合征。

（4）不依赖 ACTH 的双侧肾上腺大结节性增生。

（二）中医学认识

中医认为：肾主藏精，精者，精微之极，具有量少而效宏之特性。肾精壅聚，失之条达，而成肾实。精血同源，精壅则血瘀，而可见紫纹肾主生殖，精壅而致毳毛丛生，女子有男性化倾向，精壅不运致使经少、经闭或阳痿不育。肾实之证又可见前后不通，下焦壅闭，水湿不运，湿郁热壅，故大便干结；痰湿内聚，而成向心性肥胖，"肥人多痰湿"之症在此表现得较为突出。肾精既壅，痰湿又聚，机瘀滞，郁而化火，而成邪火，痰热互结，瘀阻于局部皮肤，影响气血运行，热壅血瘀而成疮疖，郁火上冲，并见头痛、烦躁、面赤等症。相火既旺，伤阴在先，壮火食气，相火遂为元气之贼，日久导致脾肾阳虚，或为阴阳俱虚。病机转变从早中期的以实为主，为热，为湿，为痰，为瘀，晚期辨证以虚为主，或虚中夹实。

至于医源性皮质醇增多症者，若系使用 ACTH，促使肾上腺皮质增生，仍呈肾精壅聚、痰湿蕴积之象,若系使用肾上腺皮质激素,则可导致肾上腺皮质萎缩,其早期虽呈痰湿蕴积、阴虚火旺、热毒瘀结之证,后期则为肾亏阳虚或脾肾阳虚之症候。

二、临床诊断

(一)辨病诊断

1. 临床诊断

Cushing综合征有数种类型:

(1)典型病例:表现为向心性肥胖、满月脸、多血质、紫纹等,多为垂体性Cushing病、肾上腺腺瘤、异位ACTH综合征中的缓进型。

(2)重型:主要特征为体重减轻、高血压、水肿、低血钾性碱中毒,由于癌肿所致重症,病情严重,进展迅速,摄食减少。

(3)早期病例:以高血压为主,肥胖,向心性不够显著,全身情况较好,尿游离皮质醇明显增高。

(4)以并发症为主就诊者,如心衰、脑卒中、病理性骨折、精神症状或肺部感染等。年龄较大,Cushing综合征易被忽略。

(5)周期性或间歇性:机制不清,病因难明,一部分病例可能为垂体性或异位ACTH性。

典型病例的表现如下:

1)向心性肥胖、满月脸、多血质。面圆而呈暗红色,胸、腹、颈、背部脂肪甚厚。至疾病后期,因肌肉消耗,四肢显得相对瘦小。多血质因皮肤菲薄、微血管易透见有关,有时与红细胞数、血红蛋白增多有关(皮质醇刺激骨髓)。

2)全身及神经系统:肌无力,下蹲后起立困难。常有不同程度的精神、情绪变化,如情绪不稳定、烦躁、失眠,严重者精神变态,个别可发生类偏狂。

3)皮肤表现:皮肤薄,微血管脆性增加,轻微损伤即可引起瘀斑。下腹两侧、大腿外侧等处出现紫纹(紫红色条纹,由于肥胖、皮肤薄、蛋白分解亢进、皮肤弹性纤维断裂所致),手、脚、指(趾)甲、肛周常出现真菌感染。异位ACTH综合征者及较重Cuashing病患者皮肤色素沉着加深。

4)心血管表现:高血压常见,与肾素—血管紧张素系统激活,对血管活性物质加压反应增强、血管舒张系统受抑制及皮质醇可作用于盐皮质激素受体等因素有关。同时,常伴有动脉硬化和肾小球动脉硬化。长期高血压可并发左心室肥大、心力衰竭和脑血管意外。由于凝血功能异常、脂代谢紊乱,易发生动静脉血栓,使心血管并发症发生率增加。

5)对感染抵抗力减弱:长期皮质醇分泌增多使免疫功能减弱,肺部感染多见;化脓性细菌感染不容易局限化,可发展成蜂窝织炎、菌血症、感染中毒症。患者在感染后,炎症反应往往不显著,发热不高,易于漏诊而造成严重后果。

6)性功能障碍:女性患者由于肾上腺雄激素产生过多以及皮质醇对垂体促性腺激素的抑制作用,大多出现月经减少、不规则或停经;痤疮常见;明显男性化(乳房萎缩、生须、喉结增大、阴蒂肥大)者少见,如出现,要警惕肾上腺皮质癌。男性患者性欲可减退,阴茎缩小,睾丸变软,此与大量皮质醇抑制垂体促性腺激素有关。

7)代谢障碍:大量皮质醇促进肝糖原异生,并有拮抗胰岛素的作用,减少外周组织对葡萄糖的利用,肝葡萄糖输出增加,引起糖耐量减低,部分患者出现类固醇性糖尿病。明显的低血钾性碱中毒主要见于:肾上腺皮质癌和异位ACTH综合征。低血钾使患者乏力加重,引起肾浓缩功能障碍部分患者因潴钠而有水肿。病程较久者出现骨质疏松,脊椎可发生压缩畸形,身材变矮,有时呈佝偻、骨折。儿童患者生长发育受抑制。

2. 相关检查

皮质醇分泌增多,失去昼夜分泌节律,且不能被小剂量地塞米松抑制。

(1)尿17-羟皮质类固醇(简称17-羟)在55μmol/24h以上,尤其是在70μmol/24h以上时,诊断意义更大。

(2)尿游离皮质醇多在304μmol/24h以上[正常成人尿排泄量为130～304μmol/24h,均值为(207±44)μmol/24h)],因其能反映血中游离皮质醇水平,且少受其他色素干扰,诊断价值优于尿17-羟。

(3)小剂量地塞米松抑制试验:每6小时口服地塞米松0.5mg,或每8小时服0.75mg,连服2天,第二天尿17-羟不能被抑制到对照值的50%以下,或游离皮质醇不能抑制在55μmol/24h以下;也可做1次口服地塞米松法:测第1日血浆皮质醇作为对照值,当天午夜口服地塞米松1mg,次日晨血浆皮质醇不受明显抑制,不低于对照值的50%。

(4)血浆皮质醇正常成人早晨8时均值为(276±66)μmol/L(范围165～441μmol/L);下午4时均值为(129.6±52.4)μmol/L(范围55～248μmol/L);夜12时均值为[(96.5±33.1)μmol/L],(范围55～138μmol/L)。患者血皮质醇浓度早晨高于正常,晚上不明显低于清晨(表示正常的昼夜节律消失)。

(二)辨证诊断

1. 湿热瘀结

症见:形体丰满,面部潮红,形如满月,皮肤紧绷或生痤疮,头晕昏沉,心烦失眠,易饥多食,脘腹满闷,肢体沉重,腰膝酸痛,大便干结,经少经闭,毳毛增多,唇须隐现,舌红,苔黄厚腻,脉滑数。

2. 郁热痰瘀

症见:形体丰满,胸闷腹满,皮肤紫纹,溲少便干,头昏头沉,口苦咽干,神疲嗜睡,神情困顿,情绪不稳定,急躁易怒,寐差多梦,嗳气太息,经少经闭,不孕不育,舌暗红,苔腻略黄有沫,脉弦滑。

3. 阴虚内热

症见:颜面潮红,五心烦热,健忘失眠,口燥咽干,腰膝酸软,月经不调,便干尿赤,舌红,少苔或薄黄苔,脉细数。

4. 肾亏阳虚

症见:腰膝酸软,头目眩晕,耳聋耳鸣,男子遗精盗汗,性欲减退,精子生成减少,女性月经减少或停经,或虚火上炎而见骨蒸潮热,手足心热,或消渴,或虚火牙痛等,舌红,少苔,脉细数。

三、鉴别诊断

(一)现代医学鉴别诊断

1. 与肥胖症相鉴别

肥胖症患者可有高血压、糖耐量减低、月经少或闭经,腹部可有条纹(大多数为白色,有时可为淡红色,但较细)。尿游离皮质醇不高,血皮质醇昼夜节律保持正常。

2. 酗酒

兼有肝损害者可出现假性 Cushing 综合征,包括临床症状,血、尿皮质醇分泌增高,不能被小剂量地塞米松抑制,在戒酒一周后,生化异常即消失。

3. 抑郁症

患者尿游离皮质醇、17-羟皮质类固醇、17-酮类固醇可增高,也不能被地塞米松正常地抑制,但无 Cushing 综合征的临床表现。

(二)中医学鉴别诊断

1. 单纯性肥胖

部分肥胖者可有类似库欣综合征的一些表现,如高血压、糖耐量减低、月经稀少或闭经,可有痤疮、多毛,腹部可出现条纹(大多数为白色,有时可为淡红色),而有些病程较短、病情较轻的库欣综合征患者。临床表现不典型时不易区分。多数肥胖者24小时尿17-羟、17-酮排泄增加,但经肌酐排泄率纠正后多正常;且午夜血、唾液皮质醇不升高,血皮质醇仍保持正常的昼夜节律。

2. 2型糖尿病

2型糖尿病患者也常有高血压、肥胖、糖耐量减低及24小时尿17-羟轻度升高等表现,但没有典型的库欣综合征的表现,血皮质醇节律正常。

四、临床治疗

(一)提高临床疗效的要素

主要辨病机的转化和所主脏腑。中医认为本病在疾病发展的不同阶段,病机所主脏腑不同。病之初,由于情志内伤及外感六淫等,克伐脾土,脾不健运,蕴生痰湿,气血亏虚,表现为体型肥胖、面色垢浊、恶心呕吐、头晕、全身乏力等脾虚之象;然肝失条达,郁而化火,或素体阴血不足,虚火内生,渐出现气火亢盛之征,表现为烦躁失眠、颜面潮红、皮肤痤疮、血压升高、头痛等肝郁化火之象;病久,病及下焦,引动相火,暗耗阴精,阴损及阳,导致肾阴阳两亏,出现性欲减退,男子阳痿,女子闭经,抗病能力下降等肾虚症状。然脾虚、肝郁、肾虚三者之间又常互相兼夹,互为因果。

(二)辨病治疗

应根据不同的病因做相应的治疗。

1. Cushing 病

(1)经蝶窦切除垂体微腺瘤:为治疗本病的首选疗法。于大部分患者可找到微腺瘤,摘除微腺瘤后可治愈,少数患者手术后可复发。手术创伤小,并发症较少,术后可发生暂时性垂体肾上腺皮质功能不足,需补充糖皮质激素,直至垂体肾上腺功能恢复正常。

(2)如经蝶窦手术未能发现并摘除垂体微腺瘤或某种原因不能做垂体手术,对病情严重者,宜做一侧肾上腺全切,另一侧肾上腺大部分或全切除术,术后做激素替代治疗。术后应做垂体放疗,最好用直线加速器治疗。如不做垂体放疗,术后发生 Nelson 综合征的可能性较大,表现为皮肤黏膜色素沉着加深,血浆 ACTH 明显升高,并可出现垂体瘤或原有垂体瘤增大。

对病情较轻者以及儿童病例,可做垂体放疗,在放疗奏效之前用药物治疗,控制肾上腺皮质激素分泌过度。

(3)对垂体大腺瘤患者,需作开颅手术治疗,尽可能切除肿瘤,但往往不能完全切除,为避免复发,可在术后辅以放射治疗。

(4)影响神经递质的药物可做辅助治疗,对于催乳素升高者,可试用溴隐亭治疗。此外,还可用血清素拮抗药赛庚啶,γ-氨基丁酸促效剂丙戊酸钠治疗本病以及 Nelson 综合征,可取得一些效果。

(5)经上述治疗仍未满意奏效者可用阻滞肾上腺皮质激素合成的药物,必要时行双侧肾上腺切除术,术后激素替代治疗。

2. 肾上腺腺瘤

手术切除可获根治,经腹腔镜切除一侧肿瘤可加速手术后的恢复。腺瘤大多为单侧性,术后需较长期使用氢化可的松(每日 20~30mg)或可的松(每日 25.0~37.5mg)做替代治疗。因为长时期高皮质醇血症抑制垂体及健侧肾上腺的功能,在肾上腺功能逐渐恢复时,可的松的剂量也随之递减,大多数患者于 6 个月至 1 年或更久可逐渐停用替代治疗。

3. 肾上腺腺癌

应尽可能早期做手术治疗。未能根治或已有转移者用肾上腺皮质激素合成阻滞药物治疗,减少肾上腺皮质激素的产生量。

4. 不依赖 ACTH 的小结节性或大结节性双侧肾上腺增生

做双侧肾上腺切除术,术后做激素替代治疗。

5. 异位 ACTH 综合征

应治疗原发性恶性肿瘤,视具体病情做手术、放疗和化疗。如能根治,Cushing 综合征可以缓解;如不能根治,则需要用肾上腺皮质激素合成阻滞药。

6. 阻滞肾上腺皮质激素合成的药物

(1)米托坦(双氯苯二氯乙烷):可使肾上腺皮质束状带及网状带萎缩、出血、细胞坏死,主要用于肾上腺癌。开始每天 2~6g,分 3~4 次口服,必要时可增至每日 8~10g,直到临床缓解或达到最大耐受量,以后再减少至无明显不良反应的维持量。用药期间为避免肾上腺皮质功能不足,需适当补充糖皮质激素。不良反应有食欲减退、恶心、嗜睡、眩晕、头痛、乏力等。

(2)美替拉酮(SU4885,mctyraponc):能抑制肾上腺皮质 11β 羟化酶,从而抑制皮质醇的生物合成，每天 2~6g，分 3~4 次口服。不良反应可有食欲减退、恶心、呕吐等。

(3)氨鲁米特：此药能抑制胆固醇转变为孕烯醇酮，故皮质激素的合成受阻，对肾上腺癌不能根治的病例有一定疗效，每日用量为 0.75~1.0g，分次口服。

(4)酮康唑：可使皮质醇类固醇产生量减少，开始时每日 1000~1200mg，维持量每日 600~800mg。治疗过程中需观察肝功能，少数患者可出现严重肝功能损害。

7. Cushing 综合征患者进行垂体或肾上腺手术前后的处理

一旦切除垂体或肾上腺病变，皮质醇分泌量锐减，有发生急性肾上腺皮质功能不全的危险，故手术前后需要妥善处理。于麻醉前静脉注射氢化可的松 100mg，以后每 6 小时 1 次 100mg，次日起剂量渐减，5~7 天可视病情改为口服生理维持剂量。剂量和疗程应根据疾病的病因、手术后临床状况及肾上腺皮质功能检查而定。

(三)辨证治疗

1. 辨证论治

(1)湿热瘀结

治法：清热泻实，除湿祛瘀。

方药：桃核承气汤合茵陈蒿汤加减。大黄 6~9g，桃仁 12g，红花 12g，丹参 15g，虎杖 12g，茵陈 12g，厚朴 9g，枳实 9g，草决明 15g，泽泻 15g，何首乌 15g，黄精 15g。每日 1 剂，水煎服。

加减：肾实之证用泻法，是宗《内经》"实则泻之"之旨。然肾为人体之根，故向有"肾无泻法"之说。《医学入门》指出："肾本无泻，此言泻者，伐其邪水邪火也。"说明泻法应用的目的在于伐邪。桃核承气汤合茵陈蒿汤有清泄湿热、祛瘀破结之用，非常适用于皮质醇增多症实证患者，故初投剂量宜轻，可用生大黄，得泻下后，易以熟大黄。所以配以黄精、首乌者，防热实而伤阴也。泻实祛邪当顾其正，即《内经》"无使过之，伤其正也"之意。兼有阳亢肝旺、头晕眠差者，可加磁石 25g 先煎，以镇摄其上炎之火。兼阴虚心火旺、心烦不宁、口舌生疮、小便黄赤者，可加生地黄 15g，莲子心 6g，竹叶 6g 以清心导赤；心烦、失眠者，加远志 12g，炒酸枣仁 15g 以安神定志。兼有皮肤紫纹者，可加当归 10g，川芎 12g 以活血通脉。

(2)郁热痰瘀

治法：解郁清热，化痰祛瘀。

方药：小柴胡汤、枳实消痞丸、温胆汤加减。柴胡 12g，黄芩 9g，枳实 10g，厚朴 10g，沙参 15g，白术 10g，法半夏 12g，陈皮 9g，茯苓 12g，泽泻 15g，丹参 15g，山楂 12g，何首乌 12g，荷叶 6g。每日 1 剂，水煎服。

加减：皮质醇增多症主见满月脸、水牛背之向心性肥胖，常有痰湿、郁热互结之象，治法当解郁清热和化痰法同用。此型尤多见于平素痰湿较盛或少阳肝郁体质性情抑郁者。所以用小柴胡汤、温胆汤之类。若患者大便干结，可加熟大黄 6~9g，草决明 15g；伴高血压、头痛头晕者，可加川芎 15g，桑叶 10g，菊花 10g，槐米 12g，或加炒莱菔子 15~30g；胸闷气郁者，可加香附 9g，苏梗 6g，香橼 6g，佛手片 6g；兼有虚像，症见腰膝酸软、下肢乏力者,可加当归8g,牛膝15g,木瓜15g,杜仲10g,薏苡仁25g;兼肝肾阴虚者,加黄精20g,生地黄15g,白芍25g;伴有湿热下注,会阴瘙痒者,可加地肤子25g,苦参10g,以利湿清热止痒。方中之所以重用泽泻者,是因为泽泻利水而无伤阴之弊。正如张景岳所谓"泽泻以利阴中之滞","令邪水去,则真阴得养";《本草通玄》曰:"盖相火妄动……得泽泻清之而精自藏。"可见,泽泻既能利水渗湿,清街湿热相火,又可顾护肾阴,故最宜选用。

(3)阴虚内热

治法:清泻内热,滋阴益肾。

方药:知柏地黄丸、大补阴丸加减。知母12g,黄檗12g,桑叶9g,菊花9g,牡丹皮12g,生地黄24g,枸杞子12g,山茱萸12g,黄精20g,丹参15g,茯苓9g,泽泻15g。每日1剂,水煎服。

加减:阴虚火旺型多见于皮质醇增多症有阴虚体质的患者及女子男性化的患者,也可见于服用激素过多导致医源性皮质醇增多症的初期患者。肾阴不足与相火偏亢同时并见,所以治疗当重视清泻相火。阴虚肝旺、高血压、头晕头痛者,应加用珍珠母15g,石决明15g,黄芩9g,槐米12g、怀牛膝各15g,夏枯草15g,以平肝潜阳,或用建瓴汤化裁;口苦咽干、胸胁苦满者,可加柴胡12g,黄芩9g,枳壳9g;皮肤紫纹明显者,加桃仁10g,红花10g,紫草15g,茜草15g;若兼胃火内壅、大便秘结者,可加生大黄6g,全瓜蒌15g,清胃泄热。

(4)肾亏阳虚

治法:补肾温阳。

方药:真武汤、桂附八味丸、参苓白术散、苓桂术甘汤加减。附子6g,炙黄芪20g,党参15g,白术12g,茯苓15g,陈皮8g,薏苡仁20g,大腹皮10g,干姜6g,大枣4枚,炙甘草6g。每日1剂,水煎服。

加减:临床虽以阳虚为主要见症,但已寓有肾精不足的内在因素,故多见阴阳两虚之症。治疗以温阳为主,若形寒怯冷明显者,可加肉桂3~6g,鹿茸6g;阴阳两虚者,则加黄精10g,麦冬10g,生地黄25g;阳虚见有自汗者,加龙骨、牡蛎各20g;阳痿不举者加淫羊藿10g,仙茅10g,巴戟天10g;经少、经闭者加当归10g,熟地黄15g;紫纹隐现者加丹参20g,川芎12g;兼腹满便秘者,加木香6g,槟榔6g,以理气为主,不可妄投大黄等峻下之剂。

2. 外治疗法

知热感测定:于患者指趾末端十二经井穴处以线香火距穴位皮肤1~2mm均匀移动烘烤,同时默记香火移动至患者有痛或热感时的次数,即表示该经穴的知热感敏感度。经逐一测完各经井穴并记录结果,然后左右对比,凡左右同名经热感相差一倍以上,即可认为该经平衡失调,应考虑为病经。知热感迟钝的一侧(香火移动次数多)为虚,较敏感一侧(香火移动次数少)为实。经上述方法测出主要病经后,即在背部取该病经的腧穴,酌用维生素 B_1、B_6、B_{12} 或当归注射液、红花注射液等,按"虚侧补、实侧泻"的手法,以5号针向脊椎方向85°刺入,当出现麻胀感时,左右腧穴各注入药液

1mL,虚侧以缓慢手法推药,实侧快速推药。

3. 成药应用

(1)六味地黄丸

组成:熟地黄、山萸肉、山药、泽泻、茯苓、牡丹皮。

功效:滋补肝肾,清热泻火。

用法:每次6g(浓缩丸8粒),每日2次口服

(2)金锁固精丸

组成:沙苑蒺藜(炒)、芡实(蒸)、莲须各60g,龙骨(酥炙)、牡蛎(盐水煮一日夜,煅粉)各30g。

用法:共为细末,莲肉煮粉糊丸,每服9g,空腹时淡盐汤下。

功效:收涩固精。

主治:肝肾阴虚,肾气不固,遗精滑泄,腰痛耳鸣,四肢无力者。

库欣综合征后期,多影响人体的生殖系统,女子见月经改变,男子则遗精滑泄。中医认为肾为先天之本,病久如伤及肾,肾虚失藏,精关不固。方中沙苑蒺藜补肾益精、治其不足,龙骨、牡蛎潜阳固涩,莲子清心宁神,芡实健脾涩精,莲须为涩精要药。合而用之,共为固肾涩精。

4. 单方验方

(1)育阴潜阳降压汤

组成:生地黄20g,白芍15g,生石决明12g,生龙骨12g,怀牛膝15g,夏枯草10g,杜仲12g,罗布麻15g。

功效:育阴潜阳,平肝息风。

主治:高血压病属肝肾阴虚,肝阳上亢者。

(2)加味天麻丸

组成:天麻15g,川芎10~30g,酸枣仁20g,法半夏10~15g。

功效:息风定眩,化痰通络。

主治:高血压病属痰瘀阻络,虚风内动者。

(3)清肝降压汤

组成:柴胡6g,菊花10g,钩藤15g,黄芩10g,牡丹皮10g,栀子g,香附10g,青木香6g,佛手10g。

功效:清肝泻火降压。

主治:早期高血压病属肝阳上亢者。

(4)理脾健运汤

组成:白术10g,茯苓20g,泽泻12g,桂枝6g,玉米须30g,砂仁8g,厚朴10g,木香6g,薏苡仁30g,半夏10g,山楂15g,鸡内金10g。

功效:温中健脾,祛痰化湿。

主治:肥胖症证属痰湿瘀阻者。

(5)温肾理气降糖方

组成：生地黄80g，知母50g，天花粉15g，天冬15g，黄精15g，红花3g，肉桂3g，黄连5g，白蒺藜15g，三棱10g，莪术10g，鸡内金15g，干姜5g。

功效：温肾滋阴，健脾理气。

主治：血糖升高、肥胖属于肝肾阴虚，脾虚湿困者。

(6)清肝泻心汤

组成：黄连4g，黄芩10g，炒山栀10g，柴胡10g，生地黄10g，知母10g，百合30g，天花粉15g。

功效：清肝泻心，滋阴润燥。

主治：血糖升高属于心肝郁热证。

第二节 肾上腺功能减退症

原发性慢性肾上腺皮质功能减退症又称Addison病，由于双侧肾上腺的绝大部分被毁所致，继发性者由下丘脑—垂体病变引起。肾上腺皮质功能减退症是各种原因引起肾上腺皮质分泌功能低下的疾病，从病因上可分为原发性和继发性肾上腺皮质功能减退症，确诊后应予以激素替代治疗，遇上感染等应及时加大肾上腺皮质激素剂量，禁止擅自停药。

肾上腺皮质功能减退症可分为原发性和继发性两大类，原发性肾上腺皮质功能减退症又称为艾迪生病，1855年Thomas Adison发表《论肾上腺疾病对全身和局部的影响》，描写了以进行性贫血、皮肤褐色色素沉着、肌肉无力、极度衰弱、血压降低等为特征的疾病，即后来以他的姓氏命名的艾迪生病。

艾迪生病主要是由于自身免疫、感染等原因破坏了双侧肾上腺皮质的绝大部分而引起肾上腺皮质激素分泌不足所致，多同时有肾上腺糖皮质激素(皮质醇)和盐皮质激素(醛固酮)分泌不足的表现。继发性者是由于下丘脑-垂体病变或使用肾上腺皮质激素治疗，引起促肾上腺皮质激素(ACTH)不足导致肾上腺皮质激素分泌减少。

原发性和继发性肾上腺皮质功能减退症有很多相同的临床特点，他们之间的不同主要是色素沉着。黑素细胞是导致色素沉着的原因，血浆皮质醇减少导致垂体ACTH产生增加和血β-促脂素水平增加，因其有色素细胞兴奋活性，从而产生艾迪生病特征性皮肤和黏膜过度色素沉着。

本病在中医学者中有根据临床表现，以"黑疸"命名者，但从整体而论，与"女劳疸""虚劳"等病也有类似之处。清·张仲华《爱庐医案》中之"黑疸"病案，其症见"肌肤舌质尽黑，手指肤间俱暗"，酷似Addison病症状。结核在中医被称之为"痨病"。因于结核者，由于痨虫蚀于肾上腺，乃损于肾，则骨痿不能起，而见倦怠无力之症，故也有人据此定名为中医"痿证"者。房劳过度，或谋略太过，内伤烦劳者，精气内耗，人体气血阴阳受伤，可见面色黧黑，形体消瘦，神疲力乏，故又名"女劳疸"。总以肾精不足为发病基础，以肾阳不足、命门火衰为病机关键。所以，临床上肾阳虚症状最为常见，病久则可由肾及脾，而致脾肾阳虚，多脏同病。

一、病因病机

(一)现代医学认识

1. 感染

肾上腺结核为常见病因,常先有或同时有其他部位结核病灶如肺、肾、肠等。肾上腺被上皮样肉芽肿及干酪样坏死病变所替代,继而出现纤维化病变,肾上腺钙化常见。肾上腺真菌感染的病理过程与结核性者相近。艾滋病后期可伴有肾上腺皮质功能减退,多为隐匿性,一部分可有明显临床表现。坏死性肾上腺炎常由巨细胞病毒感染引起。严重脑膜炎球菌感染可引起急性肾上腺皮质功能减退症。严重败血症,尤其于儿童可引起肾上腺内出血伴功能减退。

2. 自身免疫性

肾上腺炎两侧肾上腺皮质被毁,呈纤维化,伴淋巴细胞、浆细胞、单核细胞浸润,髓质一般不受毁坏。大多数患者血中可检出抗肾上腺的自身抗体。近半数患者伴其他器官特异性自身免疫病,称为自身免疫性多内分泌腺体综合征(APS),多见于女性;而不伴其他内分泌病变的单一性自身免疫性肾上腺炎多见于男性。APSⅠ型见于儿童,主要表现为肾上腺功能减退、甲状旁腺功能减退及黏膜皮肤白念珠菌病,性腺(主要是卵巢)功能低下,偶见慢性活动性肝炎、恶性贫血。此综合征呈常染色体隐性遗传。APSⅡ型见于成人,主要表现为肾上腺功能减退、自身免疫性甲状腺病(慢性淋巴细胞性甲状腺炎、甲状腺功能减退症、Graves病)、Ⅰ型糖尿病,呈显性遗传。

3. 其他

较少见病因恶性肿瘤转移、淋巴瘤、白血病浸润、淀粉样变性、双侧肾上腺切除、放射治疗破坏、肾上腺酶系抑制药如美替拉酮、氨鲁米特、酮康唑或细胞毒药物如米托坦的长期应用、血管栓塞等。

皮质激素合成代谢酶缺乏:

(1)肾上腺脑白质营养不良是一种罕见的X连锁隐性遗传病,以脑白质进行性脱髓鞘和肾上腺皮质功能减退为临床特征。特征性的生化异常是饱和非分支极长链脂肪酸($VLCFA_s$)异常积聚,过度积累可损害生物膜的稳定性,是肾上腺脑白质营养不良致病的主要原因。过量的极长链脂肪酸形成的油脂与肾上腺皮质细胞膜结合后影响了ACTH对肾上腺细胞的刺激作用,细胞内类固醇合成受抑制,导致肾上腺皮质功能减退。单纯表现为艾迪生病的占肾上腺脑白质的10%~17%。

(2)后天性者可由药物或化学抑制酶而发生,但在本症发生中无重要实际意义。

(二)中医学认识

中医学认为,本病起病缓慢。可由先天不足、五脏柔弱所致,尤其以自身免疫性疾病者居多;也可由于外感六淫,迁延失治,或烦劳过度,大病之后,失之调理而致成疾。主要病机以脏腑虚损为主,可表现为不同脏腑的气、血、阴、阳的虚损。早期常有疲乏无力、食欲缺乏、体重减轻、面色不华、心悸等心脾两虚的表现,或见纳食不香、口燥咽干、似饥而不欲食等胃阴不足症状。病久可因气虚不能行血出现瘀血症状,表现皮肤色素沉着。到后期,由于脾虚日久,后天不养先天,或先天不能温煦濡养后天,出现脾肾两亏,而见食欲缺乏、耳鸣耳聋、消化不良、腹痛腹泻、腰膝酸软、毛发失泽、阴毛和腋毛减少或脱落、稀疏,男子阳痿滑精,女子月经失调等;或肾水不能涵养肝木,表现为肝肾两虚,而见耳鸣耳聋、手抖肌颤、手足麻木、腹胀便秘等症。外感痨虫者,其虚火内炽,更耗肝肾之阴,也可呈现肝肾阴虚之证,故临床上既有阳虚之表象,又有阴虚之内涵。总之,不论感染痨疾或内伤烦劳,均可导致肾阳不足、命门火衰,临床常见肾阳虚衰之象,病久则可由肾及脾,而致脾肾阳虚。从本质而论,肾精不足(激素分泌不足)是发病基础,阳虚是阴损及阳的结果。临床上有表现为阴虚内热者,更提示该病有阴精不足的本质。阴虚久之,则成阴阳气血俱虚之候。

二、临床诊断

(一)辨病诊断

1. 临床诊断

最具特征性者为全身皮肤色素加深,暴露处、摩擦处、乳晕、瘢痕等处尤为明显,黏膜色素沉着见于齿龈、舌部、颊黏膜等处,系垂体 ACTH、黑素细胞刺激素(MSH)分泌增多所致。

其他症状包括:

(1)神经、精神系统:乏力,淡漠,疲劳,重者嗜睡、意识模糊,可出现精神失常。

(2)胃肠道:食欲减退,嗜咸食,胃酸过少,消化不良;有恶心,呕吐,腹泻者,提示病情加重。

(3)心血管系统:血压降低,心脏缩小,心音低钝;可有头昏、眼花、直立性昏厥。

(4)代谢障碍:糖异生作用减弱,肝糖原耗损,可发生低血糖症状。

(5)肾:排泄水负荷的能力减弱,在大量饮水后可出现稀释性低钠血症;糖皮质激素缺乏及血容量不足时,抗利尿激素的释放增多,也是造成低血钠的原因。

(6)生殖系统:女性阴毛、腋毛减少或脱落、稀疏,月经失调或闭经,但病情轻者仍可生育;男性常有性功能减退。

(7)对感染、外伤等各种应激的抵抗力减弱,在发生这些情况时,可出现肾上腺危象。

(8)如病因为结核且病灶活跃或伴有其他脏器活动性结核者,常有低热、盗汗等症状,体质虚弱,消瘦更严重。本病与其他自身免疫病并存时,则伴有相应疾病的临床表现。

(9)肾上腺危象:危象为本病急骤加重的表现。常发生于感染、创伤、手术、分娩、过劳、大量出汗、呕吐、腹泻、失水或突然中断肾上腺皮质激素治疗等应激情况下。表现为恶心、呕吐、腹痛或腹泻、严重脱水、血压降低、心率快、脉细弱、精神失常、常有高热、低血糖症、低钠血症,血钾可低可高。如不及时抢救,可发展至休克、昏迷、死亡。

2. 相关检查

艾迪生病患者因同时有皮质醇和醛固酮缺乏,体重减轻(包括失水)和低血压明显,电解质的变化也较为突出,常见低钠血症。试验室检查还可以发现低血糖,高钾血症和轻微的血尿素氮升高。相对于原发性者,继发性患者中低血糖更多见,这与同时有生长激素、甲状腺激素、性激素分泌不足有关。血浆皮质醇降低和血清 ACTH 值升高是诊断艾迪生病的最重要指标,测定 ACTH 水平可判断为原发性或者继发性。测定 24 小时尿游离皮质醇浓度并非是一项很有用的诊断方法。

(1)血液生化:可有低血钠、高血钾。脱水严重时低血钠可不明显,高血钾一般不重,如明显需考虑肾功能不全或其他原因。少数患者可有轻度或中度高血钙(糖皮质激素有促进肾、肠排钙作用),如有低血钙和高血磷则提示同时合并有甲状旁腺功能减退症。脱水明显时有氮质血症,可有空腹低血糖,糖耐量试验示低平曲线。

(2)血常规检查:常有正细胞正色素性贫血,少数患者合并有恶性贫血。白细胞分类示中性粒细胞减少,淋巴细胞相对增多,嗜酸性粒细胞明显增多。

(3)激素检查

①基础血、尿皮质醇、尿 17-羟皮质类固醇测定常降低,但也可接近正常。

②ACTH 兴奋试验:静脉滴注 ACTH 25U,维持 8 小时,观察尿 17-羟皮质类固醇和(或)皮质醇变化,正常人在兴奋第一天较对照日增加 1~2 倍,第二天增加 1.5~2.5 倍。快速法适用于病情较危急,需立即确诊,补充糖皮质激素的患者。在静脉注射人工合成 ACTH(1~24)0.25mg 前及后 30 分钟测血浆皮质醇,正常人血浆皮质醇增加 276~552μmol/L。对于病情较严重,疑有肾上腺皮质功能不全者,同时用静脉注射(或静脉滴注)地塞米松及 ACTH,在注入 ACTH 前、后测血浆皮质醇,如此既可进行诊断检查,又可同时开始治疗。

③血浆基础 ACTH 测定:明显增高,超过 55μmol/L,常介于 88~440μmol/L(正常人低于 18μmol/L),而继发性肾上腺皮质功能减退者,ACTH 浓度降低。

(4)影像学检查:X 线摄片、CT 或 MRI 检查于结核病患者可示肾上腺增大及钙化阴影。其他感染、血、转移性病变在 CT 扫描时也示肾上腺增大,而自身免疫病所致者肾上腺不增大。

(二)辨证诊断

本病的主要病理是脏腑之气虚损,其中以肾虚为主。上述各种致病因素都可损伤及肾。肾虚则五脏六腑之气不足,故出现全身性虚衰症状。命门寄于肾,肾气不足,命门火衰,表现为肾阳虚证。脾阳不足或肾阳虚衰容易相互影响,致使脾肾阳虚。肝肾同源,肾精不足,元阴不充,则可见肝肾阴虚的症候。此外,由于脏气亏虚,不能生血,气虚不能推动血液运行,本病病变过程中往往又伴有血亏与血瘀的病理表现。

1. 肾阳不足

症见:头晕眼花,耳鸣体倦,面色苍白,腰膝酸软,体重减轻,畏寒肢冷,阳痿,性欲淡漠,舌胖淡白,苔薄白水滑,脉沉细。

2. 脾肾阳虚

症见:面色黧黑无华,头昏神疲力乏,纳呆脘腹胀满,或恶心呕吐,大便次频质溏,形体消瘦软弱,四肢色黧欠温,腰腿酸软无力。男子阳痿滑精,女子月经不调,腋毛、阴毛脱落,舌质淡暗,苔薄,脉沉濡细。

3. 肝肾阴虚

症见：面色晦暗，午后两颧发赤，目眶黧黑，皮肤干燥色枯，发枯不泽或脱发，形体明显消瘦，精神萎靡不振，间或烦躁易怒，夜间潮热盗汗，失眠多梦，头晕目花，软弱无力。男子遗精，女子经少，舌质暗红或绛，舌苔薄少，脉沉细弦涩。

4. 气血阴阳俱虚

症见：面部黧黑，两手晦暗，精神不振，倦怠无力，少气懒言，畏寒肢冷，腰膝酸软，阳痿不举，下肢微浮，舌质紫暗，舌苔薄白，脉沉细弱。

实际临床上，也常见兼夹心脾两虚、胃阴不足等虚证和瘀血内阻实证的症候。

三、鉴别诊断

(一)现代医学鉴别诊断

本病需与一些慢性消耗性疾病相鉴别。最具诊断价值者为 ACTH 兴奋试验，本病患者显示储备功能低下，而非本病患者，经 ACTH 兴奋后，血、尿皮质类固醇明显上升(有时可连续兴奋 2～3 日)。

对于急症患者有下列情况应考虑肾上腺危象：所患疾病不太重而出现严重循环虚脱，脱水、休克、衰竭，不明原因的低血糖，难以解释的呕吐，体检时发现色素沉着、白斑病、体毛稀少、生殖器发育差。

(二)中医学鉴别诊断

本病需和一些出现皮肤色素沉着或加深，同时伴有乏力、消瘦、食欲缺乏等症状的疾病相鉴别。

1. 黄褐斑

多见于女性，面部有对称性黄褐色或褐色斑，日晒加重，但黏膜无色素沉着，且不伴有其他症状。

2. 瑞尔黑变病

症状为褐色或黑褐色色素沉着，位于额、面、耳后及颈部，不累及黏膜，且具有越近面部中心色素越少的特点，无其他全身症状。

3. 血色病

灰棕色或古铜色色素沉着为其主要特征之一，黏膜多不受累，尚可有肝大，糖尿病及性功能减退，皮肤活检，血清铁及含铁血黄素检查有助鉴别。最具诊断价值者为 ACTH 兴奋试验，肾上腺皮质功能减退患者显示储备功能低下，而非本病患者，经 ACTH 兴奋后，血、尿皮质类固醇明显上升。

四、临床治疗

(一)提高临床疗效的要素

肾者，至阴也，其色为黑。《普济方》云："肾病其色黑，其气虚弱，呼吸少气，两耳若聋，腰痛，时时失精，饮食减少，膝以下清冷。"所论类似本例患者表现，属于广义虚劳病的范畴。尤其以颜面皮肤色黑为特征性表现，又类似于古人所谓"黑疸"。西医治疗一般采用激素补充疗法，中医治疗关键在于补肾温阳。但应该指出的是，补肾治法应与健脾、养心等治法合参，同时补肾温阳应注意于阴中求阳。

(二)辨病治疗

肾上腺皮质功能减退症,不管是哪种病因,诊断一旦成立,应尽早给予肾上腺皮质激素,替代期间,若遇上感染等,应及时加大肾上腺皮质激素剂量,且禁止擅自停药,以免危及患者的生命。

1. 基础治疗

使患者明了疾病的性质,应终身使用肾上腺皮质激素。

(1)糖皮质激素替代治疗:根据身高、体重、性别、年龄、体力劳动强度等,确定合适的基础量。宜模仿激素分泌昼夜节律在清晨睡醒时服全日量的2/3,下午4时前服余下1/3。于一般成人,每日剂量开始时氢化可的松20～30mg或可的松25～37.5mg,以后可逐渐减量,氢化可的松15～20mg或相应量可的松。在有发热等并发症时适当加量。

(2)食盐及盐皮质激素:食盐的摄入量应充分,每日至少8～10g,如有大量出汗、腹泻时应酌情加食盐摄入量,大部分患者在服用氢化可的松和充分摄盐下即可获满意效果。有的患者仍感头晕、乏力、血压偏低,则需加用盐皮质激素,可每日口服9α-氟氢可的松,上午8时1次口服0.05～0.1mg。如有水肿、高血压、低血钾则减量。

2. 病因治疗

如有活动性结核者,应积极给予抗结核治疗。补充替代剂量的肾上腺皮质激素并不影响对结核病的控制。如病因为自身免疫病者,则应检查是否有其他腺体功能减退,如存在,则需做相应治疗。

3. 肾上腺危象治疗

为内科急症,应积极抢救。

(1)补充液体:典型的危象患者液体损失量约达细胞外液的1/5,故于初治的第1、2日内应迅速补充生理盐水每日2000～3000mL。对于以糖皮质激素缺乏为主、脱水不甚严重者补盐水量适当减少。补充葡萄糖液以避免低血糖。

(2)糖皮质激素:立即静脉注射氢化可的松或琥珀酸氢化可的松100mg,使血皮质醇浓度达到正常人在发生严重应激时的水平。以后每6小时加入补液中静脉滴注100mg,第2、3天可减至每日300mg,分次静脉滴注。如病情好转,继续减至每日200mg,继而100mg。呕吐停止,可进食者,可改为口服。

(3)积极治疗感染及其他诱因。

4. 外科手术或其他应激时治疗:在发生严重应激时,应每天给予氢化可的松总量约300mg。大多数外科手术应激为时短暂,故可在数日内逐步减量,直到维持量。较轻的短暂应激,每日给予氢化可的松100mg即可,以后按情况递减。

(三)辨证治疗

1. 辨证论治

(1)肾阳不足

治法:温肾壮阳。

方药:右归丸合桂附八味丸加减炙附子6g,党参10g,肉桂6g,黄芪30g,熟地黄

15g,怀山药 10g,茯苓 10g,丹参 20g,补骨脂 10g,鹿角胶 15g,杜仲 10g,甘草 10g。每日 1 剂,水煎服。

加减:本型是阿狄森氏病的基本证型,用糖皮质激素分泌不足者尤为典型,以肢软乏力、面色黧黑为主要表现,故用右归、桂附八味温肾壮阳,强其筋骨,以治"痿证"。但在此补肾之药不宜温燥,一则经文有"肾恶燥"之戒,二是本病有虚火之邪的内因,三是有肤黯干枯之症,故除常规使用桂、附、参、芪外,常应配用肉苁蓉、菟丝子各 10g,使之温而兼柔,并可适当加用韭菜子 15g 以佐温通肾阳之用,利肾气而疏经通络。伴腰酸步履艰难者,除已用杜仲外,可加川、怀牛膝各 15g,蜈蚣 1 条,以强筋壮骨、通经络。性欲减退者可酌加鹿茸 5g,海马 6g 等血肉有情之品配合淫羊藿 15g,仙茅 12g 等补肾壮阳。纳谷欠馨者,可加白术、焦三仙、鸡内金各 10g 以健脾消食;色素沉着较明显者,可加枸杞子 15g 以温润营血;可改善色素沉着,或用当归 12g,丹参 15g,鸡血藤 30g 以养血通脉,以荣肌肤。

(2)脾肾阳虚

治法:补肾健脾,益气温阳。

方药:以补中益气汤或黄芪建中汤合桂附八味丸加减。党参 10g,黄芪 30g,白术 10g,黄精 10g,鸡血藤 25g,当归 10g,蒲黄 10g,鸡内金 10g,山茱萸 10g,肉苁蓉 10g,鹿衔草 10g,甘草 10g。每日 1 剂,水煎服。

加减:本证是阿狄森病中肠胃型的主要表现,常以食欲缺乏为早期症状,较重者可伴有腹痛,容易误诊为溃疡病等消化系统疾病,待出现色素沉着、低血压始可确诊为本病。尤其是食欲缺乏症状,在临床上较为多见,提示患者常有脾虚病机。故脾肾两补,兼顾其阴阳气血是其常用的治法。若阳虚明显者,加附子 6g,肉桂 6g,以加强补肾之力。但本型中因为脾胃所伴随的症状较多,故常需酌情随症加味。如伴恶心呕吐者,加姜半夏 9g,竹茹 6g,以化痰止呕;伴呃逆者加柿蒂 10g,旋覆花 5g,以和中降逆;腹胀者加枳壳 8g,厚朴 8g,木香 4g,以疏肝消胀;若有腹痛者,加延胡索 10g,川楝子 10g,白芍 25g,以理缓急止痛;腹泻者可加砂仁 6g,肉豆蔻 9g,神曲 10g,焦山楂 10g,以健脾助运止泻;伴脱肛中气下陷者,可加升麻 6g,柴胡 6g,禹余粮 10g 升提固脱。

(3)肝肾阴虚

治法:滋肾柔肝,养阴清热。

方药:以一贯煎、补肝汤、左归丸、杞菊地黄丸加减。沙参 10g,麦冬 10g,山茱萸 10g,黄精 20g,生地黄 20g,枸杞子 15g,代赭石 10g,鹿衔草 10g,龟甲 20g,鳖甲 20g,生蒲黄 10g,银柴胡 10g,胡黄连 10g。每日 1 剂,水煎服。

加减:本型常系肾上腺结核患者的临床表现,以阴虚内热为其主要见证,尤以阴虚之证更为明显,这既是其结核病理变化的外在表露,实质上也是皮质激素分泌不足、肾精不足的象征,治当滋肾柔肝,兼顾清其虚热;若伴有阳虚神疲力乏、形寒纳逊者,应加肉苁蓉 10g;目眩者加天麻 10g,青葙子 10g 益髓荣脑明目;烦躁心悸者,加灵磁石 25g,酸枣仁 15g,五味子 9g,以宁心敛神,且有生脉散滋养心阴之意;失眠多梦者,加朱砂粉 1g(冲),酸枣仁 15g,以养心安神。在 X 线摄片中见有肾上腺区结核钙化病灶者,可加百部 12g,夏枯草 15g,以抗结核散结。本型在治疗过程中,其虚热之症可渐次消退,阳虚之症相对可渐有所现,则原方可去银柴胡、胡黄连等清虚火之品,加肉苁蓉、菟丝子各 10g,以增加补阳之力。在阴虚之症续有消减之际,则可用参、芪以易沙参、麦冬。若阳虚之症已占主导地位,则可按阳虚论治,或再增桂、附等温阳之药。

(4)气血阴阳俱虚

治法:温阳益气,滋阴养血,活血化瘀。

方药:以右归丸、十全大补丸、八珍汤、归脾汤化裁。党参 10g,黄芪 30g,鹿衔草 15g,鸡血藤 15g,龙眼肉 30g,当归 10g,川芎 10g,白芍 10g,何首乌 10g,桂枝 10g,鹿角片 9g,龟甲 25g,生蒲黄 10g,甘草 10g。每日 1 剂,水煎服。

加减:本型大都系阿狄森氏病,常是在脾肾阳虚的基础上,形成全身气血阴阳俱虚,尤以气虚之表现明显。由于气虚失运,可有血瘀的征象。此血亏、血瘀都是在继发于阳虚的病理基础上,所以治疗以补气温阳为主,但不宜过分温燥,故以参、芪为主药,配龙眼肉、鹿衔草、当归、鸡血藤等养血活血,鹿角片、龟甲填精补肾、滋阴助阳。若气虚明显者,可投红参以易党参,以大补元气;阳虚明显者,加附子 6g,肉桂 6g,温阳补肾;血虚明显者,加阿胶板 15g,丹参 15g,鸡血藤 25g;妇女经少者,可加益母草 12g,香附 12g,桑寄生 15g;有血瘀见症者,主以温通为法,可用桂枝、韭子、牛膝、蜈蚣等为佐。气虚阳陷,血压偏低者,重用人参、黄芪,加柴胡 5g,升麻 5g,枳壳、枳实各 12g,山茱萸 30g,用升陷汤加味以益气升阳防脱;心肾阳虚,心动过缓者,可加附子 6g,麻黄 9g,细辛 3g,用麻黄附子细辛汤可温阳复脉。

2. 外治疗法

针灸治疗:随临床主要症状可选用体针,并配合头皮针和耳针选取相应的穴位改善症状。

脾虚型:脾俞、胃俞、足三里、百会,补法或灸法。(呕吐加内关)

肾虚型:肾俞、气海、关元、大椎、膈俞、三阴交,补法或加灸。

3. 成药应用

(1)十全大补丸:1 丸/次,每日 2 次。

(2)金匮肾气丸:1 丸/次,每日 2 次。

(3)人参养荣丸:1 丸/次,每日 2 次。

(4)参苓白术丸:1 丸/次,每日 2 次。

(5)甘草流浸膏:每次 5~10mL,每日 2~4 次。

(6)甘草粉:每日 15~20g。

4. 单方验方

(1)基础方:脾肾阳虚型:党参 60g,黄芪 60g,鸡血藤 24g,桑寄生 24g,菟丝子 24g,川续断 24g,鹿角胶 15g(烊冲),补骨脂 12g,鸡内金 9g,全虫 9g,生蒲黄 9g(包煎),琥珀粉 9g;肾肝阴虚型:北沙参 24g,川续断 24g,生地黄 12g,枸杞 12g,白芍 12g,

女贞子 12g,旱莲草 12g,杜仲 12g,全虫 9g,生蒲黄 9g(包煎),瑭拍末 9g(分吞),鸡内金 9g。

(2)熟地黄 15g,山药 15g,茯苓 15g,丹参 15g,山萸肉 12g,枸杞 12g,菟丝子 12g,杜仲 12g,当归 12g,鹿角胶 10g,龟甲胶 10g(烊冲),制附子 10g,肉桂粉 5g(分吞),田七粉(分吞)3g,甘草 3g。

(3)人参叶煎:人参叶 10(或莲 15g)每日煎服。

(4)甘草饮:甘草粉 15~30g,开水冲服。

(5)仙灵骨脂汤:淫羊藿、补骨脂各 10g,当归、炙甘草各 9g。每日煎服 1 剂。

第三节　嗜铬细胞瘤

嗜铬细胞瘤起源于肾上腺髓质、交感神经节或其他部位的嗜铬组织,是内分泌性高血压的重要原因,并在众多高血压人群中占有相当的比例。这种瘤持续或间断地释放大量儿茶酚胺,引起持续性或阵发性高血压和多个器官功能及代谢紊乱。约 10% 为恶性肿瘤。本以 20~50 岁最多见,男女发病率无明显差异。

嗜铬细胞瘤是一种来源于神经嵴,具备内分泌功能的肿瘤,其发病率占高血压患者的 0.1%~0.6%,可分为肾上腺嗜铬细胞瘤(PHEO)及异位嗜铬细胞瘤即副神经节瘤(PGL),其综合恶变率在肾上腺嗜铬细胞瘤约为 10%,在异位嗜铬细胞瘤为 30%~40%。手术治疗是唯一根治性治疗,效果肯定,在术前使用 α 受体阻滞剂及扩容治疗成为标准后,其病死率基本为零。

一、病因病机

(一)现代医学认识

嗜铬细胞瘤位于肾上腺者占 80%~90%,大多为一侧性,少数为双侧性或一侧肾上腺瘤与另一侧肾上腺外瘤并存,多发性者较多见于儿童和家族性患者。肾上腺外嗜铬细胞瘤称为副神经节瘤,主要位于腹部,多在腹主动脉旁(占 10%~15%),其他少见部位为肾门、肾上腺、肝门区、肝及下腔静脉之间、近胰头部位、髂窝或近髂窝血管处如卵巢内、膀胱内、直肠后等。腹外者甚少见,可位于胸内(主要在后纵隔或脊柱旁,也可在心脏内)、颈部、颅内。肾上腺外肿瘤可为多中心的,局部复发的比例较高。

肾上腺髓质的嗜铬细胞瘤可产生去甲肾上腺素和肾上腺素,以前者为主,极少数只分泌肾上腺素,家族性可以肾上腺素为主,尤其在早期、肿瘤较小时;肾上腺外的嗜铬细胞瘤,除主动脉旁嗜铬体所致者外,只产生去甲肾上腺素,不能合成肾上腺素,因为将去甲肾上腺素转变为肾上腺素的苯乙醇胺 N-甲基转移酶需要高浓度的皮质醇才能激活,只有肾上腺髓质及主动脉旁嗜铬体才具备此条件。

嗜铬细胞瘤可产生多种肽类激素,其中一部分可能引起嗜铬细胞瘤中一些不典型的症状,如面部潮红(舒血管肠肽,P 物质),便秘(鸦片肽,生长抑素),腹泻(血管活性肠肽、血清素、胃动素),面色苍白、血管收缩(神经肽 Y)及低血压或休克(舒血管肠肽、肾上腺髓质素)等。此肿瘤还可释放嗜铬粒蛋白至血中,在血中测得此物高浓度,可协助诊断。

(二)中医学认识

中医认为"厥者,逆也,气逆则乱,故忽而眩仆脱绝,是名为厥。"故阴阳失调,气机逆乱是中医对本病发生原因的认识。

本病在稳定期主要表现为肝肾不足或阴虚火旺之证。肾藏精,为先天之本,肾左右各一,命门附焉,内藏元阴元阳,为阴阳之宅,水火之府。肾精宜蛰藏而不宜泄露,若禀赋羸弱,劳倦过度,或久病失养,或房劳不节,皆可导致肾精虚耗,肾阴亏损,表现为腰背酸软,疲乏消瘦,潮热多汗,五心烦热,心悸,甚至心胀头痛,视物模糊,焦虑不安等。而一旦受精神刺激,或体位改变的影响,或肿瘤受到挤压、触摸,症状骤然加重,脸色苍白,全身多汗,四肢厥冷。《伤寒论》曰:"凡厥者,阴气不相顺接,便为厥,厥者,手足逆冷是也。"《素问·生气通天论》曰:"大怒则形气绝、而血菀于上,使人薄厥。"

二、临床诊断

(一)辨病诊断

1. 临床诊断

以心血管症状为主,兼有其他系统的表现。

(1)心血管系统表现

1)高血压为最主要症状,有阵发性和持续性两型,持续性者亦可有阵发性加剧。嗜铬细胞瘤典型的三联症状为"头痛、心悸、多汗",而高血压为嗜铬细胞瘤最重要的体征,临床上有阵发性高血压和持续性高血压阵发性加剧两型。

阵发性高血压型:阵发性高血压为特征性表现。发作时血压骤升,收缩压往往200~300mmHg,舒张压亦明显升高,可达130~180mmHg(以释放去甲肾上腺素为主者更明显),伴剧烈头痛,面色苍白,大汗淋漓,心动过速(以释放肾上腺素为主者更明显),心前区及上腹部紧迫感,可有心前区疼痛、心律失常、焦虑、恐惧感、恶心、呕吐、视物模糊、复视。特别严重者可并发急性左心衰竭或脑血管意外。发作终止后,可出现面颊部及皮肤潮红、全身发热、流涎、瞳孔缩小等迷走神经兴奋症状,并可有尿量增多。诱发因素可为情绪激动、体位改变、吸烟、创伤、小便、大便、灌肠、扪压肿瘤、麻醉诱导和药物(如组胺、胍乙啶、胰升糖素、甲氧氯普胺)等。发作时间一般数分钟,长者可达1~2小时或更久。发作频繁者一日数次,少者数月1次。随着病程演进,发作渐频,时间渐长,一部分患者可发展为持续性高血压伴阵发性加剧。

持续性高血压型:对高血压患者有以下情况者,要考虑嗜铬细胞瘤的可能性:对常用降压药效果不佳,但对α受体阻断药、钙拮抗药有效;伴交感神经过度兴奋(多汗、心动过速),高代谢(低热、体重降低),头痛,焦虑,烦躁,伴直立性低血压或血压波动大。如上述情况见于儿童或青年人,则更要想到本病的可能性。发生直立性低血压的原因,可能为循环血容量不足,以及维持站立位血压的反射性血管张力下降。一部分患者(往往是儿童或少年)病情发展迅速,呈急进型(恶性)高血压过程,表现为:舒张压高于130mmHg,眼底损害严重,短期内可出现视神经萎缩,以至失明,可发生氮质血症、心力衰竭、高血压脑病。需迅速用抗肾上腺素药控制病情,并及时手术治疗。

2)低血压、休克:本病可发生低血压,甚至休克;或出现高血压和低血压相交替的表现。这种患者还可发生急性腹痛、心前区痛、高热等,而被误诊为急腹症、急性心肌梗死或感染性休克。低血压和休克的发生可有下述原因:①肿瘤骤然发生出血、坏死,以致停止释放儿茶酚胺;②大量儿茶酚胺引起严重心律失常或心力衰竭,致心排血量锐减;③由于肿瘤主要分泌肾上腺素,兴奋肾上腺素能β受体,促使周围血管扩张;④大量儿茶酚胺使血管强烈收缩、组织缺氧、微血管通透性增加,血浆外逸,血容量减少;⑤肿瘤分泌多种扩血管物质,如舒血管肠肽、肾上腺髓质素等。

3)心脏表现:大量儿茶酚胺可引起儿茶酚胺性心肌病,伴心律失常,如期前收缩、阵发性心动过速,甚至心室颤动。部分患者可发生心肌退行性变、坏死、炎性改变。患者可因心肌损害发生心力衰竭,或因持久性血压过高而发生心肌肥厚、心脏扩大、心力衰竭、非心源性肺水肿。心电图可出现穿壁性心肌梗死图形,此种表现又可消失。

(2)代谢紊乱

1)基础代谢增高:肾上腺素可作用于中枢神经及交感神经系统控制下的代谢过程,使患者耗氧量增加,代谢亢进可引起发热、消瘦。

2)糖代谢紊乱:肝糖原分解加速及胰岛素分泌受抑制而肝糖异生加强,可引起血糖过高,糖耐量减低。

3)脂代谢紊乱:脂肪分解加速、血游离脂肪酸增高。

4)电解质代谢紊乱:少数患者可出现低钾血症,可能与儿茶酚胺促使 K^+ 进入细胞内及促进肾素、醛固酮分泌有关。也可出现高钙血症,可能为肿瘤分泌甲状旁腺激素相关蛋白。

(3)其他临床表现

1)消化系统:肠蠕动及张力减弱,可引起便秘,甚至肠扩张。儿茶酚胺可使胃肠壁内血管发生增生性及闭塞性动脉内膜炎,可造成肠坏死、出血、穿孔。胆石症发生率较高,与儿茶酚胺使胆囊收缩减弱、Oddi 括约肌张力增强,引起胆汁潴留有关。

2)腹部肿块:少数患者在左或右侧中上腹部可触及肿块,个别肿块可很大,扪及时应注意有可能诱发高血压。恶性嗜铬细胞瘤可转移到肝,引起肝大。

3)泌尿系统:病程长、病情重者可发生肾功能减退。膀胱内嗜铬细胞瘤患者排尿时常引起高血压发作,可出现膀胱扩张,无痛性肉眼血尿,膀胱镜检查可做出诊断。

4)血液系统:在大量肾上腺素作用下,血容量减少,血细胞重新分布,周围血中白细胞增多,有时红细胞也可增多。

5)伴发其他疾病嗜铬细胞瘤可伴发于一些因基因种系突变而致的遗传性疾病,如2型多发性内分泌腺瘤病(原癌基因 RET 突变)、1型多发性神经纤维瘤(抑癌基因 NF-1 突变)、斑痣性错构瘤病(抑癌基因 VHL 突变)。遗传性嗜铬细胞瘤常为多发性,手术治疗后易复发。

2. 相关检查

本病的早期诊断甚为重要,肿瘤多为良性,为一可治愈的继发性高血压病,切除肿瘤后大多数患者可恢复正常,而未被诊断者有巨大的潜在危险,可在药物、麻醉、分娩、手术等情况下诱发高血压危象或休克。对临床提示本病者,应做以下检查。文献报道24h尿CA对嗜铬细胞瘤的诊断敏感性为70%~80%,特异性为80%~90%;24h尿香草扁桃酸(VMA)的敏感性为63%,而特异性相对较好为94%。以间羟肾上腺素(MN)和去甲间羟肾上腺素(NMN)作为生化检查指标,其敏感性可达98%,特异性也可达90%。

(1)血、尿儿茶酚胺及其代谢物测定:持续性高血压型患者尿儿茶酚胺及其代谢物香草基杏仁酸(VMA)及甲氧基肾上腺素(MN)和甲氧基去甲肾上腺素(NMN)皆升高,常在正常高限的两倍以上,其中MN、NMN的敏感性和特异性最高。阵发性者平时儿茶酚胺可不明显升高,而在发作后才高于正常,故需测定发作后血或尿儿茶酚胺,后者可以每毫克肌酐量或以时间单位计排泄量。摄入咖啡、可乐类饮料及左旋多巴、拉贝洛尔(柳胺苄心定)、普萘洛尔(心得安)、四环素等药物可导致假阳性结果;休克、低血糖、高颅内压可使内源性儿茶酚胺增高。

(2)药理试验:对于持续性高血压患者,尿儿茶酚胺及代谢物明显增高,不必做药理试验。对于阵发性者,如果一直等不到发作,可考虑做胰升糖素激发试验。给患者**静脉注射胰升糖素1mg**,注后1~3分钟内,如为本病患者,血浆儿茶酚胺增加3倍以上,或升至2000pg/mL,血压上升。

(3)影像学检查:应在用α受体阻断药控制高血压后进行。可用以下方法:

1)B超做肾上腺及肾上腺外(如心脏等处)肿瘤定位检查:对直径1cm以上的肾上腺肿瘤,阳性率较高。

2)CT扫描:90%以上的肿瘤可准确定位,由于瘤体出血、坏死,CT显示常呈不均质性。如未事先用α受体阻断药控制高血压,静脉注射造影剂有可能引起高血压发作。

3)MRI:其优点为不需注射造影剂,患者不暴露于放射线,可显示肿瘤与周围组织的关系及某些组织学特征,有助于鉴别嗜铬细胞瘤和肾上腺皮质肿瘤,可用于孕妇。

4)放射性核素标记的间碘苄胍(MIBG)可被肾上腺素能囊泡浓集,故用此物做闪烁扫描可显示儿茶酚胺的肿瘤,特别适用于转移性、复发性或肾上腺外肿瘤,并可显示其他神经内分泌瘤。

5)嗜铬细胞瘤及另一些神经内分泌瘤细胞可有生长抑素受体表达,利用放射性核素标记的生长抑素类似物奥曲肽做闪烁显像,有助于定位诊断。

6)如上述方法皆未能确定肿瘤位置,可做静脉导管术,在不同部位采血测儿茶酚胺的浓度,根据其浓度差别,可大致确定肿瘤的部位。

(二)辨证诊断

根据嗜铬细胞瘤头痛、头晕,发作性加重伴汗出、心悸,甚而全身大汗、四肢厥冷、肢体抽搐、神志不清及意识丧失等临床表现,可将其归属于中医"头痛""眩晕""厥证"等症候范畴。

1. 肝肾亏损型

相当于发作的间隙期。症见头晕耳鸣,五心烦热,潮热盗汗,少寐健忘,腰酸腿软,形体虚弱消瘦,心悸,心动过速,口干,舌红少苔,脉细数。肾阴亏虚,髓海不充,水不涵木则头晕耳鸣健忘;阴虚内热上扰而见少寐心悸;津不上润故口干;"阴虚则内热",则有五心烦热,潮热盗汗,心悸,舌红少苔,脉细数等症。

2. 寒厥型

相当于发作期,症见手足厥冷,皮肤苍白,颜面尤甚,大汗淋漓,头晕或剧烈头痛,心悸,震颤,四肢麻木或有针刺感,气促,胸闷,呼吸困难,精神紧张,焦虑,恶心呕吐,瞳孔散大,视物模糊,处于濒死状态,舌淡,苔白,脉沉细无力。"厥者,冷也,甚于四逆也。"(《伤寒明理论·厥》)阳虚阴盛,阳气不能温煦周身四末则见四肢厥冷,皮肤苍白,颜面尤甚。阴阳之气乱则有胸闷气促,呼吸困难,头晕头痛,恶心呕吐、大汗淋漓之证。舌淡苔白,脉沉细无力,为阳气虚衰无以推动温煦之故。

三、鉴别诊断

(一)现代医学鉴别诊断

1. 与原发性高血压相鉴别

某些原发性高血压患者血压波动大,也可出现心悸、多汗、焦虑等症状,血和尿儿茶酚胺水平也可稍高。可做可乐定试验、激发试验或抑制试验加以鉴别。

2. 与甲状腺功能亢进相鉴别

甲亢患者可有高血压及高代谢的临床表现,但甲亢的血压仅轻度增高,且以收缩压升高为主,测定甲状腺激素可鉴别。

3. 颅内病变后

颅窝肿瘤、蛛网膜下隙出血、间脑性或自发性癫痫也可呈发作性高血压及儿茶酚胺水平升高,但由于颅内病变有神经系统体征,故较易鉴别。

(二)中医学鉴别诊断

厥证有时易与眩晕、中风、痫病、昏迷等病相混淆,在临床上应注意鉴别。厥证可发生于各种年龄,有明显的诱发因素,其昏倒时间较短,发时或伴有四肢厥冷,醒后无后遗症。

1. 眩晕

头晕目眩,视物旋转不定,甚则不能站立,耳鸣,但无神志异常的表现。

2. 中风

以中老年人为多见,素体常有肝阳亢盛。其中脏腑者,突然昏仆,并伴有口眼㖞斜、偏瘫等症,神昏时间较长,苏醒后有偏瘫、口眼㖞斜及失语等后遗症。

3. 痫证

常有先天因素,以青少年为多见。痫证之病情重者,亦为突然昏仆,不省人事,但发作时间短暂,且发作时常伴有号叫、抽搐、口吐涎沫、两目上视、小便失禁等。常反复发作,每次症状均相类似,苏醒缓解后可如常人。此外还可做脑电图检查,以资鉴别。

4. 昏迷

为多种疾病发展到一定阶段时出现的危重症候。一般来说发生较为缓慢,有一个昏迷前的临床过程,先轻后重,由烦躁、嗜睡、谵语渐次发展,一旦昏迷后,持续时间一般较长,恢复较难,苏醒后原发病仍然存在。

四、临床治疗

(一)提高临床疗效的要素

1. 辨虚实

厥证见症虽多,但概括而言,不外虚实二证,这是厥证辨证之关键所在。实证者表现为突然昏仆,面红气粗,声高息促,口噤握拳,或夹痰涎壅盛,或身热谵妄,舌红苔黄腻,脉洪大有力。虚证者表现眩晕昏厥,面色苍白,声低息微,口开手撒,或汗出肢冷,舌胖或淡,脉细弱无力。

2. 分气血

厥证以气厥、血厥为多见,其中尤以气厥、血厥之实证在临床上时有发生,应当注意鉴别。气厥实者,乃肝气升发太过所致,体质壮实之人,肝气上逆,由惊恐而发,表现为突然昏仆,呼吸气粗,口噤握拳,头晕头痛,舌红苔黄,脉沉而弦;血厥实者,乃肝阳上亢,阳气暴张,血随气升,气血并走于上,表现为突然昏仆,牙关紧闭,四肢厥冷,面赤唇紫,或鼻衄,舌质暗红,脉弦有力。

(二)辨病治疗

嗜铬细胞瘤手术切除前采用α受体阻断药使血压下降,减轻心脏的负担,并使原来缩减的血管容量扩大。常用的α受体阻断药为作用较长(半衰期36小时)的酚苄明(氧苯节胺),开始时每日口服2次,每次10mg,按需逐渐加量至血压得到控制。一般每日30~40mg,有时需用到60mg或更多。不良反应为直立性低血压,鼻黏膜充血。有时由于α受体被阻滞后β受体活性增强而出现心动过速和心律失常。

选择性的$α_1$受体阻断药哌唑嗪、多沙唑嗪也可获满意效果,并可避免全部α受体阻滞的不良后果,如明显的低血压和心动过速。半衰期较短,可较灵活调节用量。起始用小剂量以避免严重的体位性低血压。哌唑嗪起始口服0.5mg或1mg,了解患者对此药的敏感性,以后按需增加,剂量每次2~4mg,日服2~3次。

当患者骤发高血压危象时,应积极抢救,立即静脉缓慢推注酚妥拉明1~5mg。同时密切观察血压,当血压下降至160/100mmHg左右即停止推注,继之以10~15mg溶于5%葡萄糖生理盐水500mL中缓慢静脉滴注。也可舌下含服钙拮抗药硝苯地平10mg,以降低血压。

在手术治疗前,α受体阻断药的应用一般不得少于2周,并进正常或含盐较多的饮食(心衰者除外),以使原来缩减的血容量恢复正常。虽然酚苄明作用时间较长,仍宜用到手术前一日为止,以免手术时出现血压骤升。术前β受体阻断药不必常规应用,如患者有心动过速或心律失常则需采用。在用β受体阻断药之前,必须先用α受体阻断药使血压下降,如单独用β受体阻断药,则由于阻断β受体介导的舒血管效应而使血压升高,甚而发生肺水肿,尤其是分泌肾上腺素为主的患者。

切除嗜铬细胞瘤有一定危险性,必须在富有经验的外科医师和麻醉师主持下施行。在麻醉诱导期,手术过程中,尤其在接触肿瘤时,可出现急骤血压升高和(或)心律失常。对血压骤增者,可采用速效的α受体阻断药酚妥拉明静脉推注,继之以静脉滴注或用硝普钠静脉滴注。对心律失常者,可用β受体阻断药或其他抗心律失常药,如利多卡因等。瘤被切除后,血压一般降至90/60mmHg。如血压低,周围循环不良,表示血容量不足,应补充适量全血或血浆,必要时也可静脉滴注适量去甲肾上腺素,但不可用缩血管药来代替补充血容量。

嗜铬细胞瘤切除后,血压多能恢复正常,但在手术后第1周,血压仍可偏高,同时尿、血儿茶酚胺也可偏高。其原因可能为手术后的应激状态,或是患者原来体内储存的儿茶酚胺较多,因此在手术后1个月左右,根据血压状态和血、尿儿茶酚胺,方能更准确地判断治疗效果。小部分患者手术后仍有高血压,可能因合并原发性高血压,或儿茶酚胺长期增多损伤血管所致。由于嗜铬细胞瘤有可能为多发性或复发性,故术后应随访观察。

恶性嗜铬细胞瘤的治疗较困难,一般对放疗和化疗不敏感,可用抗肾上腺素药做对症治疗。链佐星(链脲霉素)治疗的效果不一。也可用酪氨酸羟化酶抑制剂α-甲基间酪氨酸阻碍儿茶酚胺的生物合成。^{131}I-MIBG治疗可获一定效果,用后血压可下降,儿茶酚胺的排出量减少。已发生转移的恶性嗜铬瘤的预后不一,重者在数月内死亡,少数可活10年以上,5年生存率约为45%。转移最常见的部位为骨骼、肝、淋巴结、肺,其次为脑、胸膜、肾等。

(三)辨证治疗

1. 辨证论治

(1)肝肾亏损型

治宜:滋补肝肾。

方药:六味地黄丸加味,生地黄、山萸肉、山药、茯苓、牡丹皮、泽泻、旱莲草、女贞子、煅龙骨、煅牡蛎、龟甲;阴虚火旺明显者可加知母、黄檗。

(2)寒厥型

治宜:温经散寒,回阳救逆。

方药:四逆汤加味。炮附片、干姜、甘草、人参等。

2. 外治疗法

(1)针灸疗法:实证取风池、肝俞、肾俞、中脘、内关、丰隆、解溪,用泻法;虚证取脾俞、肾俞、关元、足三里,用补法。

(2)耳尖放血:双侧耳尖穴,用三棱针或6号注射针点刺,每侧穴位放血8~10滴,治疗完毕15分钟后,复查血压。

(3)穴位贴敷:采用可乐定透皮控释贴片,贴敷部位选择膻中、心俞、厥阴俞穴。每周给药1次,贴敷一个穴位。

(4)气功治疗:采用放松功为主的静气功。每周5~6次,每次1小时左右的静气功练习。

(5)穴位埋线:取穴:血压点、肝俞、心俞、肾俞、足2里。

3. 成药应用

(1)安宫降压丸

功用:清热镇惊、平肝降压。

主治:肝阳上亢型高血压,头晕目眩、脑涨项痛、心悸、失眠、多梦、易烦易躁等症。每次1~2丸,一日2次。

(2)降压避风片

功用:清热平肝、降火。

主治:肝火上炎型高血压,头痛、目赤、口苦、烦躁易怒等。每次3~6片,一日2次。

本品是一种中西药配伍组方的中成药,含有利尿剂,请勿与西药利尿降压药合用,糖尿病者慎用。

(3)复方羚角降压片

功用:平肝抑阳。

主治:肝阳上亢型高血压,头晕目眩、风气内动,及有中风先兆等。每次4片,一日3次,空腹服。

本品可预防脑卒中。

(4)降压灵片

功用:清热利水、平肝潜阳。

主治:肝阳上亢型高血压,头痛、头晕、耳鸣、眼涨、烦躁易怒。每次6片,一日3次。

(5)降压袋泡茶

功用:清热泻火、平肝明目。

主治:肝火上炎或肝火亢盛型高血压,头痛、目赤、面红、耳鸣、口苦、小便黄赤等。本品是药品不是保健品。沸水疱饮,每次1袋,一日3次。

(6)降压丸

功用:清肝滋肾、泻火。

主治:肝阳上亢型或肝火上炎型高血压,头痛眩晕、耳鸣、腰痛等。每次6g,一日3次。

(7)罗布麻降压片

功用:平肝潜阳、息风活血。

主治:肝阳上亢型高血压,头晕目眩、动脉硬化和血脂升高等。每次4~6片,一日3次。

(8)高血压速降丸

功用:清热息风、平肝降逆。

主治:痰火壅盛型高血压,头晕目眩、头涨头痛、项强颈痛、颜面红赤、烦躁不宁、言语不清、步履不稳、知觉减退等症。每次20小丸,一日2次。

(9)牛黄降压丸

功用:清心化痰、平肝泻火。

主治:痰火壅盛型高血压,头目晕眩、烦躁不安等症。小蜜丸每次20丸,一日3次。

(10)山绿茶降压片

功用:清热解毒、平肝潜阳。

主治:肝阳上亢型高血压、高脂血症,眩晕耳鸣、头痛头胀、心烦易怒、失眠多梦。每次4片,一日3次。

(11)山楂降压片

功用:滋阴平肝。

主治:阴虚阳亢型高血压,眩晕耳鸣、烦躁失眠、腰膝酸软、四肢麻木。每次5片,一日3次。胃酸过多者不宜服用。

(12)脑立清

功用:清肝泄热、平肝潜阳。

主治:肝阳上亢型高血压,眩晕耳鸣、头痛脑涨、心烦难眠、痰黏作呕等。水丸1次10粒,一日3次。孕妇忌用。

(13)菊明降压片

功用:降压利尿。

主治:高血压病、慢性肾炎型高血压。每次6g,一日3次。

(14)镇心降压片

功用:特拉唑嗪心。

主治:各型高血压。每次4~6片,一日3次。

(15)脉君安片

功用:平肝息风、解肌止痛。

主治:各型高血压。每次5片,一日3次。本品含西药双氯噻嗪,勿与西药利尿剂同用。

(16)降压片

功用:平肝降压。

主治:各型高血压。每次4片,一日3次。

4. 单方验方

(1)天麻钩藤饮:天麻、栀子、黄芩、杜仲、益母草、桑寄生、夜交藤、朱茯神各9g,川牛膝12g,钩藤12g,石决明18g。

(2)颐年降压饮:钩藤20g,石决明25g,醋龟甲20g,法半夏10g,陈皮8g,炒枳壳12g,怀牛膝25g,益母草15g,桑寄生20g,制首乌20g。

(3)玉米须、香蕉皮各40g,黄栀子15g,水煎,冷却后服用。亦可用玉米须30g,决明子15g,甘菊花10g。用沸水冲泡,代茶频饮。

第四节 原发性醛固酮增多症

原发性醛固酮增多症(PA)是由于肾上腺皮质肿瘤或增生导致醛固酮分泌增多,引起水钠潴留,抑制肾素-血管紧张素系统。既往认为发病率较低,占高血压患者的近年研究显示 PA 占所有高血压的 5%～10%。因 PA 患者较同年龄、同性别、相同血压水平的原发性高血压患者,心脑血管疾病患病率更高,故及时诊断治疗至关重要。

原发性醛固酮增多症的临床表现看,该症与中医的"眩晕""痿证""头痛"较为接近。

一、病因病机

(一)现代医学认识

原发性醛固酮增多症根据病因和原发病变位置,可以分为:

1. 原发病变在肾上腺者
(1)肾上腺醛固酮瘤。
(2)原发性肾上腺皮质增生。
(3)单侧肾上腺增生症。
(4)分泌醛固酮的肾上腺皮质癌。

2. 病变不在肾上腺本身
(1)特发性醛固酮增多症。
(2)糖皮质激素可抑制性醛固酮增多症。
(3)家族性醛固酮增多症。
(4)异位醛固酮分泌腺瘤和癌。

原发性醛固酮增多症的主要类型为 APA 和 IHA,分别占 PA 的 65% 和 30%～40%,随着诊断水平的提高,IHA 报告的比例逐渐上升。

肾上腺醛固酮瘤直径通常小于 2cm,肿瘤包膜完整,多为一侧单个腺瘤,腺瘤同侧和对侧肾上腺组织可以正常、增生或伴结节形成,亦可发生萎缩。腺瘤多为促肾上腺皮质激素(反应型,少数为肾素反应型腺瘤。

特发性醛固酮增多症病理变化为双侧肾上腺球状带增生。多数学者认为病因不在肾上腺本身,而是与醛固酮刺激因子、垂体阿片黑素促皮质素原的产物以及 5-羟色胺等神经递质有关,近年还发现醛固酮合成酶基因变异可导致醛固酮的合成异常。Takeda 等的研究显示,IHA 患者的 CYP11B2 基因编码区异常突变,而 CYP11B2mRNA 的过度表达提示尚不明确的 ASF 或 CYP11B2 启动子的异常可导致高醛固酮血症,这种 CYP11B2 基因变异可能与 IHA 的发生有关。

糖皮质激素可抑制性醛固酮增多症 1966 年由 Sutherland 等首次报告,近年先后在美国、爱尔兰、日本、中国发现一些家族性和散发性 GRA。GRA 是一种常染色体显性遗传病,此类患者醛固酮合成酶基因的编码序列区(CYP11B2)融合有 11-ρ 羟化酶基因调节区,此杂合基因导致醛固酮的分泌不受血管紧张素Ⅱ的影响。而受ACTH 的调节。GRA 特有的生化异常是 18-羟皮质醇和 18-氧皮质醇明显增多,常是醛固酮水平的 3~4 倍,提示醛固酮分泌依赖于 ACTH。由于地塞米松可抑制ACTH 的分泌,使嵌合基因的表达水平下降,醛固酮的生成也随之降低,GRA 患者多采用小剂量地塞米松长期治疗。

1. 原发性肾上腺皮质增生

由 Kater 于 1984 年首次报告。病理形态与 IHA 相似,可为单侧或双侧增生,但生化特征与 APA 更相似,单侧或部分肾上腺切除术后可使高血压和低血钾得以纠正。确切病因尚不明了,可能与下列因素有关:

(1)神经肽 γ 对调控肾上腺皮质球状带增生和醛固酮的合成起重要作用。

(2)肾上腺皮质细胞可自分泌内皮素-1(ET-1)。动物实验已证实 ET-1 作为选择性的受体激动剂。可通过酪氨酸激酶介导的细胞外信号调节激酶(ERK)1P2 途径,在促进球状带细胞增生中起重要作用。

2. 其他亚型

单侧肾上腺增生与典型 PA 的各种亚型均不一致,表现为单侧肾上腺多结节样增生,增生的结节中 3β-羟类固醇脱氢酶、11β-羟化酶、18-羟化酶等均有阳性表达,而增生的球状带区则呈阴性反应。结节可自主分泌醛固酮。肾上腺 CT 常不能检出这种微小的病变而被误诊为"正常肾上腺",只有通过肾上腺静脉采样(AVS)方可在术前明确诊断。

肾上腺醛固酮癌罕见,肿瘤体积大,直径多在 6cm 以上,肿瘤除分泌醛固酮外,往往同时分泌糖皮质激素和雄激素。在细胞学上常难以确定肿瘤的恶性性质,诊断主要依据其生物学行为改变来明确。

(二)中医学认识

中医学认为外感湿邪、饮食不节、情志不遂及跌仆损伤等均可成为本病的诱因。先天不足、患者体虚或房事不节伤及肝肾,筋脉失养是本病的主要因素。

1. 湿热浸淫

久处湿地或涉水冒雨,感受外来湿邪,湿留不去,郁久化热,致湿热浸淫筋脉、影响气血的运行,使筋脉失于滋养而成痿。

2. 饮食不节

嗜食肥甘,过食辛辣,或长期嗜酒,损伤脾胃,健运失司,湿从中生,蕴湿积热,亦致湿热阻滞筋脉,气血运行不畅,使筋脉肌肉弛纵不收,而发本病;或脾失健运,水湿聚而生痰、痰阻中焦,清阳不升,清窍失养,发为眩晕或头痛。

3. 情志因素

忧思恼怒太过,肝失条达,肝气郁结,气郁化火,肝阴耗伤,肝阳上亢,可形成阴亏阳亢动风,发为眩晕。

4. 肝肾亏虚

先天不足或病久体虚,或房事不节伤及肝肾,精血受损,筋脉失其营养和濡润而致肢体痿弱无力;肾主藏精生髓,脑为髓之海。髓海空虚,发为眩晕。

5. 瘀血阻络

跌仆损伤,气血瘀阻,不得畅行,阻滞筋脉,四肢筋脉失养而成痿;气血不能上荣头目而眩晕。

本病的病位在肝,继则脾肾,最终可及五脏。病理性质是本虚标实,病初以标实为主,后以正虚为主。病机总以肝脾肾虚损,湿热痰瘀阻滞为关键。

二、临床诊断

(一)辨病诊断

1. 临床诊断PA诊断步骤分三步:

1)在有原醛高危因素的高血压患者中筛查可能的原醛患者。

2)进行原醛的确诊试验;

3)进行原醛的亚型分型及定位诊断。患者往往有如下临床表现。

(1)高血压:高血压是PA患者主要和早期的表现,98%的患者伴有不同程度的高血压,随着病程进展,血压可逐渐增高,呈中度及重度高血压,且对一般降压药物治疗抵抗据上海瑞金医院一组201例原醛患者统计,普食条件下平均血压在 $164\pm18/104\pm11$ mmHg左右。美国Mayo临床中心对1957-1986年诊断的262例原醛患者统计,血压最高为260/155mmHg;平均值为 $184/112\pm28/16$ mmHg,醛固酮瘤患者血压较特醛症者更高s高血压的发病原理与醛固酮分泌增多引起水钠潴留和血管壁对去甲肾上腺素反应性增高有关。但长期的高醛固酮作用有"盐皮质激素逃逸"现象,因此原醛患者血钠并不会明显升高,多在正常或正常高限水平,多无水肿发生。在高血压病程较长的晚期病例,由于有肾小动脉及外周动脉硬化等因素加入,致使醛固酮肿瘤摘除后血压仍不易完全恢复正常。高血压病史久者常引起心脏扩大甚至心力衰竭。

(2)低血钾,高尿钾:因醛固酮作用所致肾小管排钾增多,80%~90%的患者出现自发性低血钾。早期患者血钾可正常或在正常低限,仅在使用利尿剂、呕吐、腹泻等情况时出现低血钾。随着疾病进展可表现出持续低血钾,常在3.0mmol/L以下,并出现低血钾相关症状。

(3)周期性肌肉无力或瘫痪:也是该病的常见症状,因醛固酮致血钾下降导致患者出现肌肉无力,严重者可出现瘫痪。同时低钾可诱发碱中毒,导致血钙下降,诱发手足抽搐,指端麻木。

2. 相关检查

(1)筛查人群

1)血压水平相当于2005年中国高血压指南中2级(血压≥160~179/100mmHg)、3级(血压多180/110mmHg)的高血压患者。

2)难治性高血压:包括使用三种以上降压药物,血压未能控制于140/90mmHg以下者,或者使用4种及4种以上降压药物,血压控制在正常范围的高血压患者。

3)高血压伴有持续性或利尿剂引起的低血钾。

4)高血压伴有肾上腺偶发瘤。

5)有早发高血压或40岁以前发生脑血管意外家族史的高血压患者。

6)一级亲属中有原醛症患者的所有高血压患者。

(2)筛查试验:ARR(血浆醛固酮/血浆肾素活性比值):以往一度认为PA比较少见,只占高血压患者的2%以下,但自1981年,Himmatsu等以血浆醛固酮/血浆肾素活性比值为指标,成功地从384例高血压患者中筛查出9例PA患者以来,ARR逐渐成为PA筛查的常用指标,并且广泛应用于筛查PA,使得PA的诊出率明显提高。各国ARR的切割值差异较大,我国内分泌学会于2008年公布了《原发性醛固酮增多症患者的病例检测、诊断和治疗:内分泌学会临床实践指南》,指南指出大多数医疗中心的ARR值的切割点介于20～40(ng/dL)/(ng/mL/h),以30居多。国内上海瑞金医院高血压科和上海市高血压研究所于2006年首家提出了中国人的ARR切割点,为240(pg/mL)/(ng/mL/h),其敏感性和特异性分别为93.3%和93.8%。

由于一些降压药物对RAS系统有激发或抑制作用,因此,需在充分停药或换药基础上,进行ARR的测定。通常情况下,β-受体阻滞剂、血管紧张素转换酶抑制剂、血管紧张素受体拮抗剂、短效双氢吡啶类钙离子拮抗剂和可乐定等需停用2周以上,利尿剂停用4周以上。醛固酮拮抗剂则需停用6周以上。如果患者不适宜停药,可换用对RAS系统影响较小的药物,如缓释维拉帕米,或者α-受体拮抗剂如特拉唑嗪等。此外,进行ARR测定前,患者应保持正常钠盐摄入,纠正低血钾。静脉采血为上午8～10点,在患者立位2小时后进行。如果患者两次ARR比值均高于切割值。应进一步做原醛确诊试验。

(3)确诊试验:原发性醛固酮增多症筛查存在一定的假阳性率,对可疑患者应做进一步确诊试验。目前推荐临床确诊PA的试验包括氟氢可的松试验、口服钠盐负荷试验、静脉盐水负荷试验和卡托普利试验,其确诊率为88%～100%。

1)盐水负荷试验:生理情况下细胞外液容量扩张或肾小管腔内钠离子浓度升高时,肾素分泌受抑制,醛固酮分泌减少,肾脏排钠增多,从而使高钠及高容量状况得以纠正,体内代谢维持平衡;原醛症患者醛固酮分泌呈自主性,不受高钠摄入的抑制。方法:患者取卧位,予静脉滴注生理盐水2000mL,4小时内输完,输注前后测定血浆醛固酮。结果判定:目前认为盐水试验后的血浆醛固酮如果超过10ng/(mL·h),肾素小于1.0ng/(mL·h),则多可明确PA,小于5ng/m,则PA可能性小。介于5～10ng/dL,则需权衡。

2)高钠试验:在高血压及低血钾得到控制后,每日摄入高钠饮食,钠218mmol/d(约等于NaCl12.8g),连续3天,在高钠饮食的第3日留取24小时尿测定醛固酮、钠及肌酐。结果判定:24小时尿钠大于200mmol/L说明钠摄入充足,24小时醛固酮大于12mg/24h应考虑自主性醛固酮分泌。该试验的敏感性和特异性分别为96%和93%。严重高血压患者进行该试验时应仔细评估其风险,该项试验进行过程中可增加尿钾排泄,导致低血钾加重,因此试验过程中应加强补钾,并密切监测血钾水平。

3)卡托普利试验:卡托普利为ACE抑制剂,可降低肾素调节的醛固酮分泌。方法:清晨卧位抽血测醛固酮及 PRA,予卡托普利(巯甲丙脯酸)50mg 口服,2 小时后予坐位抽血测醛固酮和 PRA。结果判定:正常人服卡托普利后血醛固酮水平降低,通常降低>30%,或<416pmoI/L(15ng/dL),而 PRA 增加,原醛症患者无明显变化。该试验敏感性为 90%~100%,特异性为 50%~80%。

3)氟氢可的松抑制试验:患者口服 0.1mg 氟氢可的松,每 6 小时 1 次,共 4 天,同时应用 KCL 缓释片进行补充(每 6 小时 1 次,使血钾保持接近 4.0mmol/L),应用缓释 NaCl(30mmol,每日 3 次与餐同服)以及保持足够的食物盐摄取,以保证尿钠排泄率至少为 3mmol/kg 体重,第 4 日上午 10 点取血醛固酮和 PRA,患者应取坐位,血浆皮质醇应测上午 7 点和 10 点值。结果判定:第 4 日晨 10 点立位血浆醛固酮>6ng/dL 同时 PRA<1ng/mL/h,血浆皮质醇在 10 点的值小于 7 点的值(排除 ACTH 混杂的影响)则可确诊原醛。该试验目前在临床已较少使用。

(4)PA 的定位

1)肾上腺 CT:有助于发现直径在 1cm 以上的占位病变,但对小于 1cm 的腺瘤,CT 检出率低于 25%,CT 与肾上腺静脉取血的一致率仅为 53%,因此,为了明确治疗方案,对有手术意愿与可能的患者,应辅以肾上腺静脉取血。

2)肾上腺静脉取血:目前肾上腺静脉取血被认为是原醛分型、定位的金标准,该技术在两侧肾上腺静脉直接取血,能较精确地反映患者两侧肾上腺分泌醛固酮的量。其判别一侧肾上腺优势分泌的敏感性和特异性分别是 95% 和 100%。

(二)辨证诊断

原发性醛固酮增多症以肝肾不足,脾气亏虚为主要病理基础,上实下虚为其主要病机。肝肾阴虚,水不涵木,肝阳虚越,故可见头目眩晕;中土无制,脾不主四肢,筋脉失养,日久发为肉痿,肢体乏力;阴虚内热则口渴多饮;肾气亏虚无以约束小便则多尿;心脉失养则心悸。

1. 肝肾不足型

症状:头痛,头晕,耳鸣,肌肉痿软,烦渴,多饮,多尿,舌质偏红,脉沉细。肾藏精而开窍于耳,髓海空虚则头痛、头晕、耳鸣;肝肾阴虚,虚热内炽,故引水自救而见烦渴、多尿;肾亏无以约束小便则多尿;肝肾不足,精血不能濡养则肌肉痿软。

2. 湿浊中阻型

症状:脘腹痞胀,甚至腹胀如鼓,恶心欲吐,食欲缺乏,口渴,肢体痿软麻木,小腿及腰胯困重,头重,头痛,视物模糊,苔白腻,脉迟缓。湿浊中阻,气机不利则脘腹痞胀,腹胀如鼓,食欲缺乏;胃气上逆则恶心欲吐;湿浊中阻,经脉不血运行不畅,无以濡养筋骨经脉则肢体痿软麻木,小腿及腰胯困重;湿蒙清阳则头重、头痛,视物模糊;湿浊为重则见苔白腻,脉迟缓。

三、鉴别诊断

(一)现代医学鉴别诊断

1. 与非醛固酮所致盐皮质激素过多综合征相鉴别

患者呈高血压、低血钾性碱中毒,肾素-血管紧张素系统受抑制,但血、尿醛固酮不高,反而降低。按病因可再分为2组。

(1)真性盐皮质激素过多综合征:患者因合成肾上腺皮质激素酶系缺陷,导致产生大量具盐皮质激素活性的类固醇(去氧皮质酮DOC)。应采用糖皮质激素补充治疗。

1)17-羟化酶缺陷:出现以下生化及临床异常。①性激素(雄激素及雌激素)的合成受阻,于女性(核型为46,XX者)引起性幼稚症,于男性(核型为46,XY者)引起假两性畸形;②糖皮质激素合成受阻,血、尿皮质醇低,血17-羟孕酮低,血ACTH升高;③盐皮质激素合成途径亢进,伴黄体酮、DOC、皮质酮升高,引起潴钠、排钾、高血压、高血容量,抑制肾素-血管紧张素活性,导致醛固酮合成减少。

2)11β-伊羟化酶缺陷:引起以下生化及临床症状。①血、尿皮质醇低,ACTH高;②雄激素合成被兴奋,男性呈不完全性性早熟,伴生殖器增大;女性出现不同程度男性化,呈假两性畸形;③11β-羟化酶阻滞部位前的类固醇:DOC产生增多,造成盐皮质激素过多综合征。

上述两种酶系缺陷皆伴有双侧。肾上腺增大,可被误诊为增生型醛固酮增多症,甚至有误行肾上腺切除术者。

(2)表象性盐皮质激素过多综合征(AME):其病因为先天性11β-羟类固醇脱氢酶(11β-HSD)缺陷。表现为严重高血压,低血钾性碱中毒,多见于儿童和青年人。可发生抗维生素D的佝偻病,此由于盐皮质激素活性所致高尿钙。此病用螺内酯治疗有效,但此药的抗雄激素及抗孕激素作用限制了其长期应用,尤其是儿童、少年患者。用地塞米松部分患者可奏效。糖皮质激素受体与盐皮质激素受体的结构相近,皮质醇可与MR结合,并使之激活,但在正常时,于肾小管上皮细胞处11β-HSD使皮质醇转变为可的松而失去活性。而在AME中,11β-HSD有缺陷,皮质醇得以作用于MR,引起盐皮质激素过多的临床表现。患者尿17-羟及游离皮质醇排出量远较正常为低,但血浆皮质醇正常,这是由于皮质醇的灭活、清除减慢,每日分泌量减少。此外,尿中可的松代谢物/皮质醇代谢物比值降低。

2. 与LiddLe综合征相鉴别

此为一常染色体显性遗传疾病,患者呈高血压、肾素受抑制,但醛固酮低,并常伴低血钾,用螺内酯无效,表明病因非盐皮质激素过多。阻止肾小管上皮细胞重吸收钠并排泄钾的药物,如阿米洛利、氨苯蝶啶可纠正低血钾,降低血压。此症的病因为上皮细胞钠通道异常,突变使通道处于激活状态,导致钠重吸收过多及体液容量扩张。治疗可用阿米洛利10mg,每日服2~3次,或氨苯蝶啶100mg,每日服3次;待血钾、血压恢复正常后,改用维持量,前者2.5~5mg,每日服2~3次,后者50mg每日服1~2次。

3. 伴高血压、低血钾的继发性醛固酮增多症

肾素活性过高所致继发性醛固酮增多症可伴高血压、低血钾,需与原醛症鉴别。肾素过多症又可分为原发性或继发性。原发性者由分泌。肾素肿瘤所引起,继发性者因肾缺血所致。

(1)分泌肾素的肿瘤:多见于青年人,高血压、低血钾皆甚为严重,血浆肾素活性特高。肿瘤可分为两类:

1)肾小球旁细胞肿瘤。

2)Wilm's瘤及卵巢肿瘤。

(2)继发性肾素增高所致继发性醛固酮增多:包括:

1)高血压病的恶性型,肾普遍缺血,伴肾素增多,部分患者可呈低血钾,血压高,进展快,常有氮质血症或尿毒症。一般无碱中毒,由于肾功能不良,可有酸中毒。

2)肾动脉狭窄所致高血压,进展快,血压高,在上腹中部或肋脊角区可闻及血管杂音。由全身性、多发性大动脉炎所致者可在颈部、腋部听到血管杂音或一侧桡动脉搏动减弱或不能触及。放射性核素肾图示患者肾功能异常。肾动脉造影可确诊。

3)一侧肾萎缩,也可引起严重高血压及低血钾。

(二)中医学鉴别诊断

1. 与痹病相鉴别

久病痹病,也有肌肉消瘦者,与本病相似,但均有关节、肢体疼痛,与本病力弱不痛有根本的区别。

2. 与风痱相鉴别

风痱以步履不正,手足笨拙,动作不准,废而不用为主症,常伴有舌体病变,言语不利;而痿病则以力弱,肌肉萎缩为主症,两者有所区别。两者均可隐袭起病,病久也可痿痱并病。

四、临床治疗

(一)提高临床疗效的要素

主要审察虚实,辨别所主脏腑。若起病急骤,病情发展较快,多属实证;若起病缓慢,经久不愈,多属虚证。实证中如下肢痿弱无力,有受湿等病史,伴舌苔黄腻、脉滑者,多属湿热浸淫;虚证中如以纳少便溏,肌肉软弱无力为主症者,多属脾胃虚弱;以腰膝酸软,伴头晕遗精为主症者,多属肝肾亏虚。也有肝肾阴虚,风木内动的虚实夹杂之证。

(二)辨病治疗

原醛的治疗可分为药物治疗和外科治疗。

1. 药物治疗

原醛患者的药物治疗目标为既要控制血压又要纠正低血钾,还要消除高醛固酮血症对靶器官的损害。对于肾上腺皮质增生患者药物治疗效果好,手术的远期效果差。螺内酯是目前常用的醛固酮拮抗剂,是内科治疗的主要手段。但它是非选择性醛固酮受体拮抗剂,也可作用于性激素受体并导致男性乳腺发育,女性月经紊乱等不良反应。依普利酮是螺内酯的衍生物,可选择性作用于醛固酮受体而避免了上述不良反应。同时应补钾并加强降压治疗。对于地塞米松可抑制型应给予地塞米松治疗。

2. 外科治疗

对于腺瘤或腺癌的患者应及早手术治疗,术前应适当的低钠饮食,每日补钾3~

6g,螺内酯120～240mg/d,分3～4次口服,使术前血压、血钾正常。

(三)辨证治疗

1. 辨证论治

(1)肺热津伤

症状:病起发热之时,或热退后突然肢体软弱无力,皮肤枯燥,心烦口渴,咽干咳呛少痰,小便短少,大便秘结,舌红苔黄,脉细数。

治法:清热润肺,濡养筋脉。

方药:清燥救肺汤。

方中以人参、麦冬、生甘草甘润生津,益气养阴;生石膏、霜桑叶、苦杏仁、火麻仁宣肺清热,润燥降逆;蜜炙枇杷叶、阿胶、炒胡麻仁润肺滋阴清燥。若壮热,口渴,汗多,则重用生石膏,还可加银花、连翘以清热解毒,养阴生津。若咳呛少痰,加炙瓜蒌、桑白皮、川贝、知母润肺止咳化痰。咽干不利者,加花粉、玉竹、百合养阴生津。若身热退净,食欲减退,口燥咽干较甚者,证属肺胃阴伤,宜用益胃汤加薏苡仁、山药、生谷芽之类,益胃生津。

本证肺热而津已伤,勿滥用苦寒、香燥、辛温之品重亡津液,可佐养胃清火之药,如沙参、玉竹、山药之类,胃火清则肺金肃,也是"治痿独取阳明"之法。

(2)湿热浸淫

症状:四肢痿软,肢体困重,或微肿麻木,尤多见于下肢,或足胫热蒸,或发热,胸脘痞闷,小便赤涩;舌红苔黄腻,脉细数而濡。

治法:清热燥湿,通利筋脉。

方药:加味二妙散。

方中黄檗苦寒清热燥湿;苍术健脾燥湿;萆薢导湿热从小便而出;当归、牛膝活血通络;龟甲滋阴潜阳,养肾壮骨。全方合用,有清化下焦湿热,而又不伤阴之效。若湿盛,伴胸脘痞闷,肢重且肿者,可加厚朴、薏苡仁、茯苓、泽泻理气化湿。若长夏雨季,酌加藿香、佩兰芳香化浊。若形体消瘦,自觉足胫热气上腾,心烦,舌红或苔中剥,脉细数,为热甚伤阴,上方去苍术加生地黄、麦冬以养阴清热。如肢体麻木,关节运动不利,舌质紫,脉细涩,为夹瘀之证,加赤芍、丹参、红花活血通络。

本证重在清热燥湿,不可急于填补,以免助湿恋邪,或热已伤阴,则应清养,仍需注意养阴而不得碍湿。

(3)脾胃亏虚

症状:肢体痿软无力日重,食少纳呆,腹胀便溏,面浮不华,神疲乏力,舌淡,舌体胖大,苔薄白,脉沉细或沉弱。

治法:健脾益气。

方药:参苓白术散。

方中人参、白术、山药、扁豆、莲子肉甘温健脾益气;茯苓、薏苡仁健脾渗湿;陈皮、砂仁和胃醒脾。若肥人多痰,可用六君子汤补脾化痰。中气不足,可用补中益气汤。心悸气短者,加黄芪、当归益气生血。如肌肉麻木不仁,苔白腻者,加橘络、白芥子化

痰通络;消瘦,舌质紫暗者,可用圣愈汤益气养血,再加桃仁、红花、牛膝活血化瘀

(4)肝肾亏损

症状:起病缓慢,四肢痿弱无力,腰脊酸软,不能久立,或伴眩晕、耳鸣、遗精早泄,或月经不调,甚至步履全废,腿胫大肉渐脱,舌红少苔,脉沉细数。

治法:补益肝肾,滋阴清热。

方药:虎潜丸。

方中虎骨(可用狗骨代)、牛膝壮筋骨利关节;锁阳温肾益精;当归、白芍养血柔肝荣筋;黄檗、知母、熟地黄、龟甲滋阴补肾清热;少佐陈皮以利气,干姜以通阳。本方治肝肾阴亏有热的痿病,为肝肾亏损证的基本方。

热甚者去锁阳、干姜,或用六味地黄丸加牛骨髓、猪骨髓、鹿角胶、枸杞子、砂仁治之。若兼见面色萎黄不华,心悸,舌淡红,脉细弱者,加黄芪、党参、当归、鸡血藤以补养气血。

若久病阴损及阳,症见怕冷,阳痿,小便清长,舌淡,脉沉细无力者,不可用凉药以伐生气,虎潜丸去黄檗、知母,酌加鹿角片、补骨脂、肉桂、附子等补肾壮阳。此外,也可加紫河车粉,或用牛骨髓、猪骨髓煮熟,捣烂和入米粉,再用白糖或红糖调服

本证以阴虚夹热者为多,但应分清有热无热,虚火当滋肾,无火当填精,若阳虚者则又当温煦为治。

各证都可结合针灸、推拿、气功等综合治疗,有助于提高痿病的治疗效果。

目前对原发性醛固酮增多症的外治疗法有待进一步临床及实验研究。

3. 成药应用

(1)健步虎潜丸

组成:知母20g,黄檗40g,熟地黄20g,龟甲(制)40g,当归10g,白芍20g,虎骨(制)10g,牛膝35g,锁阳10g,陈皮7.5g,干姜5g,羊肉320g。

用法:口服,一日2次,1次1丸(每丸重9g),淡盐汤或温开水送下。

功效:滋阴降火,强筋壮骨。

主治:肝肾阴亏的筋骨痿软症,小儿麻痹症后遗症,膝关节结核,筋骨痿软属阴虚有热者。

(2)四妙丸

组成:苍术、黄檗、牛膝、薏苡仁。

用法:口服。成人每次6g,每日3次,小儿用量酌减。

功效:清热祛湿,通筋利痹。

主治:多用于湿热下注的痿证、脚气病等。

4. 单方验方

(1)杜仲炖猪肚:杜仲30g,猪肚250g,共煮去药,饮汤食肉。有补肝肾、强筋骨、降血压功效。

主治:原发性醛固酮增多症属肝肾亏虚者。

(2)青鱼煮韭黄:用青鱼50g,去鳞及内脏,加韭黄250g,煮食之。能补气化湿,主

治原发性醛固酮增多症脚弱无力,下肢重痛的气虚夹湿型。

(3)朱进忠方

组方:牛膝12g,地龙9g,秦艽6g,香附9g,甘草6g,当归6g,白芍9g,黄檗9g,五灵脂9g,桃仁9g,红花9g,羌活3g,黄芪15g。

用法:水煎服,一日1剂。

功效:益气养血,理气活血,燥湿清热。

(4)杜仲秦艽汤

组成:杜仲9g,秦艽12g,天麻12g,防己10g,乳香10g,没药10g,红花9g,三七10g(粉冲),威灵仙10g,松节10g,桂枝12g。

用法:水煎服、每日1剂。

功效:益肝肾、除风湿,止痹痛。

主治:原发性醛固酮增多症以神经肌肉功能障碍为主者。

(5)建瓴汤(《医学衷中参西录》)加葛根

组成:生山药、怀牛膝、生赭石、生龙骨、生牡蛎、生地黄、生白芍、柏子仁、磁石。
用法:煎汤口服,每日一剂。功效:滋阴潜阳,健脾利湿。主治:肝肾阴虚,肝阳上亢证。

第五章 代谢综合征

代谢综合征(MS)是一组以肥胖、高血糖(糖尿病或糖调节受损)、血脂异常(高甘油三酯血症和/或低高密度脂蛋白胆固醇血症)以及高血压等聚集发病,严重影响机体健康的临床症候群,是一组在代谢上互相关联的危险因素的组合,这些因素直接促进了动脉粥样硬化性心脏病的发生,也增加了发生2型糖尿病的风险。研究表明,代谢综合征患者是发生心脑血管疾病的高危人群,与非代谢综合征者相比,其患有心血管病和2型糖尿病的风险均显著增加。

中医学虽没有与代谢综合征相对应的病名,但根据其临床表现,现代中医认为,其可见于"消渴""肥胖""痰饮""眩晕""胸痹"等诸多病证当中。"痰饮"的概念首见于《金匮要略·痰饮咳嗽病脉证并治》篇,痰饮病是津液代谢失常,水液停聚于身体的某一局部的一种病变;对"肥胖"的认识始于《黄帝内经》,并将肥胖分为"脂人""膏人""肉人"三种类型:"肉坚、皮满者,肥;肉不坚、皮缓者,膏;皮肉不相离者,肉"。《黄帝内经》所言之膏人的脂肪主要分布于腹部,与近代医学的腹型肥胖类型相似,脂人的脂肪均匀地分布全身,形体肥胖,与近代医学的均一性肥胖病相似,肉人则以肌肉之坚实为主,其体重的超标是体内肌肉发达所致,体内脂膏增加不多;"消渴"作为病名,首见于《黄帝内经》,辨证论治始于《金匮要略》,症候分类始于《诸病源候论》,《丹溪心法》将其分为三消:渴而多饮为上消;消谷善饥为中消;渴而便数有膏为下消。

中医药治疗代谢综合征有明显的优势,亦有诸多经验和方法值得借鉴和参考。

一、病因病机

(一)现代医学认识

关于代谢综合征的发病机制目前尚无统一的认识,研究多集中在胰岛素抵抗(IR)、肥胖、炎症反应、氧化应激等方面。传统认为,IR在代谢综合征发病机制中占据重要地位,是代谢综合征的中心环节。生活方式,遗传因素,炎症反应等也参与了MS的发病过程。另外,非酒精性脂肪肝病和多囊卵巢综合征患者的MS患病率要高于正常人群,提示其也可能和MS的发病相关。

1. 肥胖和炎症反应

肥胖,特别是腹部脂肪堆积,慢性持续性炎症反应可能是MS的重要病因。肥胖个体的脂肪组织释放的游离脂肪酸和三酰甘油(TG)增加,循环中的游离脂肪酸和TG可以抑制葡萄糖的摄取和利用,游离脂肪酸浓度升高以及脂毒性可以引起IR,胰岛B细胞功能异常,加重血脂代谢异常,脂肪肝及原发性高血压。肝脏中沉积的TG可以增加纤溶酶原激活物抑制物-1(PAI-1),纤维蛋白原及炎症因子的合成。

脂肪组织不仅是能量储存库,同时还分泌众多的激素,生长因子及其他生物活性物质。肥胖个体脂肪组织可以合成分泌更多的肿瘤坏死因子-α(TNF-α),白介素-6(IL-6)及其他的细胞因子,这些炎症递质可能参与了IR,血脂代谢异常,凝血功能异常等病理生理过程。

研究发现,PAI-1和肝素结合内皮细胞生长因子样生长因子在脂肪细胞中均高表达。人类腹部CT扫描检查发现,腹部脂肪堆积程度和PAI-1浓度明显相关,而循环中的PAI-1是重要的心血管病(CVD)的预测因子。在肥胖人群,特别是腹型肥胖人群中,由内脏脂肪组织堆积引起的血浆PAI-1浓度增高,诱导了血小板凝集功能异常和动脉粥样硬化。脂联素在正常人血浆中的浓度很高,可以抑制血管改变和血糖血脂代谢受损。人类脂联素基因变异及小鼠脂联素基因敲除可能在MS发病中发挥重要作用。由于腹部脂肪堆积导致的血浆脂联素浓度降低和TNF-α,PAI-1浓度增高可能是MS患者血管改变以及代谢异常发生的主要原因。血浆中的脂联素浓度和体重指数(BMI)呈负相关,而瘦素浓度和BMI呈正相关。脂联素与内脏脂肪堆积的负相关性强于脂联素与皮下脂肪的负相关性腹型肥胖引起的TNF-α浓度增高,而TNF-α可以抑制脂联素合成,这可能是腹型肥胖患者的血浆脂联素浓度降低的机制。同时,TNF-α系统活化可以通过不同的机制导致IR,如胰岛素受体和胰岛素敏感的葡萄糖载体减少等,IL-6可以使肝脏合成的急性期反应产物,如CRP及纤维蛋白原增多,CRP可以使单核细胞和内皮细胞合成的细胞因子,细胞黏附分子,组织因子增多。IR和高胰岛素血症患者脂肪组织分泌PAI-1上调。高血压和肥胖相关的机制不明确,肥胖患者血浆血管紧张素2(AngⅡ)和瘦素浓度增高可能参与了这个过程,而减肥可以使血浆中AngⅡ浓度降低。

MS发病与炎症反应水平上调有关。MS状态下,炎症因子如CRP,TNF-α,抵抗素,IL-6,IL-18等水平增高,而抗感染症因子的水平降低。CRP作为重要的炎症标志物,其水平升高与腰围增加,IR,BMI增加及高血糖等明显相关。炎症因子TNF-α通过诱导胰岛素受体底物-1(IRS-1)的丝氨酸磷酸化,诱导了胰岛素受体的丝氨酸磷酸化,抑制了酪氨酸磷酸化,从而影响胰岛素信号的传导。TNF-αmRNA在肥胖人群脂肪组织中表达水平明显高于非肥胖人群,体重减轻后,两个人群TNF-αmRNA表达水平趋于一致。另外TNF-αmRNA表达量与血浆胰岛素浓度呈正相关,提示TNF-α可能参与了IR的发生发展。脂肪组织分泌的抵抗素是与人类肥胖相关的分子。其在脂肪细胞和炎症细胞中表达,并且与炎症反应、IR、动脉粥样硬化等均相关。MS患者的血浆中的抵抗素水平明显增高。这些均提示,炎症反应可能参与了MS的发病过程。

2. 胰岛素抵抗(IR)

胰岛素是一种多向性分子,在氨基酸的摄取,蛋白质合成与分解,脂肪组织TG分解,脂蛋白酯酶活性,极低密度脂蛋白(VLDL)及TG分泌,肌肉组织和脂肪组织摄取葡萄糖,合成糖原中均发挥重要作用。IR被认为是导致各种CVD危险因素聚集的内在因素。在脂肪组织,IR可以使脂解作用增强,血浆中游离脂肪酸(FFA)浓度增高,干扰正常的脂肪代谢,而循环中的HDL-C由于被过度消耗而浓度降低。由于肝脏产生的低密度脂蛋白(LDL)发生了质变,使得血浆中的小而密的LDL浓度增高。肝脏游离脂肪酸负荷过重可以导致肝脏TG分泌增加并在肝脏沉着,这可能是与 MS 相关的 NAFLD 发病的重要原因。循环中的游离脂肪酸通过抑制细胞对葡萄糖的摄取和利用,使 IR 进一步恶化。FFA 进入肝脏组织后,引起肝糖原输出增多,肝脏合成促炎症因子增多,并改变了脂蛋白代谢。肝脏中,流入的 FFA 需要氧化和储存。正常状态下,胰岛素可以增加一系列在 TG 生物合成中起关键作用的基因表达,同时减少 VLDL、TG 和载脂蛋白 B 的合成和分泌,增加载脂蛋白 B 的降解。IR 患者,流入肝脏的 FFA 多,TG 合成和储存增多,过多的 TG 以 VLDL 的形式分泌,而肝脏分泌的 VLDL 增加是 IR 的重要原因。在肌肉组织中,血浆 FFA 可以影响葡萄糖一脂肪酸循环,而 TG 在肌肉组织中的沉积是肌肉 IR 的重要原因。在胰岛 B 细胞中,最初游离脂肪酸可以刺激胰岛素的分泌,而长期作用是抑制胰岛素分泌。在血管内皮细胞中,胰岛素可以刺激一氧化氮、内皮素-1 的生成,二者处于平衡状态。然而 IR 打破了这种平衡,导致血管内皮细胞功能紊乱,对 PA1-1、vWF、tPA 等凝血相关的因子调控能力下降,胰岛素相关性血管舒张功能受损,NO 相关性抗感染、抗血小板凝集作用降低。胰岛素可以直接刺激血管内皮细胞黏附分子-1(VCAM-1)和 E-选择素表达,这种变化使凝血功能处于高凝状态。研究提示,PAI-1 除了参与凝血机制外,还可以影响脂肪细胞的分化成熟及胰岛素信号转导,诱导 IR。因此,PA1-1 抑制剂可能用于 MS 的治疗。

IR、高胰岛素血症和原发性高血压的发病密切相关。然而,胰岛素本身具有的抗利尿和激活交感神经等作用,可能是维持高血压状态而不是导致高血压的重要因素。肥胖、脂肪蓄积可使游离脂肪酸(FFA)释放增多,脂肪分子蓄积到骨骼肌,都可以引起 IR。胰岛素钳夹试验显示,血浆脂肪负荷后可引起 IRS 肥胖患者脂肪细胞大量产生和分泌 TNF-α 和抵抗素,引起 IRS 蛋白的酪氨酸磷酸化能力下降,磷脂酰肌醇 3 激酶(H3K)通路功能不全,并与骨骼肌和肝脏的 IR 相关。另外,IR 还和各种应激反应、饮食诱导的肥胖、交感神经活性增高等因素相关,而这些因素均与 MS 发病有关。

3. 非酒精性脂肪肝病(NAFLD)

NAFLD 是一种代谢性肝病,在没有饮酒史的患者肝脏出现了脂肪堆积的病理学改变。NAFLD 与 MS 及其组分如肥胖、高血糖、糖耐量减低等相关,其他的相关因子包括凝血因子异常,CRP 升高,脂联素降低等。NAFLD 在排除肥胖因素后,仍与 MS 各个组分均存在明显相关关系。流行病学调查提示,NAFLD 独立于其他因素,对 MS、T2DM 和 CVD 有预测作用。肝脏是心血管危险因素产生的重要场所,NAFLD 所导致的肝糖、VLDL、CRP、凝血因子等过多的输出,可以增加 MS、T2DM 和 CVD 风险。而 MS 和 NAFLD 又可以增加 T2DM 的发病,加速肝病的进展。脂肪组织的促炎症反应和 NAFLD 的发病有关,但其具体机制不清楚。肝脏脂肪组织和普通脂肪组织诱发的炎症反应的水平均可以随着体重的减轻而降低。

谷丙转氨酶(ALT)活性是衡量肝细胞损伤的常用标志物,后来发现它也是 MS 的独立相关因素。IR 及与之相关的高胰岛素血症,高浓度的游离脂肪酸流入肝脏,提高了炎症递质水平,这些因素参与了 MS 的发展,同样也可能参与了 NAFLD 的病理过程。

4. 生活方式

高营养饮食和体力活动减少可以诱导氧化应激和炎症反应。口服 75g 葡萄糖可以使超氧化物合成量增加 140%，同时使 NADPH 氧化酶的亚单位 p47phox 合成量增加，NADPH 氧化酶可以将分子状态的 O_2 转化为过氧化物态。肥胖和 MS 的促炎症状态来源于能量过多摄入，这种促炎症状态加重了 IR。另外一些相对次要的因素如遗传因素也可能参与了 MS 相关的炎症反应。过多的营养摄入与 MS 具有相关性。决定了抑制这种慢性炎症反应最基本的方法是采用限热量饮食，其他的生活方式干预方式包括体育运动等。体育运动可以降低炎症反应和氧化应激的水平。

多囊卵巢综合征（PCOS）、IR、腹部脂肪堆积、高血压、高 TG 血症、低 HDL-C 及血糖代谢异常在 PCOS 的女性中常见。女性腹部脂肪堆积与循环中总睾酮及游离睾酮水平升高相关，IR 在 PCOS 发病过程中发挥重要作用，PCOS 似乎与 MS 有很多相似的特征，提示二者可能存在关联。PCOS 最重要的标志是雄激素增多症和持续无排卵。患有 MS 的女性中，PCOS 患者雄激素增多症和持续无排卵发生率高。此外，在男性，MS 可能和低雄激素水平有关，PCOS 与 MS 之间的联系尚待进一步认识。

（二）中医学认识

MS 与先天禀赋及后天生活方式环境有密切关系，近年来对禀赋体质差异和后天生活方式等病因认识趋于统一。MS 本虚标实，病位涉及脾、肝、肾、三焦诸脏腑，而痰浊、瘀血贯彻疾病始终，这是目前较为公认的 MS 病机。

1. 禀赋不足，脏腑功能紊乱

中医认为，肾藏精，具有储存、封藏精气之生理功能。肾藏精有两种含义，一为男女生殖之精，是生育、繁殖的最基本物质，所谓"人始生，先成精"；一为"后天水谷之精"，是人体赖以生长、发育的物质基础。先天之精气与后天之精相互依存，先天之精依赖后天之精不断培育和充养，才能不断充盈，后天之精又依赖先天之精方能不断地摄入和化生，另外，肾精所化生之元气能推动人体生长发育和生殖，激发和调节各个脏腑、经络等组织器官生理功能，为人体生命活动的原动力。若先天禀赋不足，元气亏损，易患遗传性疾病。研究表明，痰湿和阴虚特点的体质偏极之人较常人易发 MS，体质偏极者在多种原因诱导下发病，病至 MS 阶段，均易出现痰湿内蕴、瘀血阻滞之证。在体质类型与 MS 及其各种变证的相关性研究显示，痰湿型体质群体更易发生肥胖、消渴、胸痹、眩晕等疾病。

2. 过食肥甘

饮食过量分为两种，一者食量过大，一者多食肥甘。食量过大，壅滞中焦之气，有碍脾胃升降，枢机不得斡旋最终导致运化失职，脾气瘀滞；多食肥甘，肥者令人内热，甘者令人中满，所碍的也是中焦气机。饮食营养的过剩，已成为 MS 的主要致病因素。食郁是气、血、痰、热、食、湿六郁的核心，气滞、痰阻、水湿、内热等其他郁证表现都是在饮食过量，脾胃不能正常运化的基础上产生的，因此 MS 的发展演变规律可以用"郁、热、虚、损"来概括。

3. 好逸恶劳

缺乏运动是活动减少，脾主四肢肌肉，活动的减少必然影响脾的健运。脾不能为胃行其津液，脾不散精，物不归正化则为痰、为湿、为浊、为脂，进而变证百生。

4. 体弱正虚

随着年龄的增长，肾气逐渐亏虚。肾主藏精，内含元阴元阳。元阳推动、激发脏腑、组织、器官的功能活动，元阴受五脏六腑之精而藏之。故气阴两伤为始，进而阴损及阳，至阴阳两虚，而久患者络脉而成，故使血内阻，使脏腑功能失调，体内各种代谢失衡，从而变证百出。

5. 情志失调

长期过度的精神刺激，或平素情志不舒，郁怒伤肝，肝失疏泄，导致气机郁结，机体精微物质运行障碍，积热内蕴，均可导致消渴、胸痹、眩晕等。肝脏与情志致病的关系最为密切。肝疏泄功能的正常是保持人情志舒畅的基本。肝失疏泄不仅影响脾的升清功能，上则为眩晕，下则为飧泄；而且还影响到胃的降浊功能，上为嗳气呕逆，中为腹胀纳呆，下则为便秘。肝失疏泄，肝气郁结，心情抑郁，或疏泄太过，心情急躁易怒，肝气一滞，气机不畅，血行艰涩；水液代谢受阻，也可为痰为湿，导致肥胖、眩晕、胁痛等疾病的发生。人体的精神意识活动、气血运动、饮食消化、吸收、糟粕排泄、津液宣发、输布和排泄等，都需要肝的疏泄来调理，如果肝脾功能失调，则易导致气机紊乱，进而有痰浊、瘀血、积聚等一系列病理产物产生。

总之，禀赋体质、过食肥甘、缺乏运动、体弱正虚、情志失调等外在因素与机体共同作用必然导致代谢综合征患者之血中总胆固醇、三酰甘油、低密度和极低密度脂蛋白升高，血糖升高，血尿酸增多，血液聚集性和黏滞性升高等，其本质均为痰瘀证。本病病机早期以脏腑气血阴阳失调为主，中期以痰湿互结为重，后期则寒热、虚实、瘀浊交错互为因果。

二、临床诊断

(一) 辨病诊断

代谢综合征的诊断标准尚未在全世界完全统一，国际上主要有 WHO(1999)、美国国家胆固醇教育纲要成人教育组第 3 次报告(NCEP-ATPⅢ 2005)以及 IDF(2005)等 3 个代谢综合征的诊断标准(详见表 5-1)。我国也制订了以中国人调查数据及研究结果为基础的代谢综合征定义，分别是 2004 年及 2013 年中华医学会糖尿病学分会(CDS)和 2007 年《中国成人血脂异常防治指南》制订联合委员会(JCDCG)建议的代谢综合征诊断标准。

表 5-1 国际代谢综合征诊断标准

指　标	WHO(1999)	NCEP-ATPⅢ(2005)	IDF(2005)
初选人群	高血糖及胰岛素抵抗人群	全人群	中心性肥胖人群
组成成分数	初选人群中至少 2 项其他分组	至少三项	初选人群中至少 2 项其他分组

续表

指标	WHO(1999)	NCEP-ATPⅢ(2005)	IDF(2005)
肥胖			
BMI(kg/m2)	≥30 和(或)	—	—
腰围(cm)	—	不同人种采用特定的腰围,华人:男≥90cm,女性≥80cm	不同人种采用特定的腰围,华人:男≥90cm,女性≥80cm
腰臀比	>0.90(男),0.85(女)		
血脂紊乱			
TG(mmol/L)	≥1.70 和(或)	≥1.70[b] 或接受相应的调脂治疗者	≥1.70[b] 或接受相应的调脂治疗者
HDL-C(mmol/L)	<0.9(男),<1.0(女)	<1.04(男),<1.30(女)	<1.03(男),<1.29(女) 或接受相应的调脂治疗者
高血压(mmHg)	≥140/90	>130/85 和(或)已确诊为高血压并治疗者	>130/85 和(或)已确诊为高血压并治疗者
高血糖			
FPG(mmol/L)	≥6.1 和(或)	≥5.6 和(或)已确诊为糖尿病并治疗者	≥5.6 和(或)已确诊为糖尿病并治疗者
2hPG(mmol/L)	>7.8 和(或)已确诊为糖尿病并治疗者	—	—
胰岛素抵抗	高胰岛素正糖钳夹试验的 M 值上四分位数 μ		
微量清蛋白尿			
尿清蛋白(μg/min)	≥20	—	—
尿清蛋白/肌酐(mg/g)	≥30		

注:BMI,体质指数;TG,三酰甘油;HDL-C,高密度脂蛋白胆固醇;FPG,空腹血糖;2hPG,餐后2h血糖。

NCEP-ATPⅢ,美国国家胆固醇教育纲要成人教育组第3次报告;IDF,国际糖尿病联盟;a,若 BMI>30 kg/m² ,不需要测量腰围,即可诊断为中心性肥胖;b,NCEP-ATPⅢ及 IDF 诊断标准中,高 TG 和低 HDL-C 分别作为2个单独的组分;c,如果

FPG 超过 5.6mmol/L(100mg/dL)，推荐进行口服葡萄糖耐量试验，但对诊断代谢综合征并非必备检查。在临床实践中，糖耐量异常亦可作为诊断依据，在代谢综合征流行病学研究中，只有空腹血糖和已被诊断为 2 型糖尿病，但在流行病学研究中也多结合筛查糖负荷后 2h 血糖，以期早期预防及发现糖尿病；1mmHg=0.133kPa。

CDS2004 建议中的超重和(或)肥胖病诊断选用了 BMI≥25kg/m² 来代表中心性肥胖。事实上，相较于白种人，中国人肥胖程度较轻，而体脂分布趋向于向腹腔内积聚，更易形成腹型肥胖。即使在正常体重(BMI<kg/m²)人群中，亦有 14%的人表现为腹内脂肪的严重堆积。国内大样本人群研究资料表明，采用磁共振成像技术精确评价腹内脂肪积聚，确定中国人腹内脂肪面积>80cm² 可作为腹型肥胖的精确标准；同期的腰围参数对比分析与预测糖尿病的随访研究均提示将简易体脂参数(男性腰围≥90cm 和女性腰围≥85cm)作为中国人腹型肥胖的诊断切点较为合理，且与日韩等东亚人群研究结果相似。

2007 年 JCDCG 采用了该腰围标准制订了新的代谢综合征的工作定义。考虑中国人血脂异常主要表现为高三酰甘油和低 HDL-C，"血脂边缘异常及异常"(总胆固醇≥5.20mmol/L 或 LDL-C≥3.12mmol/L 或三酰甘油≥1.70mmol/L 或 HDL-C<1.04mmol/L)的标准化患病率已高达 56.2%～76.0%，且 HDL-C<1.04mmol/L(40mg/dL)人群缺血性心血管病风险增加 50%，其代谢综合征定义中血脂紊乱的标准不再进行性别区分。JCDCG 的代谢综合征新定义较之用 IDF(2005)和 NCEP-ATPⅢ2001 定义对心血管事件发生风险具有更好的预测价值，风险比分别为 1.55、1.21 和 1.23。

2013 年的 CDS 建议在 2004 年版的基础上，对代谢综合征的组分量化指标进行了修订，具体诊断标准如下：

(1)腹型肥胖：腰围男性≥90cm，女性≥85cm。

(2)高血糖：空腹血糖≥6.1mmol/L 或糖负荷后 2h 血糖≥7.8mmol/L 和(或)已确诊为糖尿病并治疗者。

(3)高血压：血压≥130/85mmHg 及(或)已确认为高血压并治疗者。

(4)空腹 TG≥1.7mmol/L。

(5)空腹 HDL-C<1.04mmol/L。以上具备三项或更多项即可诊断。

(二)辨证诊断

代谢综合征与脾、肝、肾三脏关系密切，以痰浊瘀滞为其病机核心。脾失健运，肝失疏泄，脾肾不足；水湿内生，痰浊停滞，瘀血内阻而为本病。病久郁积化热，耗气伤阴，本虚标实，常二者、三者并存，或交互为患。

1. 气滞湿阻型

(1)临床症候：患者可能没有明显不适，仅有体胖腹满，食多，不耐疲劳等症状。舌苔多略为厚腻，脉象多见弦或略滑。

(2)辨证要点：体型肥胖，食多，易疲劳，舌苔厚腻，脉弦或略滑。

2. 痰瘀互结型

(1)临床症候:胸脘腹胀、头身困重,或四肢倦怠,胸胁刺痛。舌质暗、有瘀斑,脉弦或沉涩。

(2)辨证要点:胸腹胀满,胸胁刺痛,舌暗,有瘀斑,脉弦或沉涩。

3. 气阴两虚型

(1)临床症候:疲倦乏力,气短自汗,口干多饮,大便干结。舌质淡红,少苔,脉沉细无力或细数。

(2)辨证要点:气短,舌淡红,脉沉细无力。

4. 脾肾气虚型

(1)临床症候:气短乏力,小便清长,腰膝酸痛,夜尿频多,大便溏泄,或下肢水肿,尿浊如脂,阳痿,头昏耳鸣等。舌淡胖,苔薄白及嫩,脉沉细或细弱无力。

(2)辨证要点:乏力,腰酸,夜尿频多,便溏泻,阳痿,耳鸣,舌淡胖,苔薄白,脉沉细或细弱无力。

三、鉴别诊断

(一)现代医学鉴别诊断

临床中有许多可能伴有胰岛素抵抗,但没有代谢综合征的一些相关疾病的临床表现,而另一些疾病可能具有多种代谢综合征相关疾病的临床表现,但却没有胰岛素抵抗。这些疾病在临床工作中均需与代谢综合征相鉴别。

1. A型胰岛素抵抗综合征

是胰岛素受体缺陷所致,以女性多见,幼年多发。临床表现可有:

(1)糖尿病。

(2)多伴黑棘皮病。

(3)可有多囊卵巢、多毛、闭经、男性化过早发育。

OGTT试验提示糖耐量低下,血中胰岛素、C肽水平上升,胰岛素受体抗体阴性。

2. B型胰岛素抵抗综合征

是因胰岛素受体抗体的存在,以女性多见,多于成年发病。临床表现为:

(1)糖尿病。

(2)常伴黑棘皮病。

(3)常有自身免疫性疾病,如SLE、Siogren综合征等。糖耐量低下,时有低血糖。血中胰岛素、C肽水平上升,胰岛素受体抗体阳性。

3. 矮妖精貌综合征(Leprechaunism综合征)

临床特点如下:

(1)多见于女婴。

(2)丑陋面容,眼距过宽、眼球突出、鞍鼻、口唇厚而突出。

(3)全身发育不良、矮身材、皮下及肌肉组织减少。

(4)智力低下。

(5)卵巢肥大、外阴部肥大、乳房及乳头肥大、多毛症。

(6)67%患者有胰岛过度增生,显示糖耐量异常,血浆胰岛素水平上升。本病可能为胰岛素受体后异常所致。

4. 脂肪萎缩性糖尿病分为两种类型

(1)先天型:又称 Seip 综合征。

(2)获得型:又称 Lawrence 综合征。最特征的表现是全身性脂肪组织的萎缩,肝、脾、唾液腺和淋巴结均肿大,严重高脂血症,明显胰岛素抵抗和基础代谢率增高。

5. 皮质醇增多症

临床表现有向心性肥胖、皮肤变薄、多血质等,血浆皮质醇水平上升,小剂量地塞米松抑制试验不能抑制,X 线、CT 等检查可发现有垂体瘤或肾上腺肿瘤或增生。

(二)中医病证鉴别诊断

代谢综合征在中医学中没有与之直接相对应的病证。然而其比较多的接近于糖尿病亦即现代中医学中"消渴病"和"肥胖"的病证表现。其中,消渴病需与瘿病相鉴别。瘿病中气郁化火、阴虚火旺的类型,以情绪激动,多食易饥,形体日渐消瘦,心悸,眼突,颈部一侧或两侧肿大为特征。其中多食易饥、消瘦,类似消渴病中的中消,但眼球突出,颈前瘿肿有形则与消渴有别,且无消渴病的多饮、多尿、尿甜等症。肥胖常需与水肿相鉴别。水肿严重时,体重亦增加,也可出现肥胖的伴随症状,但水肿以颜面及四肢水肿为主,严重者可见腹部胀满,全身皆肿,水肿经治疗病理性水湿排出体外后,体重可迅速减轻,与肥胖有别。

四、临床治疗

(一)提高临床疗效的基本要素

1. 明确目标,综合干预

目前代谢综合征防治的主要目标是预防临床心血管疾病以及 2 型糖尿病的发生,对已有心血管疾病者则要预防心血管事件再发。积极且持久的生活方式治疗是达到上述目标的重要措施。原则上应先启动生活方式治疗,然后是针对各种危险因素的药物治疗。

2. 中西结合,各取所长

在各种危险因素指标的控制上,中医药治疗可能没有西药控制疗效好,但在很多方面,中医药相比西医治疗而言,往往有其独特的优势:

(1)中医药中的很多自然疗法,可以更好地与行为干预(饮食与运动)相结合,更易于患者接受。

(2)代谢综合征需要长期干预,西药常有副反应,而中药从整体调节,患者不良反应相对较少。

(3)西药价格昂贵,患者依从性较差,中药制剂相对价廉。

(4)对于有症状的患者,中医药辨证施治,效果明显。

(二)辨病治疗

1. 基础治疗

主要是生活方式的干预和心理健康的维护,保持良好的身心状态。生活方式干预主要包括保持理想的体重、适当运动、改变饮食结构以减少热量的摄入,戒烟和不过量饮酒等,通过有效的生活方式干预,不仅能够减轻胰岛素抵抗和高胰岛素血症,也能改善糖耐量和其他心血管疾病危险因素。另外心理因素对疾病的影响亦不容忽视。

(1)饮食:饮食疗法是代谢综合征的基础。按照中医理论将食物分为寒凉、温热、平性三类,在代谢综合征的不同时期,可以根据患者的具体体质和表现出来的病理体征采用不同的饮食剂型如:药粥、药膳汤羹、药膳菜肴等,使食物的性味结合,可以显示出食品独特的口感味道和功用。

(2)运动:病变前期、早期可采用中医传统的太极拳、太极剑、五禽戏、八段锦等锻炼功法,活动量可以较大;到代谢综合征的中期,应适当活动,不要过于剧烈;到代谢综合征的后期,应该适量运动,以静养功为主。

(3)心理调适:根据患者的实际需要和特点,给予具体的指导,从小任务做起,逐步树立信心,最终达到自我检测、自我护理、自我治疗;要做好家属及周围人员的思想工作,要正确对待患者;保持患者情绪稳定,使患者精神调摄,心情舒畅,调整情绪,调畅气机,配合医生进行合理的治疗和监测。

2. 针对各种疾病组分的干预治疗

对基础治疗的效果不显著和处在心血管疾病高危状态的个体,则可能需要采用西药进行干预,针对代谢综合征的各个组分进行分别治疗,通过降低与它们每一个相关的危险来全面降低它们对心血管和糖尿病危险性总的影响,如应用:降压药物,调脂药物,抗高血糖药物,抗血小板聚集等药物。

(1)治疗的目标如下:

1)体重在一年内减轻7%～10%,争取达到正常BMI和腰围。

2)血压:糖尿病患者<130/80mmHg,非糖尿病患者<140/90mmHg。

3)LDL-C<2.6mmol/L,三酰甘油<1.70mmol/L,HDL-C>1.04mmol/L(男)或>1.30mmol/L(女)。

4)空腹血糖<6.1mmol/L,负荷后2h血糖<7.8mmol/L及HbAlc<7.0%。

(2)药物应用

1)减轻体重

西布曲明:混合性去甲肾上腺素能及5-羟色胺能神经能作用的药物,兼具抑制去甲肾上腺素及5-羟色胺重摄取的作用,同时对多巴胺的重摄取有轻微抑制作用,每日剂量10～15mg。

奥利司他:抑制胃肠肠道胰脂肪酶,减少脂肪吸收,120mg,tid,减轻体重同时降低舒张压、空腹胰岛素水平、总胆固醇、LDL-C。不良反应为腹泻、便频、大便失禁,耐受性较差,并影响维生素D的吸收。

二甲双胍:降糖药物。能延缓IGF患者T2DM的发生,提高胰岛素受体酪酸酶的活性等,减轻胰岛素抵抗,是MS肥胖、胰岛素抵抗者药物治疗的良好选择之一。

2)减轻胰岛素抵抗:除上述二甲双胍外,过氧化酶增生物激活受体激动剂,即噻唑烷二酮(TZD)是临床常用的增加胰岛素敏感的药物。TZD还能改善粥样脂相、降低血脂及减少尿蛋白的排泄,减少肝脂肪沉着,降低促炎症因子的作用。

3)改善血脂紊乱:首要目标降低 LDC-C 水平,用他汀类治疗,如辛伐他汀、普伐他汀(40mg/d)、阿托伐他汀(10mg/d)、氟伐他汀(40mg/d)、罗伐他汀(5~10mg/d);次要目标:降低 TG,升高 HDL-C,用贝特类或辛伐他汀加烟酸,降低 Apo-B。

MS 高危患者无论其血脂水平如何,均可得益于他汀类治疗。贝特类能改善粥样脂相诸成分,并降低冠心病危险,两类药可优势互补。

胆固醇脂转移蛋白抑制剂。胆固醇脂转移蛋白(CETP)在 HDL 的代谢过程中起到重要作用,抑制 CETP 活性可以延迟 HDL 的分解代谢。目前已经开发了数个 CETP 抑制剂,包括 Pfizer 公司的 torcetrapib、日本烟草公司的 JTT-705 以及 Avant 公司的 CETP 疫苗等,其临床试验均在进行中。研究发现 torcetrapib 对 CETP 的抑制呈剂量依赖性,120mg/d 的 torcetrapib 可以使正常人血浆 HDL-C 升高 70%,LDL-C 下降 20%左右。JTT-705(900mg/d)应用 4 周可以增加血浆 HDL-C30%以上,减低 LDL-C 约 8%。

胆固醇吸收抑制剂依折麦布可抑制肠道内胆固醇的吸收,不仅可以减少食物中胆固醇的吸收,而且在一定程度上阻断了胆固醇的肝肠循环,从而增加胆固醇从肠道的排出。由于依折麦布不通过细胞色素 P450 代谢,虽然也需要经过醛酸化,但依折麦布代谢的 MGT 酶家族不同于他汀类,不影响他汀的药物浓度。因此依折麦布与他汀不发生有临床意义的药物间的相互作用。依折麦布本身降低胆固醇的幅度不大,但与他汀合用则有显著的协同作用,可以减少对他汀的需要量,减少不良反应。临床研究显示,依折麦布 10mg/d 与辛伐他汀 10mg/d 可使 LDL-C 降 44%,与辛伐他汀 80mg/d 的降低 LDL-C 作用相似。同样依折麦布 10mg/d 联合阿托伐他汀 10mg/d,降低 LDL-C 的强度达 50%,与单用阿托伐他汀 80mg/d 的降脂作用相似。依折麦布合用他汀类治疗有效性研究(EASE)结果显示,依折麦布与安慰剂比较,LDL-C 分别降低 25.8mg/dL 与 2.7mg/dL,LDL-C 达标率分别改善 71.0%和 20.6%,TG 水平分别降低 12.8mg/dL 和 1.6mg/dL,HDL-C 升高 1.3mg/dL 和 0.8mg/dL,但不良反应的发生率在两组之间差异无统计学意义。

4)降压治疗:五大类降压药包括 ACEI、ARBs,β-受体阻断剂、利尿剂、钙通道拮抗剂均能有效降压,ACEI 降低心血管方面优于 CCBs、ARBs。ACEI、ARBs 对伴有微量或临床蛋白尿及肾功不全的患者有良好临床保护作用,延缓糖尿病肾病的发展,大剂量利尿剂及 β 受体阻断剂可能恶化胰岛素抵抗及致粥样血脂相。

5)降糖治疗:长期以来,糖尿病以降低血糖为主要目标,这无疑是十分重要和必要的,但大血管病的危险性与血糖值的关系并无确切阈值。大血管病可出现于糖尿病前期,血糖异常升高前很久,故糖尿病新策略应该是全面防止心血管病并发症危险因素,故 MS 血糖治疗主要以控制血脂异常、胰岛素抵抗、控制血压、减轻体重等,血糖高达到 T2DM,按照严格控制血糖标准,空腹 4.4~6.1mmol/L,餐后 4.4~8.0mmol/L,HbAlc<6.5%,可予磺脲类、双胍类、α-葡萄糖苷酶抑制剂或 TZD 类。

6)大麻素受体拮抗药:利莫那班(rimonabant)是大麻素 1 型受体(CB1)拮抗剂,

可以通过:与中枢神经系统的 CB1 结合,减少食物摄取并改善尼古丁依赖;与外周组织脂肪细胞 CB1 结合,增加脂联素含量,后者增强脂肪酸氧化和游离脂肪酸的清除,最终发挥戒烟、减肥、调节血脂异常和改善胰岛素敏感性等多重有利效应。美国心脏病学会 2004 年学术会议上报道了应用利莫那班进行的 RIO-LIPIDS 研究和 STRATUS-US 研究结果。RIO-LIPIDS 研究中,20mg/d 的利莫那班治疗组比安慰剂组平均多减少 6.8kg 的体重、9.1cm 的腰围、15% 的 TG 和 27% 的 CRP,HDL-C 水平则上升了 23%。20mg/d 的利莫那班治疗 1 年后使符合代谢综合征诊断的患者的百分率减少 50%,使代谢综合征患者 OGTT 时血胰岛素水平减低,且其对血脂异常和胰岛素抵抗的改善作用约 50% 是非体重依赖性的(即其改善与减轻体重的效应无关)。STRATUS-US 研究则发现,20mg 利莫那班组戒烟的人数是安慰剂组的 2 倍。

7) 抗血小板药物-阿司匹林:MS 患者经常伴有高凝状态,已有超过 50000 患者应用阿司匹林临床对照试验证明能减少心血管事件的发生。所用剂量为 80～300mg/d。

8) 减少微量蛋白尿:MS 患者的一个临床特征就是出现微量蛋白尿,大约每年有 90% 的微量蛋白尿患者出现严重蛋白尿,后者可于 7～10 年内发展为终末期肾病。应用雷米普利对 9297 例具有 CVD 危险因素的 T2DM 患者平均治疗 5 年,可使脑卒中减少 32%,心肌梗死危险减少 20%,脑卒中死亡减少 26%,糖尿病性肾病发生率下降 20%,且这些作用与降压无关。

9) 以新靶点为基础治疗 MS

① 以 11β2 羟基类固醇脱氢酶 1(11β2HSD1)为靶点:糖皮质激素可直接对抗胰岛素的降糖和抑制脂肪动员的作用。11β2HSD1 负责催化无活性的可的松再活化为有活性的氢化可的松,因此是组织内糖皮质激素的活化酶,在受体前水平调节糖皮质激素活性。肝脏及脂肪组织是体内 11β2HSD1 含量最高的器官,此外肌肉、胰腺以及脑内也有较高表达。动物实验研究表明 11β2HSD1 的分布、表达及活性与 MS 发生和发展密切相关。遗传性糖尿病小鼠(db/db)肝脏 11β2HSD1 的活性显著增加,肝脏和血中糖皮质激素的水平升高。人与啮齿类动物肥胖时均有脂肪组织 11β2HSD1 的活性和 mRNA 表达的特异性上调。而选择性肝组织 11β2HSD1 特异性高表达的转基因小鼠,则产生脂肪肝、高血压和高三酰甘油和胆固醇血症,并伴有中度 IR(正常的糖耐量和轻微升高的血胰岛素水平);选择性脂肪组织 11β2HSD1 特异性高表达的转基因小鼠在无高皮质酮血症的情况下表现出明显的 MS 各项相关功能异常,并且随着年龄的增加,也会出现脂肪肝和高血压及严重的 IR。在高脂饲料(HF)喂养下腹脂积聚明显减少,而代谢活跃的皮下脂肪增多;在饥饿和应激状态下的血糖浓度均低于正常,糖耐量增强,血中 TG 含量降低,HDL-C 和 apoAⅠ升高,肝脏 PPARγ 和脂肪代谢相关酶以及促进能量耗散的解耦联蛋白(UCP2)表达上调。

因此,以 11β2HSD1 为靶点的靶向抑制剂可能为 MS 的临床防治提供了选择。然而,要成功完成该类抑制剂的研发仍需克服以下几个难点:a. 建立能够选择性靶向外周脂肪的化合物筛选方法,并保证化合物的适度亲脂特性。b. 保证化合物适度的抑酶活性。过强抑制该酶,可能会引起下丘-垂体-肾上腺反馈轴(HPA)反馈系统激活,引起肾上腺增生等不良反应。c. 选择合适的临床前药效学评价的动物模型(低循环皮质激素水平动物),并能够在充分考虑体内皮质激素水平的周期波动的基础上制订合适的给药时间。

②肝 X 受体(LXR)作为靶点:LXR 分 α(主要表达于脂肪、小肠、肝脏、巨噬细胞)和 β(广泛表达)两种亚型,它们是胞内胆固醇、Oxysterol(LXR 配体)和葡萄糖(LXR 配体)含量的感受器,控制着胆固醇外流和脂质转运相关基因以及脂蛋白的表达。而且 LXR 的编码基因是 PPARγ 的下游靶标,LXR 可能是糖类和脂代谢的直接联系者,与动脉粥样硬化也密切相关。

新近研究表明了 LXR 作为 MS 潜在药靶的一些作用途径与机制:a. 作为整合肝脏糖利用和脂肪酸合成的转录调节开关,识别流入肠道的葡萄糖,激活糖脂代谢酶的表达,促进 TG 的合成并贮藏为脂肪。b. LXR 激动剂 T0901317 通过抑制糖尿病大鼠肝脏 PPARγ 共激活子 21(PGC21)、磷酸醇式丙酮酸羧化酶(PEPCK)、葡萄糖 6 磷酸脱氢酶催化亚单位编码基因的表达而直接抑制肝糖产生,同时还诱导葡萄糖激酶合成促进肝糖利用。c. 经证实在胰岛或具胰岛素分泌功能的 MIN6 细胞上 T0901317 激活 LXR,诱导葡萄糖激酶,丙酮酸羧化酶而促进糖酵解和三羧酸循环,又上调脂肪酸合成酶等而促进脂生成,进而促进胰岛素的生物合成与分泌。d. 合成 LXR 激动剂 GW3965 在饮食诱导肥胖与 IR 小鼠模型中能够促进脂肪组织中胰岛素敏感性 GLUT4 的表达,改善糖耐量。体外能够促进 3T32L1 脂肪细胞葡萄糖摄取。e. 另外,LXR 激动剂能通过目前未知的分子机制下调 11β2HSD1 的表达,可有效降低 DM 小鼠的肥胖和血糖。总之,LXR 作为 MS 药物开发的一个潜在靶标,正在受到科学界的高度重视,靶向激动剂将会具有光明的前景。

③胰岛素受体激活剂(IRA):有研究发现,非肽类真菌代谢物 L783281 有模拟胰岛素的作用,能选择性激活胰岛素受体的酪氨酸激酶,继之激活磷脂酰肌醇 23 激酶(PI23K)和蛋白激酶 B(PKB)。L78328130μxmol 相当于胰岛素 100mmol 的药效。至今见诸文献的 IRA 尚有 TLK19780。但此类药物目前尚处于动物实验阶段。

④蛋白酪氨酸磷酸酶 1B(PTP21B)抑制剂:1991 年 McGuire 等发现 T2DM 患者和动物 PTP21B 的表达和活性增高,但也有人发现 T2DM 患者的 PTP21B 水平降低,此可能是代偿性增强胰岛素信号转导的结果。PTP21B 抑制剂可抑制胰岛素受体的去磷酸化,从而延长和扩大胰岛素关键性的早期信号的转导,此类药物正在开发和研究中。钒是有效的 PTP21B 抑制剂,但有厌食及肾毒性等不良反应。有报道日服硫酸钒 100mg3 周后,外周组织葡萄糖的摄取及肌糖原合成显著增加,肝糖输出减少。

⑤胰升糖素样肽 21(GLP21)轴调节剂:GLP21 是小肠 L 细胞分泌的前胰升糖素原裂解产物,与 G 细胞分泌的胃抑肽(GIP)协同,起肠道激素的作用,可刺激餐后 50% 的胰岛素分泌,并刺激胰岛 B 细胞的分化、增生及胰岛素的基因表达,抑制胃排空,引起饱腹感。最近发现 GLP21 的上述作用在糖耐量减低者和 T2DM 患者中下

降,提示 IR 时机体对肠道激素的反应下降,GLP21 可能还有助于增加胰岛素的敏感性。近年来的研究发现,肌肉和脂肪细胞存在功能性的 GLP21 受体,属 G 蛋白耦联受体,给 T2DM 患者或切除胰腺的犬皮下注射 GLP21,可明显提高其胰岛素的敏感性。在 T2DM 患者中的一项单盲平行研究,皮下注射 GLP216 周后,发现血胰岛素及 C 肽水平显著升高,FFA 下降,糖化血红蛋白(HbAlc)降低 1.3%,体重降低 1.9kg。目前已有:a. 修饰天然 GLP21 以延长其生物学作用的类似物,如 NN2211、LY2307161SR。b. 延缓内源性 GLP21 降解的二肽基肽酶抑制剂,如 NVP2DPP728、P32/98。c. 激活 GLP21 受体活性的 CJC21131、eXendin24 等。

⑥糖原合酶激酶 23(GSK23)抑制剂:GSK23 属丝/苏氨酸激酶家族,作用于胰岛素级联反应的末端,使糖原合酶(GS)磷酸化而失活。IR 和 T2DM 患者骨骼肌中的 GSK23 含量增高,致使 GS 活性明显下降,所以 GSK23 抑制剂能增强胰岛素的作用,使 GSK23 丝氨酸部位被磷酸化而失活,遂使 GS 激活,促进糖原合成而降低血糖。目前应用的 GSK23 抑制剂有 SB2216763 及 SB2415286 等多种制剂 B 实验研究显示其急性作用(15~60min)可激活 GS 活性,而慢性作用(24~96h)尚能降低 GSK23 的水平。

⑦其他胰岛素增敏剂:减肥药有助于改善 IR。先前问世的 β 受体激动剂 BRL235135 因有低血钾和肌震颤等不良反应而被弃用。继肾上腺素能印受体被克隆后,该受体选择性的激动剂应运而生,选择性肾上腺素能 β3 受体激动剂不仅能减肥,还有独立于减肥的胰岛素增敏作用,可促使脂肪组织中的三酰甘油的动员,加速肌肉的氧化和产热反应。但由于该受体在人体内的表达远低于啮齿类动物,至今尚无药代动力学良好和毒副反应低的激动剂,现有 CL2316243、LY2377604、L2796568 等多种药物正在深入研究中。

其他蛋白激酶调节剂如核因子 κB 抑制剂激酶(IKKβ)抑制剂,因 IKKβ 可使蛋白质苏/丝氨酸磷酸化,从而降调节胰岛素的信号转导。据研究大剂量水杨酸可抑制 IKK 活性,增加胰岛素敏感性。基于胰岛素信号的级联反应系通过多种蛋白激酶磷酸化与磷酸酶的去磷酸化而实现其生物效应,所以这些酶系的其他调节剂也已成为开发的靶点。

10)其他药物:其他用于升高 HDL-C 的药物包括烟酸、α2 阻滞剂、雌激素和酒精。

烟酸是一种可溶性维生素 B,对所有脂蛋白均有益处。具有广谱的调脂作用,能降低总胆固醇、LDL-C、VLDL 及 TG 水平,是唯一能降低 LPU(α)物,也是升高 HDL 水平作用最强的药物。烟酸缓释剂(2000mg/d)使 TG 水平降低 35%、LDL-C 水平降低 20% 及 LP(α)水平降低 24%,并能使 HDL-C 水平升高 25%。机制为通过抑制脂肪酶活性来减少脂肪酸由脂肪组织向肝脏转移;抑制 TG 合成的限速酶甘油二酯酰转移酶来抑制肝脏 TG 的合成。由于前列腺素 D2 介导的皮肤血管反应可产生面色潮红的不良反应,而阿司匹林是环氧合酶及前列腺素合成的强有力抑制剂,故可与烟酸合用以减少面色潮红的发生 sADVEN 试验证实:中等剂量的烟酸缓释剂在治疗糖尿病患者血脂异常中是安全有效的,并没有引起血糖水平的恶化。与他汀类等药物联合使用可获得协同和增强的调脂效果,有助于全面改善血脂谱并可避免大剂量他汀的不良反应。更新的 ATP Ⅲ 与欧洲共识小组的意见书均指出,如果 LDL-C 与非 HDL-C 水平已达标,贝特类和烟酸对于伴有低 HDL-C 的高危患者仍有作用。

最近一项研究显示,过量的糖皮质激素可引发中心肥胖和糖尿病,在内脏脂肪中,11 2β2 肾上腺皮质类固醇脱氢酶 1 催化无活性的糖皮质激素转化为有活性的糖皮质激素,11 2β2 肾上腺皮质类固醇脱氢酶 1 活性升高可导致中心性肥胖综合征,包括糖尿病、脂代谢紊乱及高血压。11 2β2 肾上腺皮质类固醇脱氢酶 1 导致中心性肥胖的分子机制的发现使其成为 MS 治疗的一个目标。未来的干预研究将包括开发一些制剂以阻断此酶活性并纠正

(三)辨证治疗

1. 辨证施治

(1)气滞湿阻型

治法:行气化湿。

方药:逍遥散加减。柴胡 15g,白术 15g,白芍 10g,当归 10g,茯苓 20g,生地黄 20g,黄芪 30g,泽泻 20g,薏苡仁 20g,牡丹皮 20g,山药 20g,甘草 20g。

加减:偏于胃热者加生石膏、黄连;肝热者加草决明、夏枯草;便秘者加生大黄;兼有瘀血者加丹参、郁金。

(2)痰瘀互结型

治法:祛痰化瘀。

方药:黄连温胆汤加味。山楂 20g,茯苓 15g,川芎 15g,半夏 12g,陈皮 10g,黄连 9g,枳实 6g,竹茹 6g,甘草 6g,大枣 6 枚。

加减:眩晕加天麻、白术;胸闷、胸痛加瓜蒌、薤白;大便黏滞加槟榔;瘀滞重者加丹参、桃仁、红花。

(3)气阴两虚型

治法:益气养阴。

方药:生脉散合防己黄芪汤加减。太子参 10g,麦冬 20g,五味子 6g,黄精 30g,山萸肉 15g,黄芪 30g,汉防己 6g,白术 15g,茯苓 15g。

加减:食欲缺乏加陈皮、焦山楂、炒神曲;胃脘胀闷加苍术、厚朴;口干多饮加天花粉、知母;五心烦热,腰膝酸软,头晕耳鸣,口干口渴,大便干结等者,加熟地黄、牡丹皮、知母、黄檗。

(4)脾肾气虚型

治法:补脾益肾。

方药:四君子汤合右归丸加减。党参 15g,白术 15g,茯苓 20g,黄芪 30g,山药 20g,山萸肉 15g,生地黄 15g,菟丝子 10g,枸杞子 10g,肉桂 6g。

加减:腰膝酸痛加炒杜仲、补骨脂;下肢水肿加茯苓皮、大腹皮;畏寒肢冷加桂枝、生姜。

2. 外治疗法

针对代谢综合征,中医所采用的外治法多为针刺治疗,针刺疗法是中国传统医学中的一部分,其治疗代谢综合征的疗效持久,具有无不良反应、简便易操作、价格便宜等优点。各医家亦从肝、脾、肾辨证入手。具体方法如下。

(1)纯针刺

处方一

治则:健脾,化湿,祛痰。

主穴:肝俞、肺俞、胃俞、胰俞、三焦俞、脾俞、膈俞、肾俞。

配穴:足三里、内关、三阴交。

治疗方法:采用平补平泻法,留针30分钟,每天1次,10天为1个疗程,每个疗程休息2天,连续治疗12周。

处方二

治则:健脾运脾,渗湿祛浊。

主穴:太冲、合谷、阴陵泉、阳陵泉、三阴交、内庭、丰隆、内关、气海、曲池。

治疗方法:太冲直刺0.5~0.8寸,采用提插捻转泻法;合谷、阴陵泉、阳陵泉、内庭直刺0.5~1.0寸,采用捻转提插结合泻法,施术1分钟;阴交沿胫骨内侧缘与皮肤呈45°斜刺,进针1.0~1.5寸,用提插补法;丰隆直刺1.0~1.5寸,采用捻转提插结合泻法,施术1分钟;内关、气海直刺1.0~2.0寸,采用捻转提插结合补法,施术1分钟;曲池直刺0.8~1.5寸,采用提插捻转泻法。每日1次,每次留针40分钟。每14日为1疗程。共2个疗程。

(2)刺合电针

治则:健脾和胃,化痰利湿。

主穴:背俞穴、足三里、中脘、三阴交、合谷等。

电针穴位:足三里、中脘、三阴交、合谷。

治疗方法:脾俞、胃俞、肝俞、肾俞用平补平泻法,使针感向下或沿肋骨向前放散,得气后捻转3~5分钟不留针;足三里、三阴交用捻补法,使针感向小腿及足部放射;中脘用捻转补法,使针感向腹部放射;合谷用平补平泻法,使针感向双手明显放射;内庭、太冲、期门、丰隆、外关均采用捻转泻法,中极、血海、关元均采用捻补法。足三里、中脘、三阴交、合谷针刺得气后,行针2分钟,然后接通电针仪,选择疏密波,强度为Ⅲ档。留针20分钟,每日1次,连续10次为1疗程,停3~5天,再针刺下1个疗程,共治疗3个疗程。

(3)针刺联合穴位埋线

治则:健脾和胃祛湿。

优势:针刺联合穴位埋线治疗,对于穴位的刺激更为有效,持续时间更长,对于机体的代谢调节作用性更强,治疗效果更为深入。

主穴:中脘、双梁门、双天枢、双大横、双水道、气海、双上巨虚;

埋线穴位:中脘、双天枢、双大横、气海、双上巨虚为主。

主穴随症加减:脾虚湿盛者配三阴交穴、阴陵泉穴;胃肠实热者配曲池穴、内庭穴、支沟穴;肝郁气滞者配蠡沟穴、太冲穴;脾肾阳虚者配复溜穴、三阴交穴;阴虚内热者配太溪穴;月经失调者配三阴交穴、血海穴。实证者采用泻法,虚证者采用补法。

治疗方法:埋线后,每日餐前餐后让患者对埋线的穴位进行2~10分钟的按摩,每10天进行1次埋线,治疗3个疗程。

(4)热敏灸

治则:温经通络,健脾利湿,化痰祛浊

穴位:中脘、天枢、气海、脾俞、胃俞、肾俞、命门、足三里、丰隆、百会。

治疗方法:在穴位区域点燃普通纯艾条2根,施以温和灸,5分钟以进行热敏感穴探寻,如穴位出现热敏现象时即在该穴依次进行温和、回旋、雀啄灸,并在该穴局部进行往返施灸操作,即先行温和灸5分钟以温热局部气血,继以回旋灸及雀啄灸5分钟强敏化,再局部循经往返灸,激发经气,启动感传并维持热敏现象,20~30分钟后热敏感现象消失,即停灸。每次治疗以灸治1个热敏感穴为限,每星期治疗3次,24次为1个疗程。

3. 成药应用

(1)淫羊藿冲剂:每次15g,每日3次。能补脾益肾,适用于代谢综合征或糖尿病证属脾肾气虚者。

(2)荷丹片:每次2片,每日3次。功能化痰降浊,活血化瘀,适用于高脂血症或代谢综合征属痰浊夹瘀证者。

(3)荷芪散:每次1剂,每日2次。功能益气祛湿,通便瘦身,适用于代谢综合征、肥胖症、糖尿病、高脂血症等症属气虚湿阻证者。

(4)红荷清降胶囊:每次4粒,每日3次。功能健脾消食,清泄郁热,消膏降浊,适用于代谢综合征、轻症高血压、2型糖尿病、高脂血症、肥胖症患者或因肥胖所引起的三高患者。

(5)开降冲剂:每次1剂,每日2次。功能辛开苦降,化痰祛瘀,适用于代谢综合征证属痰湿瘀结,积滞化热者。

(6)益糖康颗粒:每次70g,每日2次。适用痰瘀互结型的代谢综合征或糖尿病患者。

(7)开郁清胃颗粒:每次9g,每日2次。功能健脾益气、清胃热、调气机,适于糖尿病或代谢综合征证属肝胃郁热者。

(8)雷氏丹参片:每次3~4片,每日3次。功效活血化瘀,适于代谢综合征证属痰瘀互结者。

(9)清肝二甲双胍:每次3片,每日2次。功能清肝泻心,滋阴润燥,平肝息风,适用于糖尿病、代谢综合征等疾病证属心肝郁热证者。

(10)升降通脉散:每次1剂,每日2次。功能升清降浊,清痰热,化瘀阻,适用于代谢综合征证属痰热瘀阻者。

(11)涠谢胶囊:每次4~5粒,每日2次,功能益气健脾,疏肝解郁,行气逐瘀,化痰消脂,清热解毒,适用于脂肪肝、代谢综合征等疾病证属肝郁脾虚,痰瘀互结证者。

(12)调燮丸:每次10g,每日3次。功能益气健脾,利湿降浊,燮理阴阳,消痰化瘀。适于代谢综合征证属脾虚湿阻,痰瘀互结者。

(13)调脂颗粒:每次6粒,每日3次。功能健脾温肾,祛痰活血通络。适于高脂血代谢综合征等疾病证属脾虚肾亏,痰瘀阻络者。

(14)降糖丸:每次10g,每日2～3次。功能益气养阴,生津止渴。适用于代谢综合征或糖尿病证属气阴两虚者。

(15)搜风顺气丸:每次1丸,每日2次。功能祛风除湿,润肠通便。适用于代谢综合征症见肝胃郁热,胸闷脘痞,大便燥结者。

(16)脑心通胶囊:每次2～4粒,每日3次。功能益气活血,化瘀通络。适于代谢综合征证属气虚血瘀,脉络瘀阻者。

(17)糖脂平胶囊:每次5粒,每日3次。功能祛痰活血化瘀。适于糖尿病、高脂血症、代谢综合征等疾病证属痰瘀互阻者。

(18)复方丹参滴丸:每次10丸,每日3次。功能活血化瘀,理气止痛。适用于代谢综合征证属气滞血瘀者。

(19)降糖三黄片:每次10片,每日3次。功能益气养阴,泄热祛瘀。适于代谢综合征证属气阴两虚,热瘀互结者。

(20)糖脂消胶囊:益气养阴,活血凉血。适用于糖尿病、高脂血症、代谢综合征等疾病证属气阴两虚,热瘀互结者。

(21)复方芪麻胶囊:每次2粒,每日3次。功能健脾化痰,补肾活血。适于代谢综合征、高血压、高脂血症等疾病证属脾肾气虚,痰浊内阻者。

(22)活血降糖饮:每次1剂,每日2次。功能益气养阴,活血化瘀。适于糖尿病、代谢综合征等疾病证属气阴两虚,痰瘀互结者。

(23)复方浙贝颗粒:每次1袋,每日3次。功能化痰散结,活血化瘀。适于代谢综合征证属痰瘀互结者。

(24)清热祛浊胶囊:每次5粒,每日3次。功能清热祛湿,涤痰祛瘀。适于代谢综合征证属痰湿瘀热者。

4. 单方验方

(1)小檗碱片:每次0.3g,每日3次,8周为1疗程。

(2)水飞蓟宾胶囊:每次70mg,每日3次,12周为1疗程。

(3)山楂精纯提取片:每次3片(2400mg),每日3次,饭后服用,疗程2个月。

(4)代谢方:苍术15g,白术15g,茯苓15g,柴胡9g,乌药9g,蒲黄15g,黄连3g,天南星12g,水煎服,每日1剂,分早晚服用,疗程为6周。

(5)泻浊茶:生山楂、制首乌、泽泻、决明子、干荷叶、丹参各10g,制大黄、郁金各5g,薏苡仁、黄芪各15g,每日1剂,加水1000mL,煎600mL,代茶饮,3个月为1疗程。

(6)川丹消斑汤:川芎10g,丹参15g,当归12g,水蛭(冲服)3g,山楂30g,豨莶草10g。水煎服,每日1剂,分早晚服用,连服6个月。

(7)代谢调衡饮:葛根30g,川芎10g,丹参30g,山楂30g,玄参15g,泽泻30g,枸杞子15g,茯苓30g,银杏叶10g。水煎服,每日1剂,分早晚服用。

(8)血管软化汤:桑寄生、罗布麻叶、当归、赤芍、川芎、天麻、黑杜仲、丹参、蔓荆子、菊花、水蛭、桑叶、黄连、葛根、川贝母等。水煎服,每日1剂,分早晚服用。

(9)疏肝活血化瘀方:茵陈30g,郁金12g,赤芍15g,柴胡9g,半夏9g,姜黄9g,三七参3g,生山楂30g。水煎服,每日1剂,分早晚服用,8周为1疗程。

(10)消抵汤:黄芪20g,山药15g,生地黄15g,女贞子15g,知母12g,黄连10g,山楂15g,当归10g。每日1剂,水煎取汁300mL,分早晚温服。

(11)益气活血降浊方:人参10g,川芎15g,僵蚕15g,淫羊藿15g,酒大黄12g,葛根30g9。水煎服,1日1剂,分早晚服用。

第六章 糖尿病

第一节 中医学对糖尿病及其并发症的认识

糖尿病典型的临床表现系多饮、多食、多尿的"三多"症状；易疲乏、消瘦的"二少"症状，与中医的"消渴病"相似。

"消"，《说文解字·病疏下》解释说"消，欲饮也"，即消渴一词概括了消渴病具有"口渴多饮"这一典型的症状；《诸病源候论》曰："夫消渴者，渴不止，小便多是也。"进一步指出了"消渴病"除有"渴"症状外，还有"小便多"。《儒门事亲·三消》曰"消者，烧也，如火烹烧物之理也"；《广雅释诂》曰"消，减也"；《景岳全书·消渴》说"消，消烁也，亦消耗也，凡阴阳气血日渐消败者，皆谓之消"；王冰注《黄帝内经·素问》则指出消是"善消水谷"，意指消渴病名揭示了糖尿病的火热伤阴的基本病机和消耗水谷、消耗人体精气，可致人消瘦、虚损。综上所述，"消渴"一词在中医学中有两种含义，一是指口渴多饮的一种症状，二是指以多饮、多食、多尿、形体消瘦，或尿有甜味的一种病理状态，即消渴病。

消渴之名，首见于公元前400年我国现存世最早的医书《素问·奇病论》："此肥美之所发也，此人必数食甘美而多肥也，肥者令人内热，甘者令人中满，故其气上溢，转为消渴。"

根据病机及症状的不同，《黄帝内经》还有"消瘅""鬲消""肺消""消中""风消""食亦""消"等名称的记载。

《黄帝内经》对消渴的病因病理、临床表现、治则及预后等都分别做了论述。在病因方面，认为过食肥甘、情志失调与瘀血、五脏柔弱等因素，与消渴病的发生有密切关系。如《素问·奇病论》谓"此人必数食甘美而多肥也，肥者令人内热，甘者令人中满，故其气上溢，转为消渴"（最早提出了饮食不节，过食肥甘是消渴发病的重要原因）。《灵枢·五变》篇谓"怒则气上逆，胸中蓄积，血气逆留，髋皮充肌，血脉不行，转而与热，热则消肌肤，故为消瘅"（阐述了七情致病，由怒而气滞，由气滞导致血瘀，瘀久化热，热耗气阴，津液亏虚，敷布无能，发为消渴）。又谓"五脏皆柔弱者，善病消瘅"（最早指出了体质因素）。在病理方面，指出胃肠热结，耗伤津液是消渴发病的主要机制。如《素问·阴阳别论》谓："二阳结谓之消。"《灵枢·经脉》曰"胃足阳明之脉……气盛则身以前皆热，其有余于胃，则消谷善饥，溺色黄"，说明胃热偏盛则多食。书中对消渴的主要症状如多饮、多食、多尿、形瘦等已有明确记载。《素问·气厥论》谓"肺消者，饮一溲二""大肠移热于胃，善食而瘦"。《灵枢·师传》篇："谓胃中热则消谷，令人悬心善饥。"在治疗方面，强调指出消渴患者要禁食膏粱厚味和芳草、石药等燥热伤津之品，如《素问·腹中论》谓"数言热中、消中，不可服膏粱、芳草、石药"，并指出可用性味辛平的兰草"除陈久不化之肥气"治疗,即《素问·奇病论》曰:"治之以兰,除陈气也。"在预后方面,已有根据脉象判断病情的记载。如《素问·通评虚实论》谓:"消瘅……脉实大,病久可治;脉悬小坚,病久不可治。"

《黄帝内经》对消渴的认识,是后世消渴理论发展的渊源,至今对消渴的研究仍具有一定的指导意义。

西汉淳于意的诊籍中,有"肺消瘅"一案记载,是消渴病最早的医案。案中不仅记载了发病因素、临床表现及治疗经过,而且更以"形弊""尸夺"形象地描述了消渴重症患者,形体消瘦的典型症状(《史记·扁鹊仓公列传》)。

东汉·张仲景在《金匮要略·消渴小便不利淋病脉证并治》中,以消渴作为篇名,篇中对本病的阐述有论有治。认为胃热肾虚是导致消渴的主要机制,并提出治法,首创白虎加人参汤、肾气丸等治疗方剂,至今仍为治疗消渴的有效方药,为临床医家所推崇。该书更是对消渴病易患有其他并发症也有记载,如《金匮要略·肺痿肺痈咳嗽上气病》篇云:"肺痿之病,从何得之……或从消渴,小便利数……重亡津液,故得之。"指出肺痿病可从消渴得之。

后世在《黄帝内经》和《金匮要略》的基础上,对本病的病因病理、临床表现、并发症,特别是治疗,都有所补充和发展。

隋·太医博士巢元方根据消渴的临床表现,在《诸病源候论·消渴病诸候》中,将消渴归纳为消渴候、渴病候、渴后虚乏候、渴利候、渴利后损候、渴利后发疮候、内消候、强中候等8种类型(候),对消渴的病因、病机、症状、诊断、变证、防治做了全面的阐述,认为消渴发病原因主要是服五石散,使下焦虚热,肾燥阴亏所致。巢氏还明确认识到消渴病易发痈疽和水肿等并发症。并提出导引和散步是治疗消渴病的"良药",主张饭前"先行一百二十步,多者千步,然后食之"。已初步认识到体育疗法的重要意义。

唐代对消渴病的认识和治疗等有较大的发展。孙思邈继承了《黄帝内经》《伤寒杂病论》及《诸病源候论》对消渴的认识,还在此基础上做了进一步的阐述,《千金方·消渴》中,认为消渴乃嗜酒之人,"三觞之后,制不由己,饮啖无度……积年长夜……遂使三焦猛热,五脏干燥"所致,对后世消渴病机燥热说有一定的影响。孙氏认为,消渴病"小便多于所饮"的机制是内热消谷,"食物消作小便"所致,这一认识,为消渴病的饮食控制疗法提供了理论依据。对消渴症候的表现多有补充,除"三多"症状外,还记述了"呼吸少气,不得多语,心烦热,两脚酸,食乃皆倍于常,故不为气力",或"精神恍惚"等症状。并认识到本病治愈较难,常易复发,"服枸杞汤即效,但不能常愈"。提出治疗三慎,他说:"其所慎者有三,即一饮酒、二房事、三咸食及面。能慎此者,虽不服药而自可无他,不知此者,纵有金丹,亦不可救,深思慎之。"在药物治疗方面,记载并创制了许多防治消渴行之有效的验方,其中"黄连丸(由黄连、生地黄组成)""猪肚丸(由猪肚、黄连、天花粉、茯神、知母、麦冬、粱米组成)"等沿用至今,还明确指出了"内有热气者则喜渴也,除其热则止;渴兼虚者,须除热而兼宜补虚,则病愈"的治疗原则。近人总结《备急千金要方》《千金翼方》中共收载治疗消渴的方剂74首,用药100多种,其中以天花粉用的次数最多,其次依次为麦冬、甘草、黄连、生地黄、茯苓、茯神、石膏、人参、知母、黄芩、桂心、泽泻、肉苁蓉、菟丝子等。这些药中,主要是清热养阴生津,其次是补气、益肾。

唐朝初年,我国著名医家甄立言首先指出,消渴症患者的小便是甜的,在夏秋两季,糖尿病患者的小便有时招苍蝇。

世界上最早确认和治疗糖尿病的医生是中国唐代名医王焘。王焘根据其父患口渴难忍,饮量大增,身上多疖疮,小便水果味,根据隋·甄立言《古今录验》一书中指出的"渴而饮水多,小便数,无脂,似麸片甜者,皆是消渴病也"。于是他亲口尝其父小便,果然是甜的,而言"每发即小便至甜,医者多不知其疾"。针对消渴病制订了治疗方案,辅以调整饮食,使其父病情得到控制。他把这些经验写进了《外台秘要》一书。《外台秘要》比10世纪阿拉伯医生阿维森纳的《医典》中关于糖尿病的诊断和治疗早200多年。公元600年以后英国医生托马斯·威廉才提到患者的小便"其味如糖似蜜"。

王焘在《外台秘要·消渴消中门》中,引甄立言《古今录验》而将消渴分为三,云:"消渴,病有三,一渴而饮水多,小便数,无脂似麸片甜者,此皆消渴病也;而吃食多,不甚渴,小便有油者,此消中病也;三渴而饮水不能多,阴痿弱,但腿肿,脚先瘦小,数小便者,此肾消病也。"以服药后"得小便咸若如常"的记载,将小便有无甜味,作为判断本病是否治愈的标准,同时对尿甜发生的机制进行朴实而科学的论述,谓消渴者,原其发动此则肾虚所致,每发即小便至甜。医者多不知其疾……今略陈其要。按《洪范》:"稼穑作甘,以物理推之,淋饧醋酒作脯法,须臾即皆能甜也。足明人食之后,滋味皆甜,流在膀胱,若腰肾气盛,则上蒸精气,气则下入骨髓,其次以为脂膏,其次为血肉也。其余别为小便,故小便色黄,血之余也。骚气者,五脏之气,咸润者,则下味也。腰肾既虚冷,则不能蒸于上,谷气则尽下为小便者也,故甘味不变。"这是古人在缺乏实验手段的条件下,经过实践的观察,应用推理论证建立起来的假说,与现代科学的认识已相接近,确实难能可贵。对饮食控制疗法的实施提出了具体要求,主张"先候腹实,积饥乃食",反对患者无限制地过多饮食,"食欲得少而数,不欲顿而多",即少食多餐。并宜食后"即须行步",不宜"饮食便卧,终日久坐",还主张患者作适当的体力劳动,"人欲小劳,但莫劳疲极也"。《外台秘要》所载之方除源于《备急千金要方》之外还记载了张文仲等其他医家的方药,同时还记载了一些消渴变证或并发症的治疗方药。共载方82首,常用的药物有天花粉、麦冬、生地黄、葛根、玄参、知母、黄檗、黄连、黄芩、枸杞子、五味子、人参、黄芪等。

宋代王怀隐等著《太平圣惠方》,其中有"三痟论"一卷,明确提出了"三痟"一词。谓:"夫三痟者,一名痟渴,二名痟中,三名痟肾。""一则饮水多而小便少者,痟渴也;二则吃食多而饮水少,小便少而赤黄者,痟中也;三则饮水随饮便下,小便味甘而白浊,腰腿消瘦者,痟肾也。"王氏根据其症候表现,并发症和预后的不同,将消渴病分为14种症候类型进行论治,载方有177首,常用药物有:人参、天花粉、黄连、甘草、麦冬、知母、地黄等。

《圣济总录·消渴门》更是指出消渴病多有并发症,说"消渴病多转变,宜知慎忌""此病久不愈,能为水肿痈疽之病""消渴病久,肾气受伤,肾主水,肾气虚衰,开阖不利,故为水肿"。

金·刘河间力主三消燥热学说,刘河间《三消论》是阐述三消燥热学说的专著。他认为"消渴之疾,三焦受病也""上消者,上焦受病,又消之膈消病也,多饮水而少食,大便如常。或小便清利,知其燥在上焦也……中消者,胃也,消而饮食多,小便黄。经曰'热能消谷',知热在中……肾消者,病在下焦,初发淋下如膏浊之状,致病成而面色黧黑,形瘦而耳焦,小便浊而有脂"。他认为三消的病因病理系由"饮食服饵失宜,肠胃干涸,而气液不得宣平,或耗乱精神,过违其度,或因大病阴气损而血液衰虚,阳气悍而燥热郁甚"所致。观察到消渴的并发症,说"消渴者,多变聋盲疮癣痤痱之类"或"虚热蒸汗,肺痿劳嗽"。并将其本证与并发症的种种表现皆归咎于"热燥太甚",从而得出"三消者,燥热一也"的结论。提出三消的治则是"补肾水阴寒之虚,而泻心火阳热之实,除肠胃燥热之甚,济人身津液之衰,使道路散而不结,津液生而不枯,气血利而不涩,则病日已"。推崇白虎、承气诸方,所创宣明黄芪汤,立意在于补肺气以布津液。刘氏论治,多偏于寒凉,补充发展了用寒凉药治疗本病的经验。

朱丹溪倡"阳有余阴不足",在《丹溪心法·消渴》中说治消渴应当"养肺、降火、生血为主"。该篇《附录》中说:"肺为津液之脏,自上而下,三焦脏腑皆围乎天一真水之中,《素问》以水之本在肾,末在肺者此也,真水不竭,安有所谓渴哉?"用药上慎用辛燥之品,提出"三消皆禁用半夏",誉天花粉"乃消渴神药也",用黄连以清热止渴,设立藕汁饮以养阴生津,治疗消渴。在实践中,朱氏观察到消渴并发腹泻,先用"白术白芍炒为末调服"。这与现代医学关于糖尿病合并自主神经病变之论述相吻合。

明·戴元礼在《证治要诀·消渴》明确提出上、中、下之分类,在治疗中注重益气,云:"三消得之气之实,血之虚,久久不治,气尽虚,则无能为力矣。"并学习一僧人专用黄芪饮(注:即黄芪六一汤,由黄芪、甘草组成)加减治疗三消的经验,把益气放在治疗的首位,对后世医家用药颇有影响。戴氏观察到消渴病的并发症有"三消久之,精血既亏,或目无见(注:类似于糖尿病视网膜病变),或手足偏废如风疾(注:类似于糖尿病脑血管或神经病变),非风也。"特别是将"三消久而小便不臭反作甜,气在溺桶中滚涌,其病为重"的现象,类似于糖尿病肾病的临床表现,是比较符合临床实际的。

李梴主张治消渴重补脾益肾,于《医学入门·消渴》中谓:"治渴初宜养肺降心,久则滋肾养脾。盖本在肾,标本肺,肾暖则气上升而肺润,肾冷则气不升而肺焦,故肾气丸为消渴良方也。然心肾皆通乎脾,养脾则津液自生,参苓白术散是也。"

赵献可力主三消肾虚学说,提倡治三消当以治肾为本。在《医贯·消渴论》说:"人之水火得其平,气血得其养,何消之有?其间摄养失宜,水火偏胜,津液枯槁,以致龙雷之火上炎,熬煎既久,肠胃合消,五脏干燥……故治消之法,无分上中下,先治肾为急,惟六味、八味及加减八味丸随证而服,降其心火,滋其肾水,则渴自止矣。"消渴病治疗,推崇治肾为本的还有张景岳、喻嘉言等。

明·王肯堂《证治准绳·消瘅》在前人论述的基础上,对三消的临床分类作了规范,"渴而多饮为上消(经谓膈消),消谷善饥为中消(经谓消中),渴而便数有膏为下消(经谓肾消)"。这一分类方法沿用至今。

周慎斋治消渴强调以调养脾胃为主,特别重视养脾阴,如《慎斋遗书·渴》中云:"盖多食不饱,饮多不止渴脾阴不足也""专补脾阴之不足,用参苓白术散。"

清代医家对消渴的认识和治疗,既吸取前人精华,亦有所创获。如对消渴发病的机制,黄坤载、郑钦安认为消渴之病责之于肝,成为本病从肝论治的理论依据。黄氏在《四圣心源·消渴》说:"消渴者,足厥阴之病也,厥阴风木与少阳相火为表里……凡木之性专欲疏泄……疏泄不遂……则相火失其蛰藏。"又在《素灵微蕴·消渴解》说:"消渴之病,则独责肝木,而不责肺金。"郑氏在《医学真传·三消症起于何因》说:"消症生于厥阴风木主气,盖以厥阴下水而上火,风火相煽,故生消渴诸证。"

叶天士《临证指南医案》指出:"三消一证,虽有上、中、下之分,其实不越阴亏阳亢、津涸热淫而已。"

对消渴的治疗,费伯雄补充发展了化痰利湿的治法,在《医醇賸义·三消》中认为:"上消者……当于大队清润中,佐以渗湿化痰之品,盖火盛则痰燥,其消烁之力,皆痰为之助虐也,达原饮主之;中消者……痰入胃中与火相乘,为力更猛,食入即腐,易于消烁……清阳明之热,润燥化痰,除烦养胃汤主之;下消者,肾病也,……急宜培养真阴,少参以清利,乌龙汤主之。"

陈修园根据脾喜燥恶湿的生理特点,在《医学实在易·三消症》中强调"以燥脾之药治之",主张用理中汤倍白术加天花粉治疗。

综上所述,消渴理论渊源于《黄帝内经》,辨证论治出自于《金匮要略》,症候分类起始于《诸病源候论》,体系形成于唐宋。唐宋以后医家,均从不同的侧面对消渴理论和治法等作了补充和发展,内容丰富,为我们今天研究消渴病提供了宝贵的文献资料。

客观地说,消渴与糖尿病是中西医两个不同的概念,"消渴"在古代中医学主要指一类以"三多(多食、多饮、多尿)二少(消瘦、乏力)"为特征性临床表现的疾病,并认识到其一些并发症类似于糖尿病的并发症。但可以确定的是,这不是糖尿病的全部。在1990年全国首届中医糖尿病学术会议上,专家们建议:现代医学的糖尿病与中医的消渴病在学术交流中可作为同义词使用,其他名称不主张再沿用。消渴病的诊断采用WHO统一的糖尿病诊断标准,以利国际交流。在1997年由国家技术监督局发布的《中医临床诊断术语·疾病部分》(即国标)中就明确规定了消渴病专指糖尿病,而将尿崩症称为尿崩,避免了病证的混淆。

第二节 糖尿病的病因

糖尿病属于现代医学疾病的诊断名称,目前国内许多著名中医专家已达成共识,提出糖尿病(即使无"三消"症状)统称为"消渴病",并将"消渴病"与"消渴"区分。"消渴"是指以三消症状为主的一组症状群,可发生于多种疾病中。在此,"消渴病"单指糖尿病。

病因是指破坏人体协调状态而引起疾病的因素。中医历代医家在千百年的临床实践中，对糖尿病的病因，从宏观上进行深入探讨，形成了较为完整的理论体系，对于临床实践具有指导意义。其病因可以概括地从体质因素、饮食、情志、劳伤因素、外感因素、他病影响和药邪致病的因素等方面进行论述。

一、体质因素

（一）先天禀赋不足，五脏柔弱

中医学认为，"正气存内，邪不可干""邪之所凑，其气必虚"。说明中医学十分重视机体内在因素的作用。先天禀赋不足、五脏虚弱，尤其肾素虚、肾阴亏虚，是消渴病发病的内在因素。

《灵枢·五变》篇曰"人之善病消瘅者，何以候之？少俞答曰：五脏皆柔弱者，善病消瘅。"所谓五脏柔弱，《灵枢·本脏》曰："心脆则善病消瘅热中……肺脆则苦病消瘅易伤……肝脆则善病消瘅易伤……脾脆则善病消瘅易伤……肾脆则善病消瘅易伤……"脏脆，即脏腑虚弱。指出之所以发消瘅，皆因五脏脆弱所致。清代张隐庵认为："盖五脏主藏精者也，五脏脆弱则津液微薄，故成消瘅。"五脏为阴，主藏精，五脏虚弱则藏精不力而易致阴精亏乏。赵献可在《医贯·消渴论》中说："人之水火得其养平，气血得其养，何消之有？"说明体质强弱是糖尿病发生的关键。先天禀赋薄弱主要是指肾中阴精禀赋不足，由于"人始生，先成精"（《灵枢·经脉》篇），肾为先天之本，以藏先天之精，《灵枢·寿夭刚柔》篇说："人之生也，有刚有柔，有弱有强。"由于精气禀赋不足，则脏腑失养，生机不荣，出现五脏及其所主的组织器官病变。肾的藏精功能失常则肾失闭藏，精气流失，导致肾中精气不充而亏虚，脏腑气血阴阳失调，体内气、血、津液即糖、蛋白质、脂肪等代谢紊乱而出现多饮、多食、多尿、形体消瘦等"三多一少"症状。

五脏皆弱，善病消瘅，说明古代医家已认识到消渴病发病内因起主导作用，这与现代医学的糖尿病发病与遗传、免疫缺陷等内在因素是一致的。

（二）形肥体胖

目前，公认肥胖是 2 型糖尿病发生的一个重要环境因素，中医学早在 2000 多年前已认识到肥胖者易发生消渴病。《素问·通评虚实论》说："消瘅……肥贵人膏粱之疾也。"历代重要医家对此也多有记载，如明·《景岳全书》记载"消渴病，其为病之肇端。皆膏粱肥甘之变……皆富贵人病之，而贫贱者少有也"。富贵之人，由于营养丰盛，体力活动减少，形体肥胖，故易患消渴病。这是中国古代医家通过大量临床病例的观察所得出的结论，至今仍是十分科学的。近年国内外大量流行病学的调查资料表明，随着经济的发展，生活水平的提高，由于长期摄取高热量饮食，或过多膳食，加之体力活动的减少，身体肥胖，糖尿病的发病率也逐渐增高，与传统医学的认识是完全一致的。

肥胖之人容易出现消渴病的机制：一是肥胖之人，有余之气不得利用，则化为热，热则耗伤阴津发为消渴病。二是肥胖之人，素体湿热内盛，热盛伤阴，故易患消渴病；

三是肥胖之人,体力活动较少,气血运行不畅,气化不利,也易患消渴病。

《石室秘录》曰"肥人多痰",痰湿虽与肺脾肾三脏功能失调有关,但胖人痰湿的形成主要与脾有关,素食肥甘,脾脏受困,或脾气本虚,运化不力,水谷不化精微反为痰湿。痰饮既成,痰浊阻塞,充斥肢体,故形体臃肿而肥满。因痰生病,痰浊导致气机壅滞,气血津液运行失常而为糖尿病。

二、饮食因素

(一)过食肥甘厚味

饮食结构不合理,是糖尿病的发病率上升的主要原因。长期过食肥甘厚味,损伤脾胃,脾胃运化失司,积热内蕴,消谷耗液,损耗阴津,易发生消渴病。这在我国历代医籍中均有记载,如《素问·奇病论》指出:"夫五味入口,藏于胃,脾为之行其精气,津液在脾……此肥美之所发也,此人必数食甘美多肥也,肥者令人内热,甘者令人中满,故其气上溢,转为消渴。"饮食不节,伤脾败胃,脾失健运,湿浊内蕴,蕴久化热,胃火炽盛,热灼伤阴,导致"胃中热则消谷,令人悬心善饥"(《灵枢·师传》)的消渴证。胃津伤、津不上承又致肺燥,故而口渴喜饮。胃热化燥伤津,大肠无津以润;二阳热结,则可出现"二阳结,谓之消"(《素问·阴阳别论》)。《圣济总录》也说:"消瘅者膏粱之疾也。"《丹溪心法·消渴》载"酒面无节,酷嗜炙煿……脏腑生热,燥热炽盛,津液干焦,渴饮水浆,而不能自禁"。《辨证录·消渴门》云:"胃消之病,大约成于膏粱之人者居多。燔熬烹炙之物,肥甘醇厚之味,过于食餐,酿成内热,津液干枯,不得不求济于外水,水入胃中,不能游滋精气,上输于肺;而肺又因胃火之炽,不能通调水道,于是合内外之水建瓴而下,饮一溲二,不但外水难化,且平日素愠,水精竭绝。"以上均说明饮食不节,过食肥甘厚味与消渴病的发生有密切关系。故孙思邈不仅明确提出饮食控制疗法,而且把饮食控制疗法放在治疗的首位,他说:"能慎此者,虽不服药而自可无他,不知此者,纵有金丹,亦不可救,深思慎之。"

现代医学认为,过多摄入糖类、脂肪、蛋白质等,导致肥胖,呈现胰岛素抵抗,诱发2型糖尿病。饮食疗法可以减轻胰岛B细胞功能的恢复,还可使肥胖者降低体重,增加胰岛素受体的数目和敏感性。

(二)嗜酒

《备急千金要方》说:"凡积久饮酒,未有不成消渴者,然则大寒凝海,而酒不冻,明其酒性酷热,物无以加……三觞之后,制不由己……积年长夜,酣兴不止,遂使三焦猛热,五脏干燥,木石犹且焦枯,在人何能不渴。"《症因脉治》曰:"酒湿水饮之热,积于其内,时行湿热之气,蒸于其外,内外合受,由积成热,湿热转燥,则三消乃作。"酒为辛甘温之品,具燥热之性,饮酒日久,必生内热,伤耗阴津,消渴作矣。

三、情志因素

长期过度的精神刺激,情志不遂,或郁怒伤肝,肝失疏泄,气郁化火,上灼肺胃阴津,下灼肾阴,或思虑过度,心气郁结,郁而化火,心火亢盛,损耗心脾精血,灼伤胃肾阴液,均可导致消渴病的发生。临证时也可见到糖尿病患者除乏力、消渴、三多症状外,多有易怒、情绪低落、病情随情志变化而反复等特点。有关精神因素与消渴病的关系,我国历代医籍中均有论述。如《灵枢·五变》篇中说:"人之善病消瘅者……其心刚,刚则多怒,怒则气上逆,胸中蓄积,血气逆流,髋皮充肌,血脉不行,转而为热,热则消肌肤,故为消瘅。"金·刘河间《三消论》说:"消渴者……耗乱精神,过违其度,而燥热郁盛之所成也。此乃五志过极,皆从火化,热成伤阴,致令消渴。"《慎斋遗书·渴》说"心思过度……此心火乘脾,胃燥而肾无救"可发为消渴。《临证指南医案·三消》说:"心境愁郁,内火自燃,乃消症大病。"说明了情志失调,皆从火化,热成伤阴津的病理过程。《慎斋遗书·渴》说消渴患者"不节喜怒,病虽愈犹可以复作",则指情志是导致消渴病加重的重要原因。

精神神经因素在糖尿病发生及发展中的重要作用,近数十年来已被举世公认,现代医学认为,正常情况下胰岛素的分泌受下丘脑-垂体-胃肠轴(肠腺、胰腺)调节,并受下丘脑-垂体-肾上腺-甲状腺、胸腺轴的影响。长期的精神紧张、情绪激动、心理压力及突然的创伤等皆可导致上述内分泌轴免疫网络功能紊乱,可引起生长激素、去甲肾上腺素、胰升糖素、肾上腺素、肾上腺皮质激素等拮抗胰岛素的激素分泌增加,而使血糖升高,诱发或加重糖尿病。"情绪紧张是引起糖尿病的主要因素之一"。

四、劳逸因素

《素问·举痛论》曰:"劳则气耗。"过劳伤神,以妄为常,则易耗伤脾气,尤其现代生活节奏快,各种压力大,最易劳伤心脾,这也是糖尿病的高发原因之一。过劳伤脾,脾气损耗,健运失司,水谷精微无以涵养脏腑,生化无源,气血亏虚。脾不能为胃行其津液,五脏阴液不足,阴血暗耗,心神失养,心火偏亢;胃津匮乏,胃火亢盛,胃热肺燥,均可导致消渴。如《世医得效方》曰:"因思虑劳心,忧愁抑郁……心火炎上,肺金受克,口干舌燥,渐成消渴。"

另外,现代生活方式的改变,也多"过逸",过度安逸也能耗伤脾气。《素问·宣明五气》曰"久卧伤气,久坐伤肉",少动久卧,脾气受伤,脾气不健,如上所述仍可导致消渴。故巢元方主张饭前"先行一百二十步,多者千步,然后食之"的运动疗法,与现代医学运动疗法治疗糖尿病均是相同的道理。

我国调查显示,职业与患病率的关系,体力劳动者低于脑力劳动者。现代文明的发展,脑力劳动者增多,体力劳动减少。据统计,干部、知识分子缺乏活动量的患者占多数,这也符合中医"久卧伤气"的理论。

此外,房劳伤肾,肾气亏虚也是常见的病因之一,尤为先天不足者。房室无度,首伤肾精,肾主一身之阴,肾阴亏虚,则心、肝、肺、脾、胃等脏腑阴液俱虚,阴虚则燥热内生而消渴诸症丛生。《外台秘要·消渴消中》篇说:"房事过度,致令肾气虚耗故也,下焦生热,热则肾燥,肾燥则渴。"宋代陈无择在《三因极一病证方论》中指出:"消病有三,曰消渴,消中,消肾。消肾属肾,盛壮之时,不自谨惜,快情纵欲,极意房中,年长肾衰竭……"久之肾阴及阳,肾阳亦亏。《景岳全书》曰:"阳不化气则水精不布,水不得火则有降不升,所以直入膀胱而致饮一溲二。"脾肾两脏,互为影响,脾虚及肾,肾虚及脾。在消渴病的后期,脾肾同时致病最为常见,尤其在消渴病变证的病机转归中起主要作用。

五、外感因素

素体禀赋虚亏,肾气不充,五脏柔嫩,易感外邪,如《灵枢·五变》说:"余闻百病之始期,必生于风雨寒暑,循毫毛而人腠理……或为消瘅。"外感六淫,燥火风热毒邪内侵,化燥伤津,亦可发生消渴病。如秦景明在《症因脉治》中将消渴病根据病因不同分为外感三消(燥火三消、湿火三消)和内伤三消(积热三消、精虚三消)。外感三消即外感六淫,毒邪侵害所引起的消渴病。早在1864年,挪威医生最早报道腮腺炎患者可发生糖尿病。此后病毒感染与糖尿病有关的报道络绎不绝。目前认为病毒感染是1型糖尿病发生的重要环境因素,部分患者因病毒感染后,启动了自身免疫病变,引发胰岛炎、胰岛细胞受损坏而发生糖尿病。我国古代医家由于受历史条件及当时科技水平所限,虽不可能提出病毒感染可诱发糖尿病,但已认识到,外感六淫之邪可引发消渴病,这亦是十分难能可贵的。

六、药邪因素

《素问·腹中论》中说"热中消中,不可服膏粱、芳草、石药",是因石药多为壮阳温燥之品,其气剽悍,能助燥热,不利于消渴病的治疗和康复。两晋隋唐,常有人为了壮阳纵欲或养生延寿而嗜服用矿石类药物炼制的丹药,丹石之品其性燥热,久服必致使燥热内生,相火妄动,耗伤阴精津液,而发生消渴病。《诸病源候论》云:"内消病者……由少服五石,石热结于肾内也,热之所作。"又说:"渴利者……由少时服乳石,石热盛时,房事过度,致令肾气虚耗,下焦生热,热则肾燥,燥则渴。肾虚又不得制水液,故随饮小便。"

现代服石药之风不复存在,但长期服用温燥壮阳之剂,滥用甘草制剂等,亦可导致燥热伤阴,继发消渴病。现代医学认为,确有一些化学毒物如四氧嘧啶、链佐星(链脲菌素)、吡甲硝苯脲以及某些药物如口服类固醇避孕药、肾上腺皮质激素等均可导致糖尿病的发生。

综上所述,传统医学认为糖尿病的发生与诸多因素有关,发病的内因为素体阴虚,禀赋不足。外因有饮食不节,过食肥甘;形体肥胖,体力活动减久;精神刺激,情志失调;外感六淫,邪毒侵害;化学毒物损害或嗜服温燥药物;劳欲过度,损耗阴精等。外因通过内因而发病,导致脏腑阴阳失调,气血逆留或滞而不行,而消渴诸证丛生。

除上述六种糖尿病病因外,尚有瘀血、湿邪等,它们既是病理产物,也可以作为致病因素,导致消渴病的发生。

第三节 糖尿病的病机

病机,就是疾病变化发展的机制。糖尿病是一个古老的疾病,对它本质的认识是一个逐步的过程;糖尿病是终身疾病,其病变在不断地发展、演变,因而,糖尿病的病机不是一成不变的,也就有了消渴本于肾、本于脾、阴虚为本、燥热为标等学说。然概括起来不外乎阴阳失调、气机失常、正虚邪实三方面。

一、阴阳失调：阳热偏盛，燥热伤阴

经云"阴平阳秘，精神乃治"，阴阳失调，则导致疾病发生。中医学认为糖尿病，尤其是"三多"症状典型糖尿病（发病早期）的基本病机是阴阳失调，阳热偏盛，燥热伤阴，即在多种因素的作用下，机体燥热内盛，耗伤阴液，阴精亏耗，发为消渴。早在《黄帝内经》中就反复指出消渴病的发生是由于燥热导致，如《素问·奇病论》"肥者令人内热……转为消渴"、《素问·气厥论》"心移热于肺，传为鬲消""大肠移热于胃，善食而瘦，谓之食㑊"、《素问·阴阳别论》"二阳结谓之消"、《灵枢·师传》"胃中热则消谷"。《灵枢·五邪》进一步指出"阳气有余，阴气不足，则热中善饥"；《医学心悟·三消》也明确指出："三消之症，皆燥热结聚也。"

燥热为邪为标，阴津属正气为本。虚邪贼风袭人，必是"两虚相得"，患者身体有其虚之处，阳热偏盛，多是机体阴液不足以抑阳；阴虚之人，虚邪贼风也多易化热化燥。阴越虚燥热越甚，燥热越甚就越耗其阴，两者互为因果，称之为"阴虚燥热"。张延群等对河南省内2080例糖尿病患者症候调查时发现，单纯阴虚证占64.09%，热毒证占9.76%，湿热证占26.36%，而复合证阴虚燥热占85.10%，这一数据揭示了阴虚燥热是导致糖尿病发生的重要病机。

五脏脆弱皆可病消，但病变的脏腑主要在肺（燥）、胃（热）、肾（虚）。燥热伤肺，气化不行，致使津液枯涸，出现多饮而渴不止等症，发为上消；胃火炽盛，二阳结热，或阴虚燥热蓄结，火盛则消谷，消谷则善饥，出现多食善饥，大便秘结等症，发为中消；燥热灼伤肾阴，肾阴不足，肾燥津虚，固摄无权，开阖失司，则出现尿量频多等症，发为下消。三消之中，互相影响。如肺燥阴虚，津液失于滋布，则胃失濡润，肾失滋源；胃热偏盛，则可灼伤肺津，耗损肾阴；肾燥阴伤，阴虚火旺，亦可上炎肺、胃。终致肺燥、胃热、肾虚同时存在，多饮、多食、多尿相互并见。故《临证指南医案·三消》指出："三消一证，虽有上、中、下之分，其实不越阴亏阳亢、津涸热淫而已。"明确指出本病的病机特点为阴虚热淫。

二、气机升降失常

人体脏腑、经络功能的发挥及其相互之间的联系，以及物质的受纳，糟粕的排泄等，无不依赖气机的升降活动来完成，从而使气化作用得以顺利进行，以维持人体正常的生命活动。所谓气化，是指体内物质的"同化"与"异化"及其伴随着的形气阴阳的互相转化，并对外界进行物质交换的自我更新。气化是生命活动的基础，气机升降失常是疾病发生的基本病机之一。糖尿病患者常见的气机升降失常如下：

（一）肝气郁滞

前人书籍中有肝郁导致消渴病发生的记载。如《灵枢·五变》说"怒则气上逆……故为消瘅"。清·黄坤载在《四圣心源·消渴》中说："消渴者，足厥阴之病也，厥阴风木与少阳相火为表里……凡木之性专散疏泄……疏泄不遂……则相火失其蛰藏。"又在《素灵微蕴·消渴解》中说："消渴之病，则独责肝木，而不责肺金。"清·郑钦安在《医学真传·三消症起于何因》说："消症生于厥阴风木主气，盖以厥阴下水而上火，风火相煽，故生消渴诸证。"强调了消渴病的发生与肝有着密切关系。

肝为厥阴之脏,以血为体,以气为用,即"刚脏,体阴而用阳"。肝性喜伸展条达,而恶抑郁遏止,故主疏泄,主调畅气机。肝之疏泄正常,则气机调畅,健康无病,若情志所伤,或大怒伤肝,肝气郁结,气机不畅,则可使肺、胃、肾等脏腑功能紊乱,而导致消渴病发生。

机制其一:气郁而化火,燥热内生,伤阴耗津,如郑钦安在《医学真传·三消症起于何因》中说:"风火相煽,故生消渴诸证。"肝火上灼于肺,肺阴被耗,津液于涸,则多饮而渴不止;肝火横逆克土,热耗胃阴,胃火偏亢,则消谷善饥;肝肾同源,肝火亢盛,下耗肾阴,肾失封,则尿多;且肾阴为五脏之元阴,肾阴虚,不能上承于肺,亦不能充养于胃,而致肺燥,胃热更甚,则出现口渴引饮无度,消谷易饥。

机制其二:肝失条达,横逆克土,或忧思伤脾,脾失健运,不能为胃行其津液,不能布散水谷精微,清阳不升,阴津不流,消渴病之症遂见。

机制其三:肝主疏泄,肾主封藏,肝疏泄太过,使肾不闭藏,精微下泄。

正如邹如政所说:"肝失疏泄则使人体气机紊乱,气血津液代谢失常,从而导致胰岛的分泌功能紊乱。肝的病理特点是易郁、易火、易虚,肝失疏泄而表现出来的肝郁、肝火和肝虚等,都将影响胰岛素的分泌。糖尿病是由于胰岛素的分泌绝对或相对不足而引起,所以肝失疏泄是糖尿病发生、发展的基本病机。""肝郁是糖尿病发生的始动因素,肝火是糖尿病发展的重要因素,肝虚是糖尿病后期的主要病机"。

(二)脾不升清

早在《黄帝内经》中就提出消渴病与脾有着密切关系。如《素问·脏气法时论》说:"脾病者,身重善饥。"《灵枢·本脏》篇说:"脾脆……善病消瘅。"《灵枢·邪气脏腑病形》篇亦说:"脾脉微小为消瘅。"脾脉无力者,多以能食而易疲劳乏力症状为主,提示脾与糖尿病有密切关系。

《素问·经脉别论》说:"饮入于胃,游溢精气,上输于脾,脾气散精,上归于肺。通调水道,下输膀胱,水精四布,五经并行。""食入于胃,散精于肝,淫气于筋,食气入胃,浊气归心,淫精于脉,脉气流经,经气归于肺,肺朝百脉,输精于皮毛。"脾气主升,若脾病其气下升,反而下降,水谷精微不能上输心肺,布达全身,必然随下陷之气直趋于下,注入小肠,清浊未分而渗入膀胱,从小便而出,故小便频数而量多;不能转输水谷精微,则水谷精微原味下流而为小便,"甘为脾味",则小便味甘,即《类证治裁·三消论治》云:"小水不臭反甜者,此脾气下脱症最重。"说明脾不升清是消渴病的重要病机,邵爱荣等认为,脾气下脱是糖尿病的基本病机,其实脾气下脱,就是脾不升清。

脾主肌肉四肢,脾不升清,不能转输水谷精微至四肢肌肉,则疲劳乏力,形体或消瘦或肥胖(水谷不化精微则反生痰湿输送到形体);脾气不能升清(津液)达肺,肺失濡润,引水自救而口渴引饮。

近代医家张锡纯也指出:"消渴一证,皆起于中焦而及于上下。""因中焦脾病,而累及于脾也……致脾气不能散精达肺则津液少,不能通调水道则小便无节,是以渴而多饮多溲也。"明确指出消渴病是脾病及脾,脾脾同病所致。脾即现代医学中的胰腺,《难经》称为散膏。在治疗上张氏自拟玉液汤、滋脾饮,重用黄芪、怀山药、猪胰、鸡内金等补气健脾之品。他认为黄芪"能助脾气上升",山药"能补脾固肾""又能滋补脖脏,使其散膏充足"。

3. 肾失气化

从糖尿病的主症看,大量津液从尿中流失,患者的临床表现是一派津液亏耗。这种多饮、多食并不能以饮食来补充,越食越饮就越尿越消,这是气化不足所致。

肾为先天之本,藏精而寓元阴元阳,"五脏之阴气非此不能滋,五脏之阳气非此不能发",主司气化,生理情况下,胃的"游溢精气"、脾的"散精"、肺的"通调水道"、小肠的"分清别浊"等,都靠肾的蒸腾汽化作用实现。《外台秘要》指出"消渴者,原其发动,此则肾虚所致"。《石室秘录·内伤门》亦说:"消渴之证,虽分上中下,而以肾虚致渴,则无不同也。"肾阴亏损则虚火内生,上燔心肺则烦渴多饮,中灼脾胃则胃热消谷,阴虚阳盛,肾之开阖失司,固摄失权,则水谷精微直趋下泄为小便而排出体外,故尿多味甜,或浑浊如脂膏。《丹台玉案·三消》说:"惟肾水一虚,则无以制余火,火旺不能扑灭,煎熬脏腑,火因水竭而益烈,水因火烈而益干,阳盛阴衰构成此证,而三消之患始剧矣。"若肾阳虚则无以化气上升,津液不布,则口渴多饮,下焦不摄,多尿随之而起。如《景岳全书·三消干渴》说:"有阳不化气,则水精不布,水不得火,则有降无升,所以直入膀胱,而饮一溲二,以致泉源不滋,天壤枯涸者,是皆真阳不足,火亏于下之消症也。"说明肾与消渴的发病甚为密切。

随着现代医学对糖尿病及肾虚本质的研究进展,糖尿病与肾虚在内分泌、免疫、自由基微量元素、遗传等方面的密切相关性,说明了肾虚是糖尿病发生、发展的一个重要病机,证明了中医学"消渴以肾为本"理论的正确性。由此,肾虚在糖尿病发生、发展中的地位和作用得到巩固和提高,并为临床治疗提供了强有力的佐证。

三、正虚邪实,虚实夹杂

(一)气阴两虚为本

消渴病的病理性质属本虚标实,虚实夹杂,而以本虚为主。本虚是指气虚、阴虚、阳虚。而气阴两虚是消渴病中正虚最常见的基本病机。

阴虚之由,已在前述,多是素体阴虚,燥热伤阴。

气虚之成:明代医家戴元礼说:"三消久久不治,气极虚。"指出了糖尿病的病变过程中,可发生气虚。临床实践表明,任何具有"三多一少"症状的患者,亦定会有乏力、气短、汗出等症状;反过来,临床没有"三多一少"症状的糖尿病患者,也多有气短乏力、动则汗出的气虚症状。气虚的形成可由:

(1)先天禀赋不足,阳气虚弱。

(2)后天失养,是气虚发生的主要原因,如过劳耗气,久卧伤气。

(3)"壮火食气",消渴病多是阳热偏盛,燥热可以耗气,而致气虚发生。

(4)阴损及气,气生津,精化气,精气津互生,消渴病阴津不足,日久及气,而出现气虚。前两条,可在未发病时出现,气虚尤其是脾气虚,则不能化生精微和摄精,可导致消渴病的发生;后两条是糖尿病病变过程中容易出现气虚。即气虚是糖尿病发病、病变发展过程中的重要因素,故有学者认为气虚是糖尿病发病的主要病机。

全国中医消渴病专业委员会协作组总结了1405例糖尿病患者的临床资料,统计结果发现,阴虚型占8.9%,阴虚化热型占17.9%,气阴两虚型占27.4%,气阴两虚兼瘀型占34.6%,阴阳两虚型占11.5%。其中气阴两虚及气阴两虚兼瘀型共占62%。临床上发现,糖尿病患者年龄大、病史长者,70%以上为气阴两虚型,说明气阴两虚是糖尿病的重要病理基础。

(二)瘀血

是疾病过程中产生的病理产物,同时又是导致疾病的一种重要因素。中医学自古就非常重视瘀血在糖尿病发病中的重要作用。早在《黄帝内经》就有瘀血致渴的记载。如《灵枢·五变》篇曰:"怒则气上逆,胸中蓄积,血气逆流,䐃皮充肌,血脉不行转而为热,热则消肌肤,故为消瘅。"指出气滞血瘀化热,伤津耗阴可致消渴。汉代张仲景也在《金匮要略》一书中简述了瘀血作渴,"患者胸满,唇痿舌青……脉微大来迟……口干燥而渴……是瘀血也"。至清代,唐容川在《血证论》中进一步指出:"瘀血发渴者以津液之生,其根出于肾水,水与血,交会转运,皆在胞中,胞中有瘀血则气为血阻,不得上升,水津固不能随气上布,但去下焦之瘀,则水津上布而渴自止。"

(1)瘀血导致糖尿病的机制:

1)血气瘀阻,瘀久化热,使阴血燥热,耗伤气阴,而气阴两虚是糖尿病发生的重要机制,故可导致糖尿病的发生。

2)血瘀气滞可影响水津的输布和吸收,发为消渴病。如瘀血乘肺、肺气不通,不能载水津以上布,瘀久化火,伤津耗液,肺燥阴虚,清肃之令不能下行,津液干涸,故多饮而渴不止。若瘀血犯胃,可致胃失和降,升降失常,气机不利,瘀久化火,胃燥津乏,精微耗散,津不自生,所谓"胃中燥结则津不生"。阴亏胃热,故食入即化,消谷善饥,形体消瘦。而血瘀阻络,易从火化,火盛损及肾阴,肾阳被耗,下焦虚衰,肾气摄纳不固,约束无权,故尿量多而甜。

(2)瘀血更是糖尿病疾病过程中的一种病理产物,这是因为:

1)糖尿病患者多有阴虚内热,由于内热炽盛,易伤津灼血,血受热灼,易于壅塞,从而形成血瘀。

2)糖尿病日久,由于伤津耗气,气阴两虚,气虚无力推动血液运行,阴虚血脉涩滞,也可使血脉运行不利,形成血瘀。

3)而糖尿病的多种致病因素,亦都可直接或间接地影响血液运行,引起血瘀(如情志失调,肝郁气滞,气滞血瘀;房劳伤肾,肾阴不足,阴虚火旺,灼血成瘀等)。

瘀血既是糖尿病的病理产物,也是糖尿病发展的动因,血瘀一旦形成即可作为新的致病因素引起糖尿病的进一步发展和加重,如瘀阻脉络可出现中风、胸痹心痛等并发疾病。

(三)湿阻三焦

糖尿病的病机大都认为是阳热偏盛,燥热伤阴;气阴两虚为本,燥热为标,瘀血是其发展加重的动因。但从临床病例来看,湿邪内阻于三焦者也很常见。

(1)糖尿病是终身性疾病,经久不愈,如湿邪之黏腻缠绵特点。

(2)糖尿病患者多形体肥胖为肥满之人,而肥满为痰湿之外象。叶天士说"阴盛(肥满)之体,脾湿亦不少,湿阻气分,郁而为热"。且肥胖有遗传倾向,可谓先天阳虚湿重。

(3)糖尿病俗称为富贵人之病,《素问·腹中论》说"夫热中、消中者,皆富贵人也",得病之人,生活条件优越者多,患者喜嗜:海鲜等膏粱厚味,妨碍脾的运化而生痰湿。如《素问·通评虚实论》说"消瘅……肥贵人膏粱之疾也",《素问·奇病论》说"必数食甘美而多肥也";好饮酒,"酒客湿胜"。

(4)部分患者有工作、生活压力过重,导致情志不遂,所欲不能,日久肝气郁滞,横逆乘脾,终致脾失健运,水湿内生。

正如清·陈修园《医学实在易·附录张隐庵消渴论》中所说:"有脾不能为胃行其津液,肺不能通调水道而为消渴者。"脾不能为胃行其津液,则津液内停而为湿;肺不能通调水道,水液不行聚而为湿,湿邪内生,阻于三焦,气化失宣,水液不能上承,饮食不为肌肤,小溲不别清浊,可导致消渴病的发生。《张聿青医案》"湿郁于上,清气不能上行,则虽有清津,无从流布,所以愈燥愈饮,愈饮而更燥也"。

叶天士指出"湿与温和,蒸郁而蒙蔽于上,清窍为之壅塞,浊邪害清也"。湿热壅塞,清窍不利,可见精神困顿、头重如蒙;脾胃乃后天之本,主肌肉四肢,为气机升降斡旋之枢,湿热郁阻中焦,使脾胃运化失职,故见四肢倦怠、神疲乏力;饮入水谷不能化生气血而酿生痰浊,故见"舌上白苔黏腻,吐出浊厚涎沫,口必甜味也,为脾瘅病,乃湿热气聚与谷气相搏"(叶天士语)。《素问·奇病论》提到:"有病口干者……转为消渴,治之以兰,除陈气也。"此处兰,多数医家均认为是指佩兰,以其芳香化湿,宣通三焦,以复气化。

第四节 辨证论治

DM多因禀赋异常、过食肥甘、多坐少动,以及精神因素而成,病机为五脏功能失调,辨证当明确五脏定位、阴阳气血虚实等,辨证求因,审证审因论治,有利于提高临床疗效。

一、心火亢盛证

临床表现:烦热渴饮,心中烦怒,夜寐不安,面红赤,溲多而色黄,大便偏干,舌尖红绛,舌苔薄黄,或口舌易生疮疡,脉弦洪有力或细数。

症候分析:《世医得效方》云"时常烦躁,因而思虑劳心,忧愁抑郁,心火炎上,肺金受克,口干舌燥,渐成消渴"。患者因五志、六淫化火,或因劳倦,或进食辛辣厚味,均能引起此证。心火亢盛,消烁津液,故烦热渴饮不止;心火内炽,心神被扰,则心中烦热,夜寐不安;心开窍于舌,心火亢盛,循经上炎故舌尖红绛或生舌疮。心与小肠相表里,心热下移小肠,小肠的分清泌浊的功能失司,故溲多而甜;面赤溲黄便干,脉数有力,均为里热征象。

治则:清心泻火。

方药:泻心汤(《金匮要略》)、增液汤(《温病条辨》)加减:黄芩10g,黄连、酒大黄各6g,玄参、生地黄、麦冬、天花粉各30g。

方解:方中黄芩清上焦浮游之热;黄连入心经,长于清心泻火;大黄苦寒通便,清泄下焦实热,酒制后借用酒上行之性,可泻上焦之实热,清泻心火;火盛必伤阴津,玄参清心解毒、滋阴降火"止烦渴";生地黄清热养阴、生津止渴;麦冬养心安神、清心除烦、补阴解渴;天花粉《本经》言其"治消渴",《伤寒》小柴胡汤方后注渴者加瓜蒌根,可知天花粉善于止渴,且可用于清心经郁热,如《类证治裁》芩连清心汤以本品与芩连同用。诸药合用,清心泻火、生津除烦渴。

加减:烦躁失眠明显者,可加珍珠母、生牡蛎、首乌藤清心肝之火、镇静安神;口舌生疮,可加竹叶、炒栀子清心治疮。

"壮火食气",患者兼有疲倦乏力者,可加黄芪、太子参等益气,或用《类证治裁》"心火消渴,小水赤涩,清心莲子饮"去炙甘草。清心莲子饮(《和剂局方》)以莲子清心火交心肾;黄芩、地骨皮清上焦浮游之火;麦冬清心养阴;车前子、茯苓分利湿热,引心火下行;黄芪、人参(太子参)益气扶正。共治忧思抑郁,或酒食过度,心火刑金,口舌干燥,渐成消渴,睡卧不安,四肢倦怠,病后气不收敛,阳浮于外,五心烦热者。

二、气滞痰阻证

临床表现:情志抑郁易生闷气,多食不知饱,形体肥胖,腹型肥胖,或见脘痞腹胀胸闷喜太息,大便排泄不畅,舌质淡红,苔白腻或厚腻,脉弦滑。妇女可见乳房作胀疼痛,月经不调,甚则闭经。

症候分析:多因长期的情志抑郁,或其他病邪的侵扰而发病。肝主疏泄,具有调节情志的功能,气机郁结,不得条达疏泄,则情志抑郁喜叹息,大便排泄不畅;肝气郁结,经气不利,故胸胁脘腹胀闷,乳房作胀疼痛;气郁生痰,痰湿内蕴故见形体肥胖,闭经。

治则:理气化痰。

方药:柴胡疏肝散(《景岳全书》)、越鞠丸(《丹溪心法》)加减:北柴胡、炒枳壳、川芎、炒苍术、炒栀子、焦神曲、荷叶、茯苓各10g,法半夏、橘红各6g,炒香附20g。

方解:本方为调畅气机的柴胡疏肝散与主治气、血、痰、湿、火、食六郁之越鞠丸、六郁汤方加减。方中柴胡味苦性平,人肝胆经,升发阳气,疏肝解郁,《本经》言其"主心腹肠胃结气,饮食积聚,寒热邪气,推陈致新";枳壳、香附行气开郁,治气郁胸闷脘痞腹胀;川芎活血行气;栀子清热泻火;苍术辛热雄壮,固胃强脾,疏泄阳明之湿;神曲消食健脾,更化酒食陈腐之积,荷叶芳香行气,理肺疏肝,升发清阳消痰祛湿;半夏、橘红、茯苓化痰湿。诸药合用,共奏行气开郁,化痰祛湿之功。

加减:痰郁化热,口苦、舌苔黄腻加黄连、全瓜蒌《伤寒论》小陷胸汤之意脘腹胀闷甚加枳实。

三、肝火上炎证

临床表现:多食易饥,口干渴多喜冷饮,头晕胀痛,面红目赤,口苦咽干,急躁易怒,不眠或噩梦纷纭,便秘尿黄,耳鸣如潮,舌红苔黄,脉弦滑或数。

症候分析：多因长期情志不遂，肝郁化火，或热邪内犯等引起。肝火性炎上，上灼胃腑，故多食易饥、口干渴喜冷饮；肝火循经上攻头目，气血涌盛络脉，故头晕胀痛，面红目赤；肝与胆相表里，肝火夹胆气上逆，则口苦咽干；肝失条达柔顺之性，所以急躁易怒；火热内扰，神魂不安，以致失眠，噩梦纷纭；热盛耗津，故便秘尿黄；足少阳胆经入耳中，肝热移胆，循经上冲，则耳鸣如潮；舌红苔黄，脉弦数，为肝经实火炽盛之征。

治则：清肝泻火。

方药：龙胆泻肝汤（《医宗金鉴》）、增液汤（《温病条辨》）加减：知母、柴胡各10g，龙胆草、黄芩各6g，生地黄、玄参、麦冬各30g。

方解：方中龙胆草大苦大寒，泻肝胆实火；黄连、知母泻火清热，协助龙胆草泻肝胆实火；由于肝胆性喜条达，火邪内郁而肝气不舒，故用柴胡舒畅肝胆之气；热盛伤阴，故用生地黄、玄参、麦冬养阴生津，泻中有补，疏中有养，使泻火之药不致枯燥伤阴，以使祛邪而不伤正。

加减：大便干燥者，加大黄泻下焦实热；多食易饥明显者，加黄连清泻阴阳火热；烦渴多饮者加生石膏、石斛除烦渴；失眠明显者，加酸枣仁、茯神养心安神。

四、肝阳上亢证

肝阳上亢证，是指肝肾阴虚，不能制阳，致使肝阳偏亢所表现的症候。多因情志过极或肝肾阴虚，致使阴不制阳，水不涵木而发病。

临床表现：口渴多饮，能食易饥，眩晕耳鸣，头目胀痛，急躁易怒，腰膝酸软，头重脚轻，舌红少苔，脉细弦、尺沉无力。

症候分析：阴虚津伤故口干渴；阴虚火旺，故能食易饥；肝肾之阴不足，肝阳亢逆无制，气血上冲，则眩晕耳鸣，头目胀痛；肝失柔顺，故急躁易怒；阴虚心失所养，神不得安，则见失眠多梦；肝肾阴虚，经脉失养，故腰膝酸软；阳亢于上，阴亏于下，上盛下虚，故头重脚轻；舌红少苔、脉细弦、尺沉无力，为肝肾阴虚，肝阳亢盛之象。

治则：滋阴潜阳。

方药：大定风珠（《温病条辨》）加减：生地黄、玄参、麦冬、生牡蛎各30g，火麻仁、钩藤各15g，天麻、夏枯草、白芍、桑叶各10g。

方解：方中生地黄、玄参、白芍、麦冬、麻仁滋补肾阴；天麻、钩藤、牡蛎平肝潜阳；阳有余则化为火，夏枯草、桑叶清肝经邪热。

加减：口干渴明显者加葛根、天花粉、知母生津止渴；多食易饥者加黄连、山栀子清胃火；大便干燥者，加熟大黄；眼干涩者加草决明、菊花明目；腰膝酸软者加杜仲、续断补肾壮腰。

五、脾气虚证

脾气虚证，是指脾气不足，运化失健所表现的症候。

临床表现：口干渴，饥而欲食，时有腹胀，饭后尤甚，大便多溏薄，肢体倦怠，少气懒言，面色萎黄或㿠白，形体消瘦或虚胖，舌体胖大有齿痕，脉缓弱。

症候分析：本证多因饮食失调，劳累过度，以及其他急、慢性疾患耗伤脾气所致。脾气虚弱，脾精下陷，水精不得敷布上故口干渴，即《东垣十书》"脾气不足，则津液不能升,故口渴欲饮";饮食自救,故饥而欲食;运化无力,水谷内停则腹胀,食入则脾气益困,故腹胀尤甚;水湿不化,流往肠中,则大便溏薄;脾虚不能运化与输布精微,饮食虽多,但不能为人体所用,故能食反见消瘦;脾虚水谷不能化生精微反生痰湿内蕴,则形体虚胖,面色㿠白,舌体胖大有齿痕,脉缓弱,是脾气虚弱之征。

治则:健脾益气。

方药:白术散(《小儿药证直诀》)

加减:人参6g(或太子参30g,黄芪30g),炒白术、茯苓各10g,葛根20g,木香、砂仁各3g,山药30g。

方解:方药用人参(太子参、黄芪)益气扶正;白术、茯苓、山药健脾扶后天之本;葛根升清阳,使津液上行以解渴;木香、砂仁芳香疏通,既宽中快气,又促使运化。

故张隐庵用其治"更有脾不能为胃行其津液而为消渴者"。张璐称之"三消久而小便不臭,反作甜气,此脾气下脱,为病最重,(钱氏)七味白术散最棒"。

加减:口干渴、舌少津者,加黄连3g,天花粉10g,清虚热止渴;食多反瘦或纳呆者,加炒鸡内金、炒谷芽、焦神曲消食运脾以化精微、开胃和中;大便溏泄者,加炒苍术、薏苡仁利湿;腹胀者加姜厚朴6g理气除胀。

六、湿热蕴脾证

临床表现:口干黏腻,饮水量多,纳食多或纳食不香而脘腹痞闷,晨起呕恶,便溏不爽,尿黄,肢体困重,或皮肤疖肿,舌红苔黄腻,脉濡或滑。

症候分析:本证常因过食肥甘酒酪酿湿生热或受湿热外邪所致。湿热内蕴,津液失布,故口干黏腻,饮水量多;湿热蕴结脾胃,升降失常,故脘腹痞闷,晨起呕恶;脾为湿困,则肢体困重;湿热蕴脾,交阻下迫,故大便溏泄不爽,小便短赤;舌红苔黄腻,脉濡或滑,均为湿热内盛之象。

治则:清热利湿,健脾和胃。

方药:连朴饮(《霍乱论》)

加减:姜厚朴、黄连、炒苍术、炒山栀子、姜半夏、砂仁各6g,茵陈15g。

方解:方中厚朴、苍术芳香化浊,苦降开泄气机;黄连、栀子、茵陈清热利湿;半夏、砂仁健脾和胃。

加减:口干渴者加花粉止渴;纳呆者加炒鸡内金、炒谷芽开胃;皮肤疖肿加野菊花、紫花地丁清热解毒;腹部胀满加炒莱菔子、焦槟榔;疲倦乏力明显者,加生黄芪12g益气扶正。

七、脾胃阴虚证

临床表现:口燥咽干喜饮,大便干结,食而多饥,形体消瘦,或脘痞不舒,或干呕呃逆,舌红少津,脉细数。

症候分析:本证多由平素嗜食辛辣,或情志不遂,气郁化火使脾胃之阴耗伤而致。脾胃阴虚,上不能滋润咽喉,则口燥咽干;下不能濡润大肠,故大便干结;形体失养,故消瘦;虚热内生,胃阳偏亢,故食而多饥,即《慎斋遗书》说"善食多不饱,饮多不止渴,脾阴不足也";胃阴亏虚,胃失阴液滋润,胃气不和,可见脘痞不舒,阴虚热扰,胃气上逆,可见干呕呃逆;舌红少津,脉象细数,是阴虚内热的征象。

治则:滋阴健脾和胃。

方药:玉泉丸(《仁斋直指方》)加减:生地黄、天花粉、北沙参、麦冬各30g,葛根、炒鸡内金、太子参各15g。

方解:方中用生地黄滋肾阴以养五脏之阴;天花粉善于滋生阴液清热止渴;葛根善能鼓舞脾胃清气上行以输布津液;沙参、麦冬功专养肺胃之阴,生津润燥,皆为治疗消渴之良品;太子参益气健脾养阴;鸡内金开胃消食积,防上药滋腻碍胃。

加减:神疲乏力,气短懒言,气阴两虚者加生黄芪、炙黄精益气;口渴明显者加知母、乌梅清热生津止渴;善食多饥者加黄连清胃火;大便偏干者加火麻仁润肠通便。

八、胃热证

临床表现:渴喜冷饮,消谷善饥,或牙龈肿痛口臭,大便秘结,小便短赤,舌红苔黄,脉滑数。

症候分析:本证多因平素嗜食辛辣肥腻,化热生火,或情志不遂,气郁化火,或热邪内犯等所致;胃热炽盛,耗津灼液,则渴喜冷饮;功能亢进,则消谷善饥;胃络于龈,胃火循经上熏,气血壅滞,故见牙龈肿痛,口臭;热盛伤津耗液,故见大便秘结,小便短赤;舌红苔黄,脉滑数为胃热内盛之象。

治则:清胃泻火。

方药:玉女煎(《景岳全书》)、增液汤(《温病条辨》)

加减:知母15g,生地黄、生石膏、麦冬、玄参各30g,黄连、竹叶各6g。

方解:方中石膏、黄连、知母清胃火之有余;火有余则伤津,用生地黄、玄参、麦冬滋阴液之不足;竹叶引热下行。

加减:若火盛者加栀子、地骨皮清热泻火;大便干结者加火麻仁、熟大黄通便;多汗多渴者加五味子生津止汗;津伤气耗,疲劳乏力者加入参(或太子参)、黄芪益气扶正。

九、肾失闭藏

临床表现:口干咽燥,渴饮较多,小便频数,伴腰膝酸软,眩晕耳鸣,失眠多梦,形体消瘦,五心烦热,盗汗,舌红少津,尺脉沉细数。

症候分析:本证多由先天禀赋不足,或房事过度,或过服温燥劫阴之品或久病伤肾所致。肾经上抵于咽,肾阴亏虚,虚热内生,灼伤津液,故口干咽燥,渴饮较多;肾主闭藏,肾虚失藏,故尿多;肾阴不足,髓海亏虚,骨骼失养,故腰膝酸痛,眩晕耳鸣;肾水亏虚,水火失济则心火偏亢,致心神不宁,而见失眠多梦;肾精不足,形体失养,故见形体消瘦;阴虚阳偏亢,故潮热盗汗,五心烦热;舌红少津,尺脉沉细是肾虚之征。

治则:滋阴补肾。

方药:知柏地黄汤(《景岳全书》)加减:黄檗6g,生地黄30g,山茱萸、山药各15g,茯苓、牡丹皮、知母、地骨皮各10g。

方解:方中黄檗、知母清相火之有余;生地黄、山茱萸、山药滋阴液之不足;茯苓渗脾湿,引热下行;牡丹皮、地骨皮清退虚热。

加减:渴饮明显者加天花粉、麦冬生津止渴;小便偏多,尤其是夜尿多明显者可加肉桂、金樱子补肾固精;潮热盗汗者加醋鳖甲、五味子、牡蛎滋阴止汗;失眠多梦者加炒酸枣仁、柏子仁养心安神;疲劳乏力者加入参(或太子参)、黄芪益气扶正;患者不耐寒热,舌象呈现嫩红或舌淡红而润,系肾阴阳两虚,可遵医圣张仲景提出"消渴,小便反多,以饮一斗,小便一斗,肾气丸主之",改用肾气丸治之。

(十)燥热伤肺

临床表现:口干舌燥,烦渴多饮,且喜冷饮,小便频数,饮一溲一,舌红苔黄燥,脉洪滑数。

症候分析:糖尿病患者饮食不节,积热于胃,胃热熏灼于肺,或心火移热于肺。肺热津伤,欲饮水自救,故口干舌燥,烦渴引饮;肺失治节,津液失布而直趋于下,故小便频多,饮一溲一;舌红苔燥脉数为热盛伤津之象。

治则:清热生津止渴。

方药:白虎加入参汤(《伤寒论》)、玉泉丸(《仁斋直指方》)加减:石膏15g,知母10g,麦冬、葛根、生地黄、太子参、天花粉各30g,醋五味子6g。

方解:《金匮要略》云"渴欲饮水,口干舌燥者,白虎加入参汤主之",方中石膏、知母大寒之药,善清泻肺热;生地黄滋阴养阴,润燥生津;天花粉专入肺胃,清肺热滋阴液;葛根善鼓舞胃中清气上行以输布津液;麦冬功专养肺胃之阴,生津润燥;五味子长于保肺气,滋肾水,敛阴生津;壮火食气,加太子参益气生津。诸药合用,清热生津而止渴。

加减:渴饮明显者加乌梅生津止渴;小便偏多者可加山茱萸补肾固精;疲劳乏力者用人参加黄芪益气扶正。

第五节 儿童糖尿病

儿童糖尿病是指15岁以前发病的糖尿病,是由遗传和环境因素综合作用导致胰岛素缺乏和/或胰岛素作用障碍引起的一组以糖代谢紊乱为主要表现的代谢紊乱综合征,临床以慢性高血糖为主要特征,具有起病急、病情重、多为胰岛素依赖型、预后较差的特点。患儿常在短时间内出现多饮、多尿、多食和体重下降,甚或烦渴、头痛、呕吐、腹痛、呼吸短促,严重者可见昏迷、厥脱危象,可归属于中医学"消渴"、"脾瘅"等范畴。

一、概念及流行病学概况

儿童糖尿病是一种以高血糖为主要特征的慢性全身性代谢性疾病,主要包括1型糖尿病和2型糖尿病,1型糖尿病是由于胰岛素绝对缺乏所引起的糖尿病,儿童糖尿病中此型最为多见;2型糖尿病是指从胰岛素抵抗为主伴胰岛素相对不足为主伴胰岛素抵抗的一类糖尿病,常见于肥胖儿童。回顾性研究表明,酮症酸中毒是儿童糖尿病的基本特征。近年的流行病学研究表明,儿童糖尿病发病率在不同种族和地域间存在差异,非西班牙白人最高,太平洋岛人最低,欧美地区发病率较高,东南亚地区较低,在我国亦有地区变化的趋势,但发病率逐年增高是世界的总趋势在我国,儿童糖尿病发病年龄多集中在4~6岁和9~14岁,1岁以下小儿发病较少见,儿童糖尿病患者占全部糖尿病患者人数的5%,并以每年10%的幅度快速上升,其中儿童1型糖尿病约占95%,其年发病率为1.04/10万,2型糖尿病随儿童肥胖症的增多而也有增加趋势此外,儿童糖尿病还有一定的季节性,以冬、春季多发,这种季节性的发病特点可能与冬春季病毒活跃且感染机会多有关,常见病毒如柯萨奇病毒、腮腺炎病毒、心肌炎病毒等。

二、病因病机

儿童糖尿病绝大多数为1型糖尿病,目前医学界认为主要是在遗传易感性基因的基础上,在外界环境因素的作用下,引起自身免疫功能紊乱,导致胰岛β细胞的损伤和破坏,最终导致胰岛β细胞功能衰竭而发病,其病理学改变主要有胰岛β细胞数量显著减少及胰岛炎,少数病例的胰岛无明显病理改变。儿童糖尿病相当于中医学消渴病,其病因机较为复杂,主要观点如下。

(一)阴虚燥热是儿童糖尿病的病理基础

儿童糖尿病之本质不离阴虚燥热。小儿生机蓬勃,生长发育迅速,其所禀肾中元阴元阳尚未耗伤,故称之为"纯阳之体",同时又感阴常不足,加之五志过极化火灼阴,或饮食不节化热伤阴,或内伤劳倦耗阴,或过服温燥药物耗伤阴液,均可致阴精亏损,燥热内生。阴虚与燥热互为因果,"火因水竭而益烈,水因火烈而益干"(《丹台玉案》),终发为消渴病。消渴病迁延不愈,肺失滋阴,日久可并发肺痨;肾阴亏损,肝失濡养,精血不能上承,可并发青盲、雀目、耳聋;燥热内结,瘀阻皮肤,则发为疮疖痈疽;痰瘀阻络,脑脉痹阻或血溢脉外,发为中风偏枯;阴损及阳,脾肾衰败,水湿潴留,泛溢肌肤,则发为水肿。可见,儿童糖尿病各种复杂的病变均是在阴虚燥热的基础上逐渐发展变化而来。

(二)禀赋不足是儿童糖尿病发病的内在基础

小儿脏腑娇嫩,形气未充,禀赋不足,表现为五脏阴阳气血俱不足,而尤以肾不足为主。肾为先天之本,元阴元阳之脏,主水藏精气,肾精濡养五脏六腑之津,肾气温煦五脏六腑之气;小儿肾中精气不足,脏腑精气失养,则发为消渴病。脾、肺不足也是儿童糖尿病发生的重要机制。小儿脾胃功能尚未健旺,相对不足,加之生长发育迅速,精、血、津液等物质需求较多,后天气血化生不足,先天之气得不到温养,则容易发病;肺为脾之子,肺气赖脾之运化精微充养,脾不足则肺气弱,肺虚卫外不固,则易感外邪而发为消渴病。因此,禀赋不足是儿童糖尿病发病的内在基础。

(三)感受外邪是儿童糖尿病的重要致病因素

小儿禀赋不足,精气未充,五脏柔弱,卫外失固,易感外邪致病。如吴鞠通在《温病条辨·解儿难》中所说,"其脏腑薄,藩篱疏,易于传变,肌肤嫩,神气怯,易于感触"。陈修园《医学三字经》亦云"稚阳体,邪易干"。风、寒、暑、湿、燥、火之邪袭内,蕴久化热,耗伤津液,可致阴虚燥热,发为消渴。另外,由于小儿为稚阴稚阳之体,"易虚易实,易寒易热",具有发病急骤、传变迅速的病理特点,邪气易实,正气易虚。临床常见儿童感受外邪诱发糖尿病,且发病后迅速出现酮症酸中毒等急症的表现。

(四)脾虚是儿童糖尿病的重要发病机制

《素问·奇病论》指出:"此人必数食甘美而多肥也,肥者令人内热,甘者令人中满,故其气上溢,转为消渴。"小儿脾常不足,素体脾虚,加之如今生活富足,父母爱惜过当,或添加辅食过晚,或喜欢糖水、果汁等高浓度饮料,过食肥甘厚味,久则生湿,湿伤脾、困脾,脾虚不能为胃行其津液,运化失常,水津失布,精微失收,可致消渴。脾困则脾阳不升,津液不能上承故口渴喜饮;脾虚则土不生金致使肺气虚,通调水道失节,则见尿频量多;脾气呆滞,运化失职,则纳谷不香,进而消瘦无力。总之,脾虚在儿童糖尿病的发生发展过程中具有重要作用。

(五)瘀血、痰浊是儿童糖尿病并发症发生发展的关键病理因素

消渴日久,燥热内结,耗气伤阴,可致气阴两虚,脉络瘀阻,形成瘀血;脾气虚弱,湿浊内生,可形成痰浊,脾失健运痰浊难化,痰浊日久脾气愈虚;瘀血、痰浊都是消渴日久产生的病理因素,二者相互影响、相互作用,导致多种并发症的发生,临床常见的痈疽、眼疾、心脑病证等的出现都与这两种病理产物密切相关,而瘀血、痰浊的存在往往阻碍疾病向愈,促使并发症的进一步发展,使病情不断变化和加重,迁延难愈。因此,血、痰浊是儿童糖尿病并发症发生发展的关键病理因素。

综上所述,儿童糖尿病的发病与外感六淫,饮食不节,禀赋不足,情志失调等因素有关,其病位在肺、脾、肾,尤以肾为关键,三脏常相互影响,其病机主要在于阴津亏损,燥热偏胜,以阴虚为本,燥热为标,两者互为因果,总属本虚标实,虚实夹杂之病,痰浊、瘀血是其并发症发生发展的关键病理因素。

三、诊断

(一)实验室及辅助检查

1. 血液检查

(1)血糖测定:血糖升高是诊断糖尿病的依据,也是评价疗效的主要指标。

(2)口服葡萄糖耐量试验(OGTT)和OGTT-胰岛素(或C-肽)释放试验:血糖高于正常范围但又未达到糖尿病诊断标准者,需进行口服葡萄糖耐量试验(OGTT)。OGTT应在避免使用影响糖代谢的药物、不限制饮食(其中糖类摄入量不少于150g/d)和正常体力活动2~3天后的清晨(上午)进行,取空腹血标本后,受试者5min内饮完含有葡萄糖粉(儿童按1.75g/kg葡萄糖,总量不超过75g)的液体250~300ml,在服糖后2h采取血标本测定血浆葡萄糖;同时测定血浆胰岛素和/或C-肽,能了解胰岛β细胞功能,有助于糖尿病的分型、病情判断及治疗指导。

(3)糖化血红蛋白(HbA1c)和糖化白蛋白测定:HbA1c在总血红蛋白中所占的比例能反映取血前8~12周的平均血糖水平,已经成为判断糖尿病控制的金标准。糖化白蛋白可反映近2~3周的平均血糖水平,血红蛋白异常如严重贫血或溶血等感染糖化血红蛋白的结果解释时可选用。

(4)自身免疫抗体测定:1型糖尿病患者抗谷氨酸脱羧酶抗体(GADA)、胰岛细胞抗体(ICA)、胰岛素抗体(IAA)可呈阳性,早期阳性率高,随着病程延长阳性率逐渐降

低,在一级亲属如上述抗体阳性对预测糖尿病发病有一定的价值,因此对诊断、预防和指导治疗均有帮助。

(5)脂质组分测定:糖尿病常伴有脂质代谢紊乱,血浆总胆固醇、低密度脂蛋白-胆固醇、高密度脂蛋白-胆固醇和三酰甘油应列为常规检测项目,并定期复查,作为判断病情控制情况及饮食和调脂治疗的依据。

2. 尿液检查

尿糖阳性是诊断糖尿病的重要线索,可用血糖控制情况的监测和提示需进一步检查的指标;1型糖尿病患者合并急性疾病或严重应激状态时,以及妊娠期间,或有不明原因的消化道症状如腹痛、恶心、呕吐等时,应进行尿酮体检查;尿白蛋白排泄率(UAEI)或尿白蛋白/肌酐比值(ACR)测定可敏感地反映糖尿病肾脏的受损及其程度。

3. 并发症及伴发疾病检查

对新诊断的1型糖尿病患者,宜及早进行心、肝、肾、脑、眼科、神经等各系统并发症,以及乳糜泻、甲状腺疾病等可能伴发的疾病的筛查,争取及早发现和处理。筛查项目:眼底;心电图、动态心电图、心脏B超;血压、动态血压;神经系统反射、体位血压、音叉振动或尼龙丝触觉;足背与胫后动脉搏动、皮肤颜色改变;肾脏功能;血生化;甲功等。

(二)儿童糖尿病诊断标准

发生于15岁以下儿童,符合以下条件:

(1)典型糖尿病症状(多饮、多食、多尿及不明原因的体重下降)加上随机血糖检测≥11.1mmol/L,和/或空腹血糖检测≥7.0mmol/L,和OGTT后2h血糖检测≥11.1mmol/L。

(2)无糖尿病症状者,另日重复测定血糖,两次空腹血糖检测≥7.0mmol/L,或两次随机血糖检测≥11.1mmol/L,或一次空腹血糖检测≥7.0mmol/L和一次OGTT后2h血糖检测≥11.1mmol/L。

注:空腹的定义是至少8h无热量摄入。血糖检测以静脉血浆葡萄糖为准。

(三)消渴病中医诊断标准

(1)口渴多饮,多食易饥,尿频量多,超重,但近期体质量下降。

(2)初起可"三多"症状不显著,病久常并发眩晕、肺痨、胸痹、中风、雀目、疮疖等。严重者可见烦渴、头痛、呕吐、腹痛、呼吸短促,甚至出现昏迷厥脱危象。

(2)查空腹及餐后2h血糖和尿糖、葡萄糖耐量试验、胰岛素释放试验等。

首先需确定是否患有糖尿病,然后根据临床表现、实验室检查及既往病史、家族史等判断是否为1型糖尿病,并明确有无并发症及伴发疾病。

四、辨证分型治疗

辨证分型治疗具有较强的针对性和灵活性,是最能体现中医辨证论治理念的治疗方式,适应个体化治疗的需求,临床疗效满意。儿童糖尿病的中医辨证分型目前尚不统一,然都未偏离气阴两虚的基本病机;多数医家采用辨病与辨证相结合的形式,

针对儿童糖尿病的不同临床类型分别作了分型论治,以更加科学准确地反映疾病特点,贴合临床实际。现综合各家观点,列述如下:

(一)肺热津伤证

症状:烦渴多饮,口干舌燥,多食易饥,尿频量多,色黄味甘,大便干结,舌质红,苔薄黄,脉数。

治法:清热润肺,生津止渴。方药:消渴方加减。黄连,黄芩,生地,知母,天花粉,葛根,麦冬,藕汁。

加减:口渴引饮者,加五味子、石斛;渴而汗出者,加太子参、沙参;肺热较甚者,选用玉泉丸;热伤气阴者,选用二冬汤。

(二)胃热津伤证

症状:消谷善饥,形体消瘦,大便干结,小便频数而量多,舌红苔黄,脉滑实有力。

治法:清胃泻火,养阴增液。

方药:玉女煎加减。生石膏、知母、黄连、山栀、生地、牛膝、麦冬、黄连。大便秘结者,加熟军;口渴引饮者,加玄参、石斛;心悸失眠者,加柏子仁、炒枣仁、夜交藤。

(三)气阴两虚证

症状:口渴引饮,能食与便溏并见,神疲倦怠,形体消瘦,大便干结,舌淡红,苔白而干,脉弱。

治法:益气健脾,生津止渴。

方药:党参、黄芪、白术、茯苓、山药、葛根、甘草、天冬、麦冬、木香、藿香。

加减:口渴甚者,加天花粉、生地;气短汗多者,加五味子、山萸肉;食少腹胀者,加砂仁、鸡内金。

(四)肾阴亏虚证

症状:尿频量多,混浊如脂膏,头晕耳鸣,腰膝酸软,乏力,口干唇燥,皮肤干燥瘙痒,舌红,苔少,脉细数。

治法:滋补肾阴,固本益元。

方药:六味地黄丸加减。熟地黄、山萸肉、怀山药、茯苓、泽泻、丹皮、枸杞子、五味子。

加减:尿多混浊者,加益智仁、桑螵蛸;气短乏力者,加党参、黄芪、黄精。

(五)阴阳两虚证

症状:小便频数,混浊如膏,甚至饮一溲二,面色黧黑,耳轮枯焦,腰膝酸软,四肢欠温,畏寒面浮,舌淡,苔白,脉沉细无力。

治法:滋阴温阳,补肾固涩。

方药:金匮肾气丸加减。熟地黄、山萸肉、怀山药、茯苓、泽泻、丹皮、五味子、枸杞子、附子、肉桂。

加减:小便频数者,加桑螵蛸、芡实、覆盆子;形寒肢冷者,加肉豆蔻、党参,身体困倦、气短乏力者,加党参、黄芩、黄精。

(六)阴虚阳浮证

症状:尿频量多,烦渴面红,头痛恶心,口有异味,形瘦骨立,唇红口干,呼吸深快,或神昏迷蒙,四肢厥冷,舌质红绛,苔灰或焦黑,脉微数疾。

治法:回阳救逆,滋阴潜阳。

方药:生脉散合参附龙牡汤加减。人参、麦冬、五味子、附子、陈皮、肉桂、煅龙骨、煅牡蛎。

加减:恶心、口有异味者,加竹茹、半夏;尿频量多,加覆盆子、桑螵蛸等。

第七章 肥胖症

肥胖是由于多种原因导致体内膏脂堆积过多,体重异常增加,超过正常体重标准20%以上,并伴有头晕乏力、神疲懒言、少动气短等症状的一类病症。病因未明的肥胖称为单纯性肥胖或原发性肥胖;病因明确者称为继发性肥胖。世界卫生组织将体重指数(BMI)在 $25\sim29.9\,kg/m^2$ 者定为 1 度肥胖或超重;BMI 为 $30\sim39.9\,kg/m^2$ 者定为 2 度肥胖;BMI$\geqslant40\,kg/m^2$ 者定为重度肥胖或 3 度肥胖。我国正常人的 BMI 在 $24\,kg/m^2$ 以下,BMI$>24\,kg/m^2$ 为超重,BMI$>26\,kg/m2$ 为轻度肥胖,BMI>28 为中度肥胖,BMI>30 为重度肥胖。生活方式与摄食行为干预是预防肥胖的优先途径,严重肥胖可用药物减轻体重,奥利司他可抑制脂肪吸收,与低脂饮食配合,体重减轻更多。近年,对糖尿病伴严重肥胖的患者进行手术治疗取得良好疗效,然而是否适应于中国人群尚存疑问。手术治疗伴有多种高危因素的重型肥胖的建议指征:

①BMI 超过 $40\,kg/m^2$。

②BMI$36\sim40\,kg/m^2$ 且伴有严重并发症,或者亚洲患者 BMI 在 $30\,kg/m^2$,经过严格的饮食、运动和药物治疗,体重不减或有增加趋势,并存在一种以上肥胖并发症者。

③严重肥胖至少存在 5 年以上,非手术治疗不能使体重减轻。

④无酒精中毒和重大精神病史。术后应补充营养素并接受长期医学干预。

历代医籍对肥胖病的论述非常多。对本病的最早记载见于《黄帝内经》,有"肥贵人"及"年五十,体重,耳目不聪明"的描述。在症候方面,《灵枢·逆顺肥瘦》记载:"广肩腋项,肉薄厚皮而黑色,唇临临然,其血黑以浊,其气涩以迟。"《灵枢·卫气失常》根据人的皮肉气血的多少对肥胖进行分类,分为"有肥,有膏,有肉"三种证型。此外《素问·奇病论》中有"喜食甘美而多肥"的记载,《素问·异法方宜论》曰:"其民华食而脂肥《素问·通评虚实论》曰:"甘肥贵人,则膏粱之疾也。"《素问·奇病论》曰:"此人必数食甘美而多肥也。"说明肥胖的发生与过食肥甘、先天禀赋等因素有关。后世医家在此基础上认识到肥胖的病机还与气虚、痰湿、七情及地理环境等因素有关,如《景岳全书·杂证谟·非风》认为肥人多气虚,《丹溪心法》《医门法律》认为肥人多痰湿。在治疗方面,《丹溪心法·中湿》认为肥胖应从湿热及气虚两方面论治。《石室秘录·肥治法》认为治痰须补气兼消痰,并补命火,使气足而痰消。此外,前人还认识到肥胖与其他多种病症有关,《黄帝内经》认识到肥胖可转化为消渴,还与仆击、偏枯、痿厥、气满发逆等多种疾病有关。《女科切要》中指出:"肥白妇人,经闭而不通者,必是痰湿与脂膜壅塞之故也。"

一、中医病因

肥胖多由于饮食不节,嗜食肥甘,年老体弱,缺乏锻炼,先天禀赋,使肺、脾、胃、肾的功能失调所致。此外,肥胖的发生还与性别、地理环境等因素有关,由于女性活动量较男性少,故女性肥胖者较男性多。

二、中医病机

病机总属于阳气虚衰、痰湿偏盛。脾气虚弱则运化转输无力,水谷精微失于输布,运化失职,化为膏脂和水湿,水液代谢失常,湿浊内阻,滞留体内而致肥胖;肾阳虚衰,则血液鼓动无力,水液失于蒸腾汽化,致血行迟缓,水液内停,而成肥胖。病位主要在脾与肌肉,与肾虚关系密切,亦与心肺的功能失调和肝失疏泄有关。

本病有虚实两端,早则多实,久则多虚。为主受纳,脾主运化,实者胃中积热,消谷善饥,能食而肥;久之脾胃功能虚损,运化失职,水液代谢失常,湿浊内阻,气机失畅,且病及肺肾,而为虚实夹杂之证。病程久远者,总以脾虚为本,湿痰为标,也可见于血瘀之变。亦有因先天禀赋不足,或年高真阳虚微,肾阳失于温煦者。

三、中医治疗

(一)胃热滞脾证

1. 症状

多食,消谷善饥,形体肥胖,脘腹胀满,面色红润,心烦头昏,口干口苦,胃脘灼痛,嘈杂,得食则缓。舌红,苔黄腻,脉弦滑。

2. 治法

清胃泻火,佐以消导。

3. 方药

小承气汤合保和丸加减。药用大黄、芒硝、厚朴、枳实、山楂、神曲、半夏、茯苓、陈皮、连翘、莱菔子。

前方通腑泄热,行气散结,用于胃肠有积热,热邪伤津而见肠中有燥屎者;后方重在消食导滞,用于食积于胃而见胃气不和者。两方合用,有清热泻火、导滞化积之功,使胃热除,脾湿化,水谷精微归于正化。大黄泻热通便;连翘、黄连清胃泻火;枳实、厚朴行气散结;山楂、神曲、莱菔子消食导滞;陈皮、半夏理气化痰和胃;茯苓健脾利湿。

4. 加减

肝胃郁热,症见胸胁苦满,烦躁易怒,口苦舌燥,腹胀纳呆,月经不调,脉弦,可加柴胡、黄芩、栀子;肝火致便秘者,加更衣丸。食积化热,形成湿热,内阻肠胃,而致脘腹胀满,大便秘结,或泄泻,小便短赤,苔黄腻,脉弦有力,可用枳实导滞丸或木香槟榔丸。湿热郁于肝胆,可用龙胆泻肝汤。风火积滞肠胃,表里俱实者,可用防风通圣散。

(二)痰湿内盛证

1. 症状

形盛体胖,肢体困倦,胸膈痞满,痰涎壅盛,头晕目眩,口干而不欲饮,嗜食肥甘醇酒,神疲嗜卧。苔白腻或白滑,脉滑。

2. 治法

燥湿化痰,理气消痞。

3. 方药

导痰汤加减。药用半夏、天南星、橘红、枳实、赤茯苓、甘草、生姜。

本方燥湿化痰和胃,理气开郁消痞,适用于痰湿内盛,气机壅滞之肥胖。常用半夏、制南星、生姜燥湿化痰和胃；橘红、枳实理气化痰；冬瓜皮、泽泻淡渗利湿；决明子通便；莱菔子消食化痰；白术、茯苓健脾化湿；甘草调和诸药。

4. 加减

湿邪偏盛者，可加苍术、薏苡仁、赤小豆、防己、车前子；痰湿化热，症见心烦少寐，纳少便秘，舌红苔黄，脉滑数，可酌加竹茹、浙贝母、黄芩、黄连、瓜蒌仁等，并以胆南星易制南星；痰湿郁久，壅阻气机，以致痰瘀交阻，伴见舌暗或有瘀斑者，可酌加当归、赤芍、川芎、桃仁、红花、丹参、泽兰等。

(三) 脾虚不运证

1.. 症状

肥胖臃肿，神疲乏力，身体困重，胸闷脘胀，四肢轻度水肿，晨轻暮重，劳累后明显，饮食如常或偏少，既往多有暴饮暴食史，小便不利，便溏或便秘。舌淡胖，边有齿痕，苔薄白或白腻，脉濡细。

2. 治法

健脾益气，渗利水湿。

3. 方药

参苓白术散合防己黄芪汤加减。药用莲子仁、薏苡仁、砂仁、桔梗、白扁豆、白茯苓、人参、甘草、白术、山药、防己、黄芪。

前方健脾益气渗湿，适用于脾虚不运之肥胖；后方益气健脾利水，适用于气虚水停的肥胖。两方相合，健脾益气作用加强，恢复脾的运化功能，以杜生湿之源，同时应用渗湿利水之品，祛除水湿以减肥。常用药党参、黄芪、茯苓、白术、大枣健脾益气；桔梗药性上浮，兼益肺气；山药、扁豆、薏苡仁、莲子肉渗湿健脾；陈皮、砂仁理气化滞，醒脾和胃；防己、猪苓、泽泻、车前子利水渗湿。

4. 加减

脾虚水停，肢体肿胀明显者，加大腹皮、桑白皮、木瓜，或加入五皮饮；腹胀便溏者，加厚朴、陈皮、广木香以理气消胀；腹中畏寒者，加肉桂、干姜等以温中散寒。

(四) 脾肾阳虚证

1. 症状

形体肥胖，颜面虚浮，神疲嗜卧，气短乏力，腹胀便溏，自汗气喘，动则更甚，畏寒肢冷，下肢水肿，尿量昼少夜频。气化不行，水饮内停。

2. 治法

温补脾肾，利水化饮。

3. 方药

真武汤合苓桂术甘汤加减。药用茯苓、芍药、白术、生姜、附子、桂枝、甘草。

前方温阳利水，适用于肾阳虚衰，水气内停之肥胖；后方健脾利湿，温阳化饮，适用于脾虚湿聚饮停的肥胖。两方合用，共温补脾肾，利水化饮之功。常用药附子、桂枝补脾肾之阳，温阳化气；茯苓、白术健脾利水化饮；白芍敛阴；甘草和中；生姜温阳散寒。

4. 加减

气虚明显,伴见气短、自汗者,加入参、黄芪;水湿内停明显,症见尿少水肿,加五苓散,或泽泻、猪苓、大腹皮;若见畏寒肢冷者,加补骨脂、仙茅、淫羊藿、益智仁,并重用肉桂、附子以温肾祛寒。

第八章 高尿酸血症与痛风

血尿酸浓度超过正常上限值，即男性和绝经后女性血尿酸浓度＞420μg/L(7.0mg/dl)；绝经前女性血尿酸＞348μg/L(5.8mg/dl)，称为高尿酸血症。痛风是由于嘌呤代谢紊乱和(或)尿酸排泄障碍所致的一组临床综合征，主要表现为反复发作性关节炎、痛风石形成和关节畸形，严重者可导致骨关节病变、关节活动障碍与畸形，累及肾脏可引起慢性间质性肾炎和尿酸性肾结石。

高尿酸血症的患病率为5%～23.5%，可发生于任何年龄，但发病高峰年龄为40岁左右，患病率随年龄增长有逐渐增高趋势。临床上以男性多见，女性约占5%，且多为绝经后妇女，常有家族遗传史。此外，肥胖及体力活动较少者易患本病。

大部分高尿酸血症是可以预防的。通过节制饮食，避免大量进食高嘌呤食物(鱼肉、海鲜、动物内脏、蟹黄、火腿、香肠、花生、蘑菇、豆类、豆制品等)，严格戒酒，防止过胖等可明显降低血尿酸水平，减少痛风发作。避免过度劳累、紧张、受寒、关节损伤等诱发因素也相当重要。不宜使用抑制尿酸排出的药物。鼓励多饮水。

对于急性痛风性关节炎首先应绝对卧床休息，抬高患肢，避免受累关节负重，持续至关节疼痛缓解后72h方可逐渐恢复活动。秋水仙碱对控制痛风急性发作具有显著疗效，为痛风急性关节炎期的首选用药之一。无并发症的急性痛风性关节炎发作首选非甾体类消炎药物，特别是不能耐受秋水仙碱的患者尤为适用。非甾体类消炎剂与秋水仙碱合用可增强止痛效果。糖皮质激素对急性关节炎发作具有迅速缓解作用，但停药后容易复发，且长期服用易致糖尿病、高血压等，故不宜长期应用。

长期控制慢性高尿酸血症应适当进行生活方式调整，并定期进行血尿监测。对经饮食控制等非药物治疗后血尿酸浓度仍超过475μg/L(8.0mg/dl)、24h尿尿酸排泄量＞6.54mmol，应使用降尿酸药物，同时避免各种诱发因素。控制尿酸合成的药物包括别嘌醇和febuxostat；促进尿酸排泄的药物包括丙磺舒、磺吡酮、苯溴马隆、拉布立酶，阿司匹林对尿酸的排泄具有双向调节作用；pegloticase适用于一般药物治疗失败的痛风患者。经上述治疗，关节炎不易控制，症状反复发学者，可用小剂量秋水仙碱维持治疗。

中医认识本病历史悠久，对痛风性关节炎的预防和治疗具有独特的优势。根据其临床突然发作的关节肿痛与运动障碍等临床表现及病来如风、昼静夜甚等症状特点，可归属为中医痹证、历节病等范畴。

一、中医病因

(一)正虚

本病好发于中老年人，《素问·阴阳应象大论》曰："年四十而阴气自半也，起居衰矣。"老年体虚，肝肾不足，肢体筋脉失养。

(二)外邪

《内经》认为风、寒、湿、食等多种邪气可相兼致病。《素问·痹论》云："所谓痹者，各以其时重感于风寒湿之气也。"《丹溪心法》中提出："痛风者，四肢百节走痛……大率有痰、风热、风湿、血虚。"

3. 食饮

龚廷贤《万病回春》指出"一切痛风，肢体痛者……多食煎、炒、炙煿、酒肉，热物蒸脏腑"，《脚气钩要·序》详细写道："王侯贵官，出则肥马华轿，入则高堂大厦，足未常履地，其多患此者，无他，膏肤过分，酒食越度，因以致之。"

(四)痰瘀

王清任在《医林改错》中指出"痹有瘀血"，《血证论》亦云："瘀血在经络脏腑之间，则周身作痛。"

(五)毒邪

《外台秘要》中云："（白虎病者）大都是风寒暑湿之毒。"认为本病可由风寒暑湿之暴烈淫邪，结滞经脉所致。

二、中医病机

(一)正虚为本

患者平素体虚，阳气不足，卫外不固，腠理空虚，易为风、寒、湿、热之邪乘虚侵袭，痹阻筋脉、肌肉、骨节，而至营卫行涩，经络不通，发生疼痛、肿胀、酸楚、麻木，或肢体活动欠利。

(二)外邪侵袭

外邪侵袭机体，可因人的禀赋素质不同而有寒热转化。素体阳气偏盛，内有蓄热者，感受风寒湿邪，易从阳化热，而成为风湿热病。阳气虚衰者，寒自内生，复感风寒湿邪，从阴化寒，而成为风寒湿痹。朱丹溪在《格致余论·痛风》中指出："痛风者，四肢百节走痛，书中谓之白虎历节风证是也……大率因血受热，已自沸腾，其后或涉冷水，或立湿地，或扇风取凉，或卧地当风，寒凉外搏，热血得寒，污浊凝涩所以作痛，夜则痛甚，行于阴也。"

(三)食饮为患

《脚气钩要·序》详细写道："王侯贵官，出则肥马华轿，入则高堂大厦，足未常履地，其多患此者，无他，膏肤过分，酒食越度，因以致之。"饮食不当，脾胃受损，痰湿浊毒，瘀阻关节，"源之中焦，流阻下焦，病于下肢"。

(四)痰瘀阻滞

朱丹溪《格致余论·痛风》提出"肢节肿痛，脉涩数者，此是瘀血""寒湿邪痹阴分，久则化热攻痛"。《血证论》："瘀血在经络脏腑之间，则周身作痛经络瘀阻迁延不愈，影响气血津液的运行和输布，酿成痰浊瘀血。"

(五)毒邪蕴结

《外台秘要》中云："（白虎病者）大都是风寒暑湿之毒。"认为本病可由风寒暑湿之暴烈淫邪，结滞经脉所致。

三、中医治疗

(一)湿热痹阻证

1. 症状

突发的关节红肿热痛,压痛明显,活动受限,可伴有发热头痛,舌质红,苔黄腻。

2. 治则

除湿清热。

3. 方药

三妙丸合白虎桂枝汤。药用苍术、黄檗、牛膝、知母、生石膏、甘草、桂枝。

4. 加减

阳明腑实证加大黄、虎杖、火麻仁。

(二)寒湿痹阻证

1. 症状

关节疼痛肿胀,局部怕冷,遇热疼痛减轻,关节屈伸不利,伴畏寒恶风,舌质多淡红,苔白滑或薄白,脉弦紧或沉迟。

2. 治则

散寒除湿。

3. 方药

大乌头煎合五苓散。药用制川乌、桂枝、白术、土茯苓、猪苓、泽泻。

4. 加减

关节痛甚者加姜黄、细辛,下肢痛明显者加牛膝、独活,关节肿甚者加茯苓皮、泽兰、泽泻、山慈姑。

(三)痰瘀痹阻证

1. 症状

关节疼痛日久不愈,反复发作而致,临床表现为肌肉关节肿胀刺痛,屈伸不利,肢体麻木或重着,或关节僵硬变形,可见舌体胖大,舌质淡或暗、瘀斑,舌苔白滑,脉沉细或沉涩。

2. 治则

益肾健脾,活血祛痰。

3. 方药

四君子汤合肾气丸加减。药用人参、白术、茯苓、甘草、熟地、山药、山茱萸、泽泻、丹皮、桂枝、白芥子、夏枯草、三棱、莪术。

(四)肝肾阴虚证

1. 症状

痹证日久,损及肝肾,表现为头晕耳鸣,腰膝酸软,心烦失眠,筋脉拘挛,心烦失眠,口干,大便干结,舌质红少苔,脉细数。

2. 治则

补肝肾,蠲痹化瘀通络。

3. 方药

独活寄生汤加减,药用独活、桑寄生、杜仲、牛膝、续断、七叶莲、土茯苓、川草苏、浙贝母、宽筋藤、甘草。

4. 加减

偏于肾阴不足、潮热盗汗者,以六味地黄汤加龟板、知母;偏于肝阴不足,肌肤麻木不仁者,加木瓜。

第九章 原发性骨质疏松症

骨质疏松症(OP)是一种以骨量减少、骨组织微观结构破坏为特征的全身代谢性骨骼疾病,由于骨显微结构的完整性受损、连续性降低,正常形态消失,导致骨强度下降、脆性增加、持重减弱,并极易发生骨折。老年性和绝经后骨质疏松症是原发性骨质疏松症的主要类型,临床上主要有疼痛、腰背四肢伸长缩短、驼背、骨折及呼吸系统障碍等症状。骨质疏松症属中医学"骨痿""骨痹"范畴,早期无明显疼痛症状者属骨痿,至出现骨痛症状,则应视为骨痹。其发病与肾虚、脾虚和血瘀密切相关,临证分型多种多样。

一、流行病学概况

原发性骨质疏松症是以骨量减少、骨的微观结构退化为特征,致使骨的脆性增加以及易于发生骨折的一种全身性骨骼疾病。原发性骨质疏松症是一种慢性、渐进性发展的疾病,病情较轻时,常无症状或症状轻微。随着病情的缓慢进展,临床症状和体征会逐渐加重,主要表现为疼痛、身长缩短、驼背及骨折,尤其骨痛、腰膝酸软、下肢无力等症状,导致原发性骨质疏松症患者行动能力下降,严重者可有行走困难,不能负重,甚至骨折,影响了中老年人的健康和日常生活。原发性骨质疏松症又可分为两个型:Ⅰ型为绝经后骨质疏松症,为高转换型骨质疏松症。Ⅱ型为老年性骨质疏松症,低转换型,一般发生在65岁以上的老年人,国外把70岁以上老年妇女骨质疏松列为Ⅱ型骨质疏松症。

骨质疏松症是一种老年人和绝经后妇女所特有的多发病,随年龄增长,患病风险增加,在当今的疾病谱中排列第5名。随着人类寿命延长和老龄化社会的到来,骨质疏松症已成为人类的重要健康问题。目前,我国60岁以上老龄人口估计有1.73亿,是世界上老年人口绝对数量最多的国家。2003～2006年一次全国大规模流行病学调查显示,50岁以上人群以椎体和股骨颈骨密度值为基础的骨质疏松症总患病率女性为20.7%,男性为14.4%。60岁以上人群中骨质疏松症的患病率明显增高,女性尤为突出。女性一生发生骨质疏松性骨折的危险性(40%)高于乳腺癌、子宫内膜癌和卵巢癌的总和,男性一生发生骨质疏松性骨折的危险性(13%)高于前列腺癌。

二、病因病机研究

西医学研究表明,骨质疏松的发病与遗传因素、性别、年龄、激素、营养因素、运动和制动以及生活习惯有关。激素影响主要包括性激素、甲状旁腺激素、降钙素、活性维生素等,营养因素主要指钙、蛋白质、维生素C等。上述因素直接或间接地对成骨细胞和破骨细胞的凋亡造成影响,从而使骨量减少,骨组织显微结构退化而形成原发性骨质疏松。

中医学无骨质疏松症病名,就其临床表现而言与"骨痿""骨痹""骨枯""骨极""腰腿痛"等病证类似,其病因病机主要有以下几点:

(一)"肾虚"是造成原发性骨质疏松症发病的根本原因

肾为先天之本。《素问·上古天真论》曰："女子七岁,肾气盛;二七而天癸至;三七,肾气平均;四七,筋骨坚,发长极,身体盛壮;五七,阳明脉衰;六七,三阳脉衰于上;七七,任脉虚,太冲脉衰少,天癸竭""丈夫八岁,肾气实;二八,肾气盛;三八,肾气平均,骨盛筋强;四八,筋骨隆盛,肌肉满壮;五八,肾气衰;六八,阳气衰竭于上;七八,肾脏衰,形体皆极;八八,则齿去矣"体现了随着年龄的增长肾气的变化引起的身体形态、筋骨方面的改变。

肾与本病的密切关系是由"肾藏精,主骨,生髓"的生理功能所决定的,肾精不足,不能濡养骨骼,导致筋骨痿弱无力,腰为肾府,由于"不荣则痛",会伴有腰部及背部的疼痛,严重时可导致行动不便,甚至骨骼脆弱,容易发生骨折。《素问·逆论调》云："肾者水也,而生于骨;肾不生则髓不能满肾孤脏也,一水不能胜二火,故不能冻慄,名曰骨痹。"《素问·萎论》云："肾气热,则腰背不能举,骨枯而髓减,发为骨痿。""骨痿"之称,认为其发病是由于肾主身之骨髓,各种原因导致肾气的不足,影响骨髓的生化之源,精不生髓,骨失髓养,发生骨骼脆弱、无力及疼痛之症。

《医精经义》中对于"肾主骨"这一论点有更深刻的阐述："肾藏精,精生髓,髓生骨,故骨者肾之所含也;髓者,肾精所生,精足则髓足,髓在骨内,髓足者则骨强。"这一观点被后人进一步认识和论证,逐渐成为认识与论治本病的理论基础。此病主要症状为腰背疼痛、胫膝酸软、肢体麻木抽筋等症状,和中医的肾虚骨痛相符合。腰为肾之府,肾虚则其府失养而腰痛;肾主骨生髓,髓养骨,肾虚则不能正常濡养筋骨,故腰膝酸软、全身骨痛。患者多有头昏目眩、耳鸣健忘、发稀齿动、行动迟缓等症状,这些都是肾虚的表现。

(二)肝脾虚弱是原发性骨质疏松症发病的重要因素

脾胃为后天之本,生化之源,主百骸,化生气血精液以荣骨。《辨证录·痿门》云："胃气一生,而津液自润,自能灌注肾经,分养骨髓也。"脾胃失养,则骨骼干涸;脾肾阳气虚,阳虚生寒,温煦及推动功能失司,血液运行不畅,使得血凝于脉管,瘀血阻络,关节及骨骼难以得到濡养,故见疼痛活动不利。《素问·太阴阳明论》亦云："今脾病不能为胃行津液,四肢不得禀水谷气,气日以衰,脉道不利,筋骨肌肉皆无气以生,故不用焉。"患者常有神疲体倦、四肢肌肉痿软乏力等症状,和脾虚证的表现有相同之处。

肝为风木之脏,主疏泄而藏血,主筋,与胆相表里,集阴阳气血于一身。肝脏虚衰,疏泄功能减退,必然影响脾之运化和肾之封藏功能,气血运行亦不畅通,最终导致气血虚弱,肌肉筋骨和四肢百骸也不能得到正常的濡养。肝主筋,筋骨相连,脉气相通,筋骨的痿废必然影响骨骼的濡养和功能。肝藏血,精血同源,肝脏血功能的不足,必然导致肾精生成的不足。在女子有"肝肾同源""以肝为先天之本"之说,肝失调达则对骨质疏松的影响更大,这也和妇女绝经后骨质疏松常表现有情志异常相符合。

(三)气滞血瘀是原发性骨质疏松症发病的直接原因

气血运行于脉道,周流于全身,是脏腑经络等一切组织器官进行生理活动的物质基础。任何导致气血不能正常运行的因素,都会导致相应的疾病状态。《素问·调经论》云:"血气不和,百病变化乃生。"老年人脏腑功能低下,气血生成不足,容易因虚致瘀,使骨骼失去正常的濡养。另外,脏腑功能低下,容易产生病理物质阻滞脉络。

血瘀阻络,气血不畅,脉络不通,骨失气血滋养。王清任《医林改错》指出:"元气既虚,必不能达于血管,血管无气,必停留而瘀。"说明血液的运行必赖元气的推动,元气为肾精所化,若肾精不足,则血运无力而渐成血行瘀滞,血瘀一旦形成,经脉不畅,不通则痛;水谷精微得不到布散,使骨骼失养,脆性增加,引发骨质疏松。

综上所述,随着年龄的增长,肾脏虚损先天之精趋于衰竭;其他脏腑失去肾脏的温煦和推动,功能也将减退或失调,先天的不足或后天的失养均可造成原发性骨质疏松的提前发生;外感六淫及内生五邪影响脏腑的功能是原发性骨质疏松的直接致病因素,各种致病因素之间的互相影响最终导致了疾病的发生发展。

三、诊断

(一)西医诊断标准

临床上用于诊断骨质疏松症的通用指标是:发生了脆性骨折和(或)骨密度低下,目前尚缺乏直接测定骨强度的临床手段。

1. 骨密度测定临床指征

(1)女性65岁以上和男性70岁以上,无其他骨质疏松危险因素。

(2)女性65岁以下和男性70岁以下,有一个或多个骨质疏松危险因素。

(3)有脆性骨折史和(或)脆性骨折家族史的男、女成年人。

(4)各种原因引起的性激素水平低下的男、女成年人。

(5)X线摄片已有骨质疏松改变者。

(6)接受骨质疏松:治疗进行疗效监测者。

(7)有影响骨矿代谢的疾病和药物史。

2. 建议参照WHO推荐的诊断标准基于DXA测定

骨密度值低于同性别、同种族健康成人的骨峰值不足1个标准差属正常;降低1~2.5个标准差为骨量低下(骨量减少);降低程度≥2.5个标准差为骨质疏松;骨密度降低程度符合骨质疏松诊断标准同时伴有一处或多处骨折时为严重骨质疏松。现在也通常用 T-Score(T值)表示,SPT 值≥-1.0 为正常,-2.5<T 值<-1.0 为骨量减少,T 值≤-2.5 为骨质疏松。测定部位的骨密度对预测该部位的骨折风险价值最大,如髋部骨折危险用髋部骨密度预测最有意义。DXA 骨密度测定值受骨组织退变、损伤、软组织异位钙化和成分变化以及体位差异等影响会产生一定偏差,也受仪器的精确度及操作的规范程度影响。因此,应用 DXA 测定骨密度要严格按照质量控制要求(参考国际临床骨密度学会 ISCD 的共识意见)。临床上常用的推荐测量部位是腰椎1~4和股骨颈,诊断时要结合临床情况进行分析。

3. 实验室检查

(1)根据鉴别诊断需要可选择检测血、尿常规,肝、肾功能,血糖、钙、磷、碱性磷酸酶(ALP)、性激素、25羟维生素D25(OH)D,和甲状旁腺激素等。

(2)根据病情的监测、药物选择、疗效观察和鉴别诊断需要,有条件的单位可分别选择下列骨代谢和骨转换指标(包括骨形成和骨吸收指标)。这类指标有助于骨转换的分型、骨丢失速率及老年妇女骨折的风险性评估、病情进展和干预措施的选择和评估。临床常用检测指标:血清钙、磷、25 羟维生素 D3 和 1,25 双羟维生素 D3。骨形成指标:血清碱性磷酸酶、骨钙素(OC)、骨源性碱性磷酸酶(BALP),Ⅰ型前胶原 C 端肽(PICP)、N 端肽(PINP);骨吸收指标:空腹 2h 的尿钙/肌酐比值,或血浆抗酒石酸酸性磷酸酶(TPACP)及Ⅰ型胶原 C 端肽(S-CTX),尿吡啶啉(Pyr)和脱氧吡啶啉(d-Pyr),尿Ⅰ型胶原 C 端肽(U-CTX)和 N 端肽(U-NTX)等。

4. 脆性骨折

是骨强度下降的最终体现,曾发生过脆性骨折者,临床上即可诊断骨质疏松症。

5. 骨密度测定

骨密度是目前诊断骨质疏松、预测骨质疏松性骨折风险、监测自然病程以及评价药物干预疗效的最佳定量指标。骨密度仅能反映约 70% 的骨强度。骨折发生的危险与低骨密度有关,若同时伴有其他危险因素会增加骨折的危险性。双能 X 线吸收法(DXA)是目前国际学术界公认的骨密度检查方法,其测定值作为骨质疏松症的诊断金标准。其他骨密度检查方法如各种单光子(SPA)、单能 X 线(SXA)、定量计算机断层照相术(QCT)等根据具体条件也可用于骨质疏松症的诊断。

6. 骨质疏松症的其他评估

(1)定量超声测定法(QUS):对骨质疏松的诊断也有参考价值,目前尚无统一的诊断标准。在预测骨折的风险性时有类似于 DXA 的效果,且经济、方便,更适合用于筛查,尤其适用于孕妇和儿童。但监测药物治疗反应尚不能替代对腰椎和髋部骨量(骨矿含量)的直接测定。

(2)X 线摄片法:可观察骨组织的形态结构,是对骨质疏松所致各种骨折进行定性和定位诊断的一种较好的方法,也是一种将骨质疏松与其他疾病进行鉴别的方法。常用摄片部位包括椎体、髋部、腕部、掌骨、跟骨和管状骨等。受多种技术因素影响,用 X 线摄片法诊断骨质疏松的敏感性和准确性较低,只有当骨量下降 30% 才可以在 X 线摄片中显现出来,故对早期诊断的意义不大。由于骨质疏松症患者常缺乏明显症状,所以很多人是在体检或因其他目的摄片时才被发现,如椎体骨折。如果腰痛加重、身高明显缩短时,应该进行椎体 X 线摄片。

(二)中医诊断标准

原发性骨质疏松症的辨证规律是:肾虚血瘀为主,脏腑论治。肾阳虚证、肝肾阴虚证、脾肾阳虚证、血瘀气滞证是基本证型,在此基础上可加用其他多种辨证方法,以反映本病的复杂情况3如外感因素可兼用六淫辨证,如夹风寒、夹风湿等;如脏腑失调明显,可用脏腑辨证,如兼肝郁、肝火旺盛等。原发性骨质疏松症分为以下 4 个症候类型。

1. 肾阳虚证

(1)主证:①腰背冷痛,酸软乏力;②甚则驼背弯腰,活动受限。

(2)次证:①畏寒喜暖,遇冷加重,尤以下肢为甚;②小便频多;③舌淡,苔白;④脉沉细或沉弦。

症候确定:具备全部主症和1项以上次症即可诊断。

2. 肝肾阴虚证

(1)主证:①腰膝酸痛,膝软无力;②下肢抽筋,驼背弯腰。

(2)次证:①患部痿软微热,形体消瘦;②眩晕耳鸣,或五心烦热,失眠多梦;③男子遗精,女子经少或经绝;④舌红少津,少苔;⑤脉沉细数。

症候确定:具备全部主症和1项以上次症即可诊断。

3. 脾肾阳虚证

(1)主证:①腰髋冷痛,腰膝酸软;②甚则弯腰驼背,双膝行走无力。

(2)次证:①畏寒喜暖;②纳少腹胀,面色萎黄;③舌淡胖,苔白滑;④脉沉弱。

症候确定:具备全部主症和1项以上次症即可诊断。

4. 血瘀气滞证

(1)主证:①骨节疼痛;②痛有定处。

(2)次证:①痛处拒按;②筋肉挛缩,骨折,多有外伤或久病史;③舌质紫暗,有瘀点或瘀斑;④脉涩或弦。

症候确定:具备全部主症和1项以上次症即可诊断。

兼夹证:

(1)夹湿:头身困重,苔腻,脉滑。

(2)夹风:皮肤瘙痒。

(3)夹痰:指节疼痛变形,痰多,脉濡滑。

(4)兼肝郁:情志抑郁,胸胁苦满,善太息,脉弦。

(5)兼血虚:面色萎黄或淡白,爪甲淡,舌质淡苔薄,脉沉或细。

(6)兼气虚:乏力倦怠,短气,舌淡,苔薄,脉迟细。

(7)兼肝火旺盛:心烦易怒,胁痛,口苦,脉弦。

四、辨证分型治疗

"从肾论治"是治疗本病最主要的辨证论治方法,依据该理论产生的肾阳虚证、肝肾阴虚证和脾肾阳虚证是本病的基本证型,除此之外还有肾虚血瘀证。肾虚为本,病程日久,出现血瘀气滞,甚至阴阳两虚,因此,肾虚是发病之始,同时又是病情转化的关键,临床治疗中应充分重视肾虚证的治疗。

(一)肾阳虚证

病机:肾阳不足,骨骼失于温煦、濡养。

症状:腰背冷痛,酸软乏力,甚则驼背弯腰,活动受限。畏寒喜暖,遇冷加重,尤以下肢为甚;小便频多;舌淡,苔白;脉沉细或沉弦。

治法:补肾壮阳,强筋健骨。

治则:宜选用温补肾阳药物,同时应用滋补肾阴之品,以"阴中求阳"。此外,根据兼夹证的不同,宜可选用理气化痰、养血补气之品。

方药:补肾壮骨冲剂和右归丸(《景岳全书》)加减。熟地黄、肉桂、鹿角胶、山药、山茱萸、枸杞子、当归、杜仲、菟丝子、巴戟天、骨碎补、三棱等。

加减:虚寒症候明显者,可加用仙茅、肉苁蓉、淫羊藿、干姜等以温阳散寒。

(二)肝肾阴虚证

病机:肝肾亏虚,阴精不足,骨骼失养。

症状:腰膝酸痛,膝软无力;下肢抽筋,驼背弯腰。痿软微热,形体消瘦;眩晕耳鸣,或五心烦热,失眠多梦;男子遗精,女子经少或经绝;舌红少津,少苔;脉沉细数。

治法:滋补肝肾,填精壮骨。

治则:宜选用滋补肝肾阴之品。此外,还可使用温补肾阳之品,以"阳中求阴",兼以清退虚热。

方药:六味地黄汤(《小儿药证直诀》)加减。熟地黄,山药,山茱萸,茯苓,牡丹皮,泽泻,骨碎补,续断,淫羊藿等。

加减:阴虚火旺证明显者,可加知母、黄檗;疼痛明显者,可加桑寄生补肾壮骨。

(3)脾肾阳虚证

病机:脾虚不健,脾精不足,则肾精乏源,骨骼失养。

症状:腰髋冷痛,腰膝酸软;甚则弯腰驼背,双膝行走无力。畏寒喜暖;纳少腹胀,面色萎黄;舌淡胖,苔白滑;脉沉弱。

治法:补益脾肾,强筋壮骨。

治则:宜选用补肾之品,兼顾健脾化湿、燥湿消痰之药。

方药:金匮肾气丸(《金匮要略》)加减。山药,茯苓,白术,附子,熟地黄,山茱萸,牛膝,淫羊藿,骨碎补,杜仲,菟丝子,甘草等。

加减:兼见气虚者用党参、黄芪、大枣;兼见瘀血内郁者加丹参、当归;脾虚甚者可加党参,白术,薏仁。

(4)血瘀气滞证

病机:气滞血瘀,阻滞经络,骨骼失养。

症状:骨节疼痛;痛有定处。痛处拒按;筋肉挛缩,骨折,多有外伤或久病史;舌质紫暗,有瘀点或瘀斑;脉涩或弦。

治法:理气活血,化瘀止痛。

治则:"气行则血行,气滞则血瘀",多选用理气活血之品,兼顾补益肝脾肾。

方药:身痛逐瘀汤(《医林改错》)加减。秦艽,羌活,香附,川芎,桃仁,红花,当归,没药,牛膝,地龙,甘草,五灵脂等。

加减:骨痛以上肢为主者,加桑枝、姜黄;下肢为甚者,加独活、防己以通络止痛;久病关节变形、痛剧者,加全蝎、蜈蚣以通络活血。

以上治疗根据患者病情,疗程可为6～12个月;服药1年以上者需监测肝肾功能;严重骨质疏松症可配合西药治疗。

妇女绝经后骨质疏松症常常以肝肾阴虚证为主,临床表现为腰膝酸软,四肢或腰背痛,或足跟痛,疼痛时不能久立,遇劳更甚,手足心发热,烦躁易怒,潮热盗汗,眩晕耳鸣,失眠多梦等症状。常用药物为熟地黄、山萸肉、鹿角胶(烊化)、枸杞、淫羊藿、肉苁蓉、山药、白芍、牛膝、黄芪、茯苓等。

老年性骨质疏松症发病年龄女性大于60岁,男性大于70岁;常常以肾阳虚证为主,常表现为腰、髋、膝等关节处冷痛,畏寒肢冷,面色白或黧黑,气衰神疲,小便清长等症状。常用药物为淫羊藿,骨碎补,川续断,补骨脂,杜仲,菟丝子,丹参,当归,鸡血藤,巴戟天,肉苁蓉,肉桂等。

第十章 妇科内分泌疾病

第一节 月经后期

月经周期延后7天以上,6个月以内,连续2个周期以上者,称为"月经后期"。月经后期如伴月经过少可发展为闭经。甲状腺功能亢进、甲状腺功能低下、卵泡生长迟缓、高催乳素血症、高雄激素血症、多囊卵巢综合征等均可出现月经后期。

一、病因病理

本病常见的病因为肾虚、血虚、血寒(虚寒、实寒)和气滞。主要发病机制有虚实之别,虚者多因肾虚或血亏,使冲任精血亏虚,不能充盈;实者则因寒邪或气滞阻于冲任,使冲任气血不畅,二者均可导致血海不能按时满溢而致周期延后。

二、临床表现

月经周期延后7天以上,6个月以内,连续2个周期以上,经期正常。

三、诊断与鉴别诊断

(一)诊断

凡有上述临床表现者,应结合下述病史及检查进行诊断。

1. 病史

禀赋不足,或感寒饮冷,或情志不遂,或减肥,或有甲状腺功能亢进、甲状腺功能低下等病史。

2. 检查

(1)体格检查及妇科检查注意:检查甲状腺大小、形态及有无卵巢肿瘤(分泌雄激素)。

(2)盆腔B超检查:有助于排除妊娠,了解子宫及卵巢的发育和病变。

(3)激素及甲状腺功能测定:有助于高催乳素血症、高雄激素血症、多囊卵巢综合征、甲状腺功能亢进或低下等的诊断。

(4)基础体温测量有助于了解卵巢功能。

(二)鉴别诊断

月经后期应特别注意与早、中期妊娠及并月、居经相鉴别。

(三)辨病和辨证思路要点

1. 辨病思路要点

青春期初潮后1年内或围绝经期时有周期延后,不伴其他症候者,不作病论,同时应排除并月、居经及月经错后但有规律,且生育功能正常者;月经后期有性生活史者,应先做妊娠试验和B超检查排除妊娠;临床上如果患者偶尔月经周期错后7天~

6个月,排除妊娠后即可按月经后期进行辨证施治。病程稍长者,可根据其他症状和体征选择上述相关检查,了解是否属于西医常见相关性疾病,以便中西医结合辨病辨证治疗。

2. 辨证思路要点

月经后期的辨证主要根据月经的量、色、质及全身症状辨其虚实。

四、辨证论治

本病的治疗原则是虚者补之,实者泻之,以温经、养血、行滞、活血为法,重在平时调理。慎用辛燥、苦寒、破血之品,以免劫伤阴津,耗伤气血。

(一)肾虚证

症候:周期延后,量少,色淡暗,质清稀,腰酸腿软,头晕耳鸣,面色晦暗,带下清稀,舌质淡,苔薄白,脉沉细。

治法:补肾养血调经。

方药:当归地黄饮(《景岳全书》)(当归,熟地黄,山茱萸,山药,杜仲,怀牛膝,甘草)。

若肾气不足,日久伤阳而见腰膝酸冷,宜温肾阳,强腰膝,酌加仙茅、淫羊藿、巴戟天等;月经量少,宜养血益精,酌加紫河车、肉苁蓉等;带下量多,应温肾固涩止带,酌加鹿角霜、金樱子、芡实等。

(二)血虚证

症候:周期延后,量少,色淡红,质清稀,小腹空痛,头晕眼花,心悸少寐,面色苍白或萎黄,舌质淡,苔薄白,脉细弱。

治法:补血益气调经。

方药:大补元煎(《景岳全书》)(人参,山药,熟地黄,杜仲,当归,山茱萸,枸杞子,甘草)。

若血虚阴亏,兼见潮热盗汗、五心烦热,酌加养阴清虚热之品,如地骨皮、女贞子、旱莲草等;若久病伤肾,兼有腰腹冷痛、经色暗黑有块者,酌加补肾暖宫之药,如艾叶、菟丝子、杜仲等。

(三)虚寒证

症候:周期延后,经色淡红而量少,质清稀,小腹隐隐作痛,喜温喜按,腰酸无力,小便清长,大便溏薄,舌质淡,苔薄白,脉沉迟无力。

治法:温经扶阳,养血调经。

方药:温经汤(《金匮要略》)(当归,吴茱萸,桂枝,白芍,川芎,牡丹皮,法半夏,麦冬,人参,阿胶,生姜,甘草)。

若阳虚寒甚,腰膝冷痛,宜温肾助阳,酌加巴戟天、补骨脂、淫羊藿等;溲清便溏,去润肠通便之当归,酌加补益脾肾之品,如补骨脂、山药等。

(四)实寒证

症候:周期延后,量少色暗有块,小腹冷痛拒按,得热痛减,畏寒肢冷,面色青白,舌质淡暗,苔白,脉沉紧。

治法：温经散寒，活血调经。

方药：温经汤（《妇人大全良方》）（人参，当归，川芎，白芍，桂心，莪术，牡丹皮，牛膝，甘草）。

若寒凝血瘀，腹痛拒按明显，可加蒲黄、五灵脂以活血化瘀止痛。

（五）气滞证

症候：周期延后，量少，色暗红，或有血块，少腹胀痛，精神抑郁，胸闷不舒，或乳房胀痛，时欲太息，舌质正常，苔薄白，脉弦。

治法：理气行滞调经。

方药：乌药汤（《兰室秘藏》）（乌药，香附，当归，木香，甘草）。

若月经量少，有瘀块，宜活血化瘀，酌加丹参、益母草等；小腹胀痛甚，酌加理气止痛之品，如延胡索、青皮等；胸胁、乳房胀痛明显，应疏肝解郁、理气止痛，酌加柴胡、郁金、王不留行等。

第二节　月经过少

月经周期正常，经量明显减少，或行经期不足两天，甚或点滴即净者，称为"月经过少"。月经过少常伴月经后期，可发展为闭经。甲状腺功能亢进、甲状腺功能低下、子宫发育不良、性腺功能低下、高催乳素血症、高雄激素血症、多囊卵巢综合征、子宫内膜结核、长期服用避孕药、子宫内膜炎、计划生育手术后子宫内膜损伤或宫腔部分粘连等均可出现月经过少。

一、病因病理

本病以肾虚、血虚、痰湿和血瘀所致者多见。主要发病机制有虚实之别，虚者多由于精亏血少，血海不盈；实者多因痰瘀阻滞冲任，血行不畅，二者均可致月经过少。

二、临床表现

经量明显减少，甚或点滴即净，月经周期可正常或异常，常与月经后期并见。

三、诊断与鉴别诊断

（一）诊断

凡有上述临床表现者，应结合下述病史及检查进行诊断。

1. 病史

注意询问有无宫腔手术史、失血史、结核病、甲状腺功能亢进、甲状腺功能低下等病史。

2. 检查

（1）体格检查及妇科检查：注意检查甲状腺的大小、形态及有无卵巢肿瘤（分泌雄激素）；有无子宫偏小（子宫发育不良和性腺功能低下）和子宫体压痛（子宫内膜炎）。

（2）盆腔B超检查：有助于排除妊娠，了解子宫及卵巢的发育和病变。

（3）激素及甲状腺功能测定：有助于高催乳素血症、高雄激素血症、多囊卵巢综合征、甲状腺功能亢进或低下等的诊断。

(4)宫腔镜检查和宫腔镜下诊断性刮宫:对子宫内膜结核、子宫内膜炎或宫腔粘连有诊断价值。

(5)子宫-输卵管造影:对子宫内膜结核、宫腔粘连有诊断价值。

(二)鉴别诊断

月经过少应特别注意与妊娠有关的少量出血(激经、异位妊娠、胎漏)相鉴别,其次要注意与经间期出血相鉴别(详见经间期出血)。

与妊娠有关的少量出血:激经是受孕早期,月经仍按月来潮而量少;胎漏为妊娠期阴道有少量出血,时有时无或淋漓不断;异位妊娠患者可无明显停经史,表现为阴道不规则的少量出血,未破裂者其腹痛亦不明显,三者易与本病混淆。但这三者多有妊娠常见的症状和体征,妊娠试验、血 hCG 检测和 B 超检查有助鉴别。

(三)辨病和辨证思路要点

1. 辨病思路要点

有性生活史者应先做妊娠试验和 B 超检查排除与妊娠有关的少量出血,询问有无长期服用避孕药史;排除初潮即量少,但生殖功能正常者;对月经半月一行者需排除经间期出血;宫腔手术史后继发月经过少者应做宫腔镜检查。对排除以上因素且病程较长者,可根据其他症状和体征选择上述有关检查,了解是否属于其他西医常见相关性疾病,以便中西医结合辨病辨证治疗。

2. 辨证思路要点

月经过少的辨证应从月经的色、质变化及兼症、舌脉辨其虚实。

四、辨证论治

本病治疗宜虚则补之,以补肾滋肾、养血调经为主;实则泻之,以活血通利为主,佐以温经、行气、祛瘀之法。但临床上常虚多实少,故凡辛燥、攻破之品均宜慎用,通利之品不宜过量或久用,以免重伤气血,致经血难复。

(一)肾虚证

症候:经行量少,甚至点滴即净,色暗淡,质清稀,腰酸腿软,足跟痛,头晕耳鸣,精神不振,或小腹冷,或夜尿多,舌淡,苔薄,脉沉弱。

治法:补肾益精,养血调经。

方药:归肾丸(《景岳全书》)(熟地黄,山药,山茱萸,茯苓,当归,枸杞子,杜仲,菟丝子)。

若形寒肢冷、夜尿多,酌加巴戟天、淫羊藿、益智仁,以温肾助阳、固肾缩尿;潮热,手足心热,咽干口燥,酌加生地黄、地骨皮、玄参,以养阴清热;气短神疲者,酌加党参、黄芪以补气。

(二)血虚证

症候:经行量少,甚至点滴即净,色淡质稀,伴头晕眼花,心悸失眠,小腹空痛,面色萎黄,唇舌色淡,苔薄,脉细弱。

治法:养血益气调经。

方药:滋血汤(《证治准绳》)(人参,黄芪,山药,茯苓,熟地黄,当归,川芎,白芍)。

若心悸失眠,酌加夜交藤、五味子、炒酸枣仁以养心安神;脾虚食少加砂仁、陈皮以健脾和胃;量少点滴即止者,酌加枸杞子、山茱萸、何首乌滋养肝肾,填精益血。

(三)血瘀证

症候:经来量少,色紫暗,有血块,小腹胀痛拒按,血块排出后胀痛减轻,舌紫暗,或有瘀斑、瘀点,脉沉涩。

治法:活血化瘀调经。

方药:桃红四物汤(方见排卵性功血之子宫内膜不规则脱落)。

若小腹胀痛甚,或兼胸胁胀痛,酌加香附、乌药理气行滞止痛;小腹冷痛,得热痛减,酌加肉桂、吴茱萸以温通血脉。

(四)痰湿证

症候:经量过少,色淡红,质黏腻如痰,形体肥胖,胸脘满闷,纳呆呕恶,白带量多,质黏腻,苔白腻,脉滑。

治法:化痰燥湿调经。

方药:苍附导痰丸(《叶天士女科》)(苍术,香附,陈皮,茯苓,半夏,胆南星,枳壳,生姜,甘草)。

第三节 月经先后无定期

月经周期时或提前时或延后7天以上,连续3个周期以上者,称为"月经先后无定期",又称"月经愆期"。本病若伴经量增多、经期延长,可发展为崩漏。

一、病因病理

本病多因肝郁疏泄失司;肾虚藏泻失职,导致冲任功能紊乱,血海蓄溢失常所致。

二、临床表现

月经周期提前或错后7天以上,连续出现3个周期或3个周期以上,一般经期正常,经量不多。

三、诊断及鉴别诊断

(一)诊断

凡有上述临床表现者,应结合下述病史及检查进行诊断。

1. 病史

注意有无七情内伤或慢性疾病等病史。

2. 检查

妇科检查一般正常。

(二)鉴别诊断

月经先后无定期应注意与崩漏相鉴别。

(三)辨病和辨证思路要点

1. 辨病思路要点

符合上述临床表现,且生殖器官无明显病变者可考虑本病,如月经周期仅提前或错后三五天不作病论;青春期初潮后1年内,或围绝经期出现行经先后不定现象,不作病论。

2. 辨证思路要点

本病应根据月经的量、色、质及兼症,辨其在肝在肾,或肝肾同病。

四、辨证论治

本病的治疗原则是疏肝补肾,调理冲任,使肝肾开阖有序,冲任气血和调。

(一)肝郁证

症候:经行或先或后,经量或多或少,色暗红或紫红,有血块,或经行不畅,胸胁、乳房、少腹胀痛,情志抑郁,时欲太息,苔薄白或薄黄,脉弦。

治法:疏肝理气调经。

方药:逍遥散(《太平惠民和剂局方》)(柴胡,白术,茯苓,当归,白芍,甘草,薄荷,煨姜)。

(二)肾虚证

症候:经行或先或后,量少,色淡暗,质清稀,面色晦暗,头晕耳鸣,腰骶酸痛,或夜尿频数,大便不实,舌淡苔薄,脉沉弱。

治法:补肾调经。

方药:固阴煎(方见排卵性功血之黄体功能不足)。

若肝郁肾虚,则肝肾同治,用定经汤(《傅青主女科》)(柴胡,炒荆芥,当归,白芍,山药,茯苓,菟丝子,熟地黄)。

第四节 痛 经

凡在经期或经行前后出现明显的小腹疼痛、坠胀或腰酸,影响生活和工学者,称为痛经。

痛经可分为原发性和继发性两种,生殖器官无器质性病变者为原发性痛经,多见于青春期少女;生殖器官有器质性病变者为继发性痛经,常由慢性盆腔炎、子宫内膜异位症、子宫腺肌症、子宫颈口粘连狭窄、妇科肿瘤等引起,多见于育龄期妇女。本节仅讨论原发性痛经。

中医学亦称之为痛经或经行腹痛。

一、病因病理

(一)中医病因病机

痛经分虚、实两类。其疼痛的发生与患者的体质和经期前后特殊的生理状态有关,此期冲任、胞宫气血短时间内由满而空,较平时变化急骤。实证痛经常因患者素有气滞血瘀、寒凝血瘀、湿热瘀阻等邪气内伏冲任、胞宫,在经前、经初冲任、胞宫气血满盈时,易壅遏气血,使气血不畅,不通而痛导致痛经的发生。之后经血溢泻,邪气亦随之外泄,痛经缓解,故实证痛经多发生在经前和经初。虚证痛经多因患者素体气血虚弱、肝肾亏损,在经后冲任、胞宫气血相对空虚时,不能荣养冲任、胞宫,不荣而痛引起痛经的发生。经净后冲任、胞宫血气渐复,疼痛渐止,故虚证痛经多发生在经将净和经净后。若病因未除,体质因素未获改善,则每逢经期或经期前后冲任、胞宫气血变化急骤时,痛经随之而发。

由此可见,痛经的病位在冲任、胞宫,变化在气血,因冲任、胞宫气血不畅或不足,导致不通则痛或不荣而痛而引发痛经。常见病因为气滞血瘀、寒凝血瘀、湿热瘀阻、气血虚弱、肝肾亏损。

(二)西医病因病理

原发性痛经的发生主要与月经时子宫内膜前列腺素(PGF_{2a})增高有关。高水平PGF_{2a}可引起子宫平滑肌过强收缩,血管挛缩,造成子宫缺血、缺氧状态而出现痛经。此外原发性痛经还受精神、神经因素影响,与个体痛阈有关。

二、临床表现

原发性痛经以青春期多见,常在初潮后1～2年内发病;疼痛多自月经来潮后开始,最早出现在经前12小时,以行经第1日疼痛最剧,持续2～3日缓解,疼痛常呈痉挛性,位于下腹部耻骨上,可放射至腰骶部和大腿内侧;可伴恶心、呕吐、腹泻、乏力等症状,严重时面色苍白、大汗淋漓、手足厥冷,甚至昏厥。妇科检查多无异常。

三、诊断与鉴别诊断

(一)诊断

根据月经期周期性下腹坠痛,B超或妇科检查无阳性体征,临床即可诊断。

(二)鉴别诊断与辨病思路

痛经的特点是腹痛伴随月经周期而发,其诊断应与发生在经前、经期或于经期加重的引起腹痛症状的内、外、妇各科疾病如黄体破裂、急性阑尾炎、结肠炎、膀胱炎、卵巢囊肿蒂扭转等鉴别,并注意有无生殖器官器质性病变引起的痛经,如子宫内膜异位症、子宫腺肌症等。若患者有性生活及短暂停经史,又见腹痛、阴道流血者,还需与异位妊娠、胎动不安或堕胎等妊娠病鉴别。

(三)辨证要点

痛经辨证应首辨疼痛发生的时间、部位、性质、程度。一般而言,疼痛发生于经前、经初多属实证;经将净或经净后疼痛发生者多属虚证。痛在少腹一侧或两侧多属气滞,病在肝;痛在小腹正中多属子宫瘀滞;痛引及腰脊多属肾。隐痛、痔痛、坠痛,喜揉喜按者多属虚;掣痛、绞痛、灼痛、刺痛,拒按者多属实;灼痛得热反剧属热;冷痛得热痛减属寒。痛甚于胀,持续作痛属血瘀;胀甚于痛,时作时止属气滞。临床上常按疼痛的伴随症状来判断疼痛的程度。若疼痛时不能坚持工作和学习,兼见四肢厥冷、唇青面白、冷汗淋漓,或恶心呕吐等,则疼痛属重,甚者可因剧烈疼痛而致昏厥。临证还须结合月经情况、全身症状、舌脉、体质因素及病史等全面分析辨其寒热虚实。

四、急症处理

痛经发作之际,急宜止痛治标,可选用针灸或以下方法:

(1)田七痛经胶囊3～6粒,1日3次,口服。

(2)痛经丸6～9g,每日1～2次,临经时服用。

(3)麝香痛经膏穴位外贴,取穴:气海、子宫、三阴交或腹部痛点敷贴,每次选1～2穴,每穴1片,1～3天更换。

(4)解痉止痛剂阿托品针0.5mg,肌内注射。

(5)前列腺素合成酶抑制剂常用的药物有布洛芬、酮洛芬、甲氯芬那酸、双氯芬酸、甲芬那酸、萘普生。如布洛芬200～400mg,每日3～4次,或酮洛芬50mg,每日3次。

(6)常用止痛药物选择痛经治疗在辨证的同时,常配伍相应止痛药物以协助止痛。寒盛者宜选温经止痛药,如艾叶、炮姜、吴茱萸、肉桂、台乌、小茴香等,简记为艾姜吴萸桂乌茴;热盛而痛者,宜选清热止痛药,如牡丹皮、赤芍、川楝子等,简记为丹赤楝;气郁而痛者,宜选行气止痛药,如香附、木香、延胡索、川楝子、姜黄、槟榔、枳壳等,简记为二香胡楝黄榔壳;瘀滞作痛者,宜选用活血祛瘀止痛药,如蒲黄、五灵脂、乳香、没药、延胡索、三七等,简记为失笑乳没胡三七。

五、辨证论治

痛经的治疗原则以调理冲任气血为主,治法分两步:经期重在调血止痛以治其标,多于经前1周即开始给药直至经期。平时则辨证求因以治其本。

(一)气滞血瘀证

症候:经前或经期小腹胀痛,拒按,经行不畅,量少,色紫暗有块,块下痛减。乳房胀痛,胸胁胀闷不舒,舌质紫暗,或舌边尖有瘀点或瘀斑,脉弦或沉弦。

方药:膈下逐瘀汤(方见多囊卵巢综合征)。

若烦躁易怒,口苦,舌红苔黄,脉数,为肝郁化热,加栀子、郁金、夏枯草等清泄肝热;食欲缺乏食少,脘腹胀闷者,为肝郁脾虚,可加陈皮、木香、砂仁、茯苓等健脾理气;恶心呕吐者,为肝气夹冲气上逆犯胃,可加黄连、吴茱萸、生姜和胃降逆止呕;小腹坠胀或二阴坠胀不适者,加柴胡、升麻行气升阳。

(二)寒凝血瘀证

症候:经前或经期小腹冷痛拒按,甚则绞痛难忍,得热痛减,月经或见推后,经血量少,色暗有块,畏寒肢冷,面色青白,舌暗,苔白,脉沉紧。

治法:温经散寒,祛瘀止痛。

方药:少腹逐瘀汤(《医林改错》)(小茴香,干姜,延胡索,没药,当归,川芎,官桂,赤芍,蒲黄,五灵脂)。

若小腹冷痛较重,加吴茱萸、艾叶、生姜等增强温经散寒、暖宫止痛之力;寒凝气闭,痛甚昏厥,冷汗肢厥,加制附子、细辛、巴戟天、淫羊藿等以温肾散寒,回阳救逆。若伴肢体酸重不适,胸闷脘痞,纳少腹胀,苔白腻,或有冒雨涉水、久居湿地之史,则为寒湿凝滞,宜加苍术、白术、茯苓、生姜等散寒除湿。

若经前或经期小腹冷痛,喜温喜按,经色暗淡,神疲乏力,腰腿酸软,小便清长,大便稀溏,苔白润,脉沉迟,乃虚寒性痛经,治宜扶阳散寒,暖宫止痛。方选温经汤(《金匮要略》)加制附子、艾叶、小茴香、干姜以增强温肾暖宫、散寒止痛之效。

(三)湿热瘀阻证

症候:经前或经期小腹灼痛拒按,痛连腰骶,或平时小腹疼痛,经来疼痛加剧,经血量多或经期延长,经色紫红,质稠有块,平素带下量多,黄稠臭秽,或伴低热,小便黄赤,舌红,苔黄腻,脉滑数或濡数。

治法:清热除湿,化瘀止痛。

方药:清热调血汤(《古今医鉴》)(牡丹皮,黄连,生地黄,当归,白芍,川芎,桃仁,红花,莪术,延胡索,香附)。

若痛连腰骶,加续断、狗脊、秦艽、牛膝强腰止痛;经血量多或经期延长,酌加地榆、槐花、茜草清热凉血止血;带下量多,黄稠臭秽可加黄柏、土茯苓、椿根白皮清热除湿止带。

(四)气血虚弱证

症候:经期或经后小腹绵绵作痛,喜按,月经量少,色淡质稀,面色无华,头晕眼花,神疲乏力,心悸失眠,舌淡,苔薄,脉细弱。

治法:补气养血,调经止痛。

方药:圣愈汤(《医宗金鉴》)(人参,黄芪,熟地黄,当归,川芎,生地黄)。

若胸胁、乳房、小腹胀痛,胸闷不舒,可加柴胡、香附、川楝子、乌药疏肝解郁,理气止痛;头晕心悸,失眠,可加酸枣仁、远志、龙眼肉、大枣养血安神;小腹及阴部空坠不适,酌加升麻、柴胡升举阳气;腰腿酸软,加菟丝子、续断、桑寄生补肝肾、强筋骨。

(五)肝肾亏损证

症候:经后或经期小腹绵绵作痛,喜按,腰骶酸痛,经色淡暗,量少质稀,头晕耳鸣,失眠健忘,面色晦暗,精神不振,舌质淡红,苔薄,脉沉细。

治法:补肾益精,养血止痛。

方药:调肝汤(《傅青主女科》)(当归,白芍,山茱萸,巴戟天,阿胶,山药,甘草。

若腰骶酸痛,加菟丝子、续断、杜仲补肾强腰;经色淡暗、量少,加熟地黄、淫羊藿、鸡血藤补肾益精、养血活血;头晕耳鸣、失眠健忘,加何首乌、枸杞子、柏子仁养血安神;少腹两侧或两胁胀痛,加川楝子、延胡索、郁金、橘核仁等疏肝行气止痛。

第五节 多囊卵巢综合征

多囊卵巢综合征(PCOS)是一种临床上常见的妇科内分泌疾病。其以雄激素过高的临床或生化表现,持续无排卵,卵巢多囊改变为特征,常伴有胰岛素抵抗和肥胖。据临床表现可归属于中医学"月经后期""月经过少""闭经""崩漏""不孕"等范畴。

一、病因病理

(一)中医病因病机

本病常见的原因为肾虚、痰湿阻滞、气滞血瘀和肝经湿热,主要由于肾、肝、脾三脏功能失常,精亏、痰、瘀、气滞影响冲任,使冲任不足和不畅而致月经稀发、月经过少、闭经、不孕等。

1. 内分泌特征

(1)雄激素过多。

(2)雌酮过多。

(3)黄体生成激素/尿促卵泡素(LH/FSH)比值增大。

(4)胰岛素过多。

这些内分泌变化可能与下丘脑-垂体-卵巢轴调节功能异常、胰岛素抵抗和高胰岛素血症、肾上腺内分泌功能异常有关。

2. 病理

(1)卵巢变化:双侧卵巢均匀性增大,为正常妇女的2~5倍,包膜增厚、坚韧,白膜下可见大小不等且>12个的囊性卵泡,直径多在2~9mm,无成熟卵泡生成及排卵迹象。

(2)子宫内膜变化:因无排卵,子宫内膜长期受雌激素刺激,呈现不同程度增生性改变,长期如此可增加子宫内膜癌的发生概率。

二、临床表现

PCOS多起病于青春期,常见的临床表现有:

(一)月经失调

为最主要症状。多表现为月经稀发、经量过少或闭经。少数表现为不规则子宫出血,月经周期或经期或经量无规律性。

(二)不孕

生育期妇女因排卵障碍导致不孕。

(三)多毛、痤疮

为高雄激素血症最常见表现。阴毛和腋毛浓密,尤其是阴毛,呈男性分布,上唇、乳晕周围、下腹中线等部位出现粗硬毛发。油性皮肤及痤疮常见,痤疮多位于额、双颊、鼻及下颌等部位。

(四)肥胖

50%以上患者肥胖,且常呈腹部肥胖型。

(五)黑棘皮症

阴唇、颈背部、腋下、乳房下和腹股沟等处皮肤皱褶部位出现灰褐色色素沉着,呈对称性,皮肤增厚,质地柔软。

三、诊断与鉴别诊断

(一)诊断

凡有上述临床表现者,应结合下述检查进行诊断。

1. B超检查

见卵巢增大,包膜回声增强,轮廓较光滑,间质回声增强;一侧或两侧卵巢各有12个以上直径为2~9mm无回声区,围绕卵巢边缘,呈车轮状排列,称为"项链征"。连续监测未见主导卵泡发育及排卵迹象。

2. 内分泌测定

(1)血清雄激素:睾酮水平通常不超过正常范围上限2倍,雄烯二酮常升高,脱氢表雄酮、硫酸脱氢表雄酮正常或轻度升高。

(2)血清FSH、LH:血清FSH正常或偏低,LH升高,但无排卵前LH峰值出现,LH/FSH比值≥(2～3)。LH/FSH比值,肥胖患者可在正常范围,不肥胖者则多出现升高。

(3)血清雌激素:雌酮(E_1)升高,雌二醇(E_2)正常或轻度升高,无周期性改变,恒定于早卵泡期水平,$E_1/E_2>1$,高于正常周期。

(4)尿17-酮类固醇:正常或轻度升高。正常时提示雄激素来源于卵巢,升高时提示肾上腺功能亢进。

(5)血清催乳素(PRL):部分患者血清PRL轻度增高。

(6)其他:腹部肥胖型患者,应检测空腹血糖及进行口服葡萄糖耐量试验(OGTT),还应检测空腹胰岛素及葡萄糖负荷后血清胰岛素。肥胖型患者可有三酰甘油增高。

3. 基础体温测定

表现为单相型基础体温曲线。

4. 诊断性刮宫

应选在月经前数日或月经来潮6小时内进行,刮出的子宫内膜呈不同程度增生改变,无分泌期变化。

5. 腹腔镜检查

见卵巢增大,包膜增厚,表面光滑,呈灰白色,有新生血管。包膜下显露多个卵泡,无排卵征象,无排卵孔、无血体、无黄体。镜下取卵巢活组织检查可确诊。

(二)鉴别诊断

本病应与卵泡膜细胞增生症、分泌雄激素的卵巢肿瘤、肾上腺皮质增生或肿瘤相鉴别。

(三)辨病和辨证思路要点

1. 辨病思路要点

根据临床表现和辅助检查结果,多囊卵巢综合征目前多采用以下诊断标准:

(1)稀发排卵或无排卵。

(2)高雄激素的临床表现和(或)高雄激素血症。

(3)卵巢多囊改变:超声提示一侧或双侧卵巢直径在2～9mm的卵泡≥12个和(或)卵巢体积≥10mL。

(4)以上3项中符合2项并排除其他高雄激素病因,如先天性肾上腺皮质增生、库欣综合征、分泌雄激素的肿瘤。对肥胖型患者应检查有无胰岛素抵抗、糖耐量异常和异常脂质血症。

2. 辨证思路要点

本病的辨证主要根据月经的经量、经色、经质的变化,结合全身兼症及舌脉综合分析，辨清虚实。

四、治疗

(一) 西医治疗

1. 一般治疗

肥胖型患者，应控制饮食和增加运动以降低体重和腰围。

2. 药物治疗

(1) 调节月经周期

1) 口服避孕药：抑制垂体LH高分泌，减少游离睾酮及卵巢产生的雄激素，抑制子宫内膜过度增生和调节月经周期。常用短效避孕药，一般周期性服用3～6个月，能有效抑制毛发生长和治疗痤疮，可重复使用。

2) 孕激素后半周期疗法：调节月经并保护子宫内膜。抑制LH过高分泌，有助恢复排卵。

(2) 降低血雄激素水平

1) 糖皮质类固醇：适合雄激素过多且为肾上腺来源或肾上腺和卵巢混合来源者。常用药物为地塞米松，每晚0.25mg口服。剂量不宜超过每日0.5mg，以免过度抑制垂体-肾上腺轴功能。

2) 环丙孕酮：与炔雌醇组成口服避孕药(达英-35)，能抑制垂体促性腺激素的分泌，使体内睾酮水平降低。对降低高雄激素血症和治疗高雄激素体征有效。

3) 螺内酯：能抑制卵巢和肾上腺合成雄激素，并在毛囊竞争雄激素受体。抗雄激素剂量为每日40～200mg，治疗多毛需用药6～9个月。出现月经不规则，可与口服避孕药联合应用。

(3) 改善胰岛素抵抗：对肥胖或有胰岛素抵抗患者常用胰岛素增敏剂。常用二甲双胍，每次口服500mg，每日2～3次。通过降低血胰岛素水平纠正患者高雄激素状态，改善卵巢排卵功能，提高促排卵治疗效果。

(4) 诱发排卵：有生育要求的患者可在调整生活方式、抗雄激素和改善胰岛素抵抗等基础治疗后，进行促排卵治疗。氯米芬为一线促排卵药物，氯米芬抵抗患者可给予二线促排卵药物。诱发排卵时易发生卵巢过度刺激综合征，需严密监测，加强预防措施。

3. 手术治疗

(1) 腹腔镜下卵巢打孔术：在腹腔镜下对多囊卵巢应用电针或激光打孔，每侧卵巢打孔4个为宜，对LH和游离睾酮升高者效果较好，可获得90%排卵率和70%妊娠率。手术可能出现的问题有治疗无效、盆腔粘连及卵巢功能低下。

(2) 卵巢楔形切除术：将双侧卵巢楔形各切除1/3可降低雄激素水平，减轻多毛症状，提高妊娠率。术后卵巢周围粘连发生率较高，临床已不常用。

(二) 中医治疗

1. 肾虚证

症候：月经周期延迟，经量少，色淡质稀，渐至经闭，或周期紊乱，经量多或淋漓不净,或婚久不孕,腰腿酸软,头晕耳鸣,面色不华,神疲倦怠,畏寒,便溏,舌淡苔薄,脉沉细。

治法:益肾调冲。

方药:右归丸(方见无排卵性功血)加石楠叶、仙茅。

2. 痰湿阻滞证

症候:月经周期延后,经量少,色淡质黏稠,渐致闭经,或婚久不孕,带下量多,胸闷泛恶,形体肥胖,痰多,毛发浓密,神疲肢重,苔白腻,脉滑或沉滑。

治法:化痰燥湿,活血调经。

方药:苍附导痰丸(方见月经过少)加桃仁、当归、红花、夏枯草。

3. 气滞血瘀证

症候:月经周期延后,经量多或少,淋漓不净,色暗红,质稠或有血块,渐致闭经,或婚久不孕,伴乳房胀痛,小腹胀痛拒按,胸胁胀痛,舌暗红或有瘀点,苔薄,脉沉涩。

治法:理气活血,祛瘀通经。

方药:膈下逐瘀汤(《医林改错》)(当归,川芎,赤芍,桃仁,红花,枳壳,延胡索,五灵脂,乌药,香附,牡丹皮,甘草)。

4. 肝经湿热证

症候:月经稀发,或月经稀少,或闭经,或月经紊乱,婚久不孕,体形壮实,毛发浓密,面部痤疮,经前乳房胀痛,大便秘结,苔薄黄,脉弦或弦数。

治法:泻肝清热,除湿调经。

方药:龙胆泻肝汤(《医宗金鉴》)(龙胆草,黄芩,山栀,柴胡,木通,泽泻,生地黄,当归,甘草,车前子)。

第六节 闭 经

女子年逾16周岁月经尚未来潮;或月经周期建立后又中断6个月以上者,称为闭经。前者称为原发性闭经,后者称为继发性闭经。中医学亦称之为闭经。

一、病因病理

(一)中医病因病机

闭经的主要病机可分为虚、实两类。虚证多因精亏血少,冲任空虚,无血可下;实证多由于邪气阻隔,冲任受阻,血不得下。张景岳称前者为"血枯",后者为"血隔虚"多因肝肾不足、气血虚弱、阴虚血燥所致;实者多因气滞血瘀、痰湿阻滞而成。

(二)西医病因病理

下丘脑-垂体-卵巢轴的神经内分泌调节、靶器官子宫内膜对性激素的周期性反应和下生殖道的通畅是建立和维持正常月经的前提,其中任何一个环节发生障碍均可导致闭经。

1. 子宫性闭经

子宫或子宫内膜阙如、手术切除子宫、子宫不发育及发育不良或结核、炎症、放疗、宫腔及子宫颈手术损伤子宫内膜或造成宫腔及子宫颈管粘连等均可因子宫或子宫内膜出现异常导致闭经。

2. 卵巢性闭经

卵巢缺如、双侧卵巢切除、卵巢不发育或发育不全、卵巢早衰、放疗损伤卵巢、卵巢肿瘤、多囊卵巢综合征等因卵巢功能及体内激素水平异常均可导致闭经。

3. 垂体性闭经

垂体梗死、垂体肿瘤、空蝶鞍综合征、先天性垂体分泌促性腺激素不足等均可引起垂体促性腺激素分泌异常而导致闭经。

4. 下丘脑性闭经

最常见。精神刺激、环境改变、寒冷及体重下降过快、营养不良、神经性厌食、长期剧烈运动、服用避孕药或氯丙嗪、利血平等,以及先天性下丘脑分泌促性腺激素释放激素不足、颅咽管肿瘤等均可影响中枢神经、下丘脑和垂体的分泌功能而导致闭经。

5. 其他

甲状腺功能亢进、甲状腺功能低下、肾上腺功能亢进、肾上腺皮质肿瘤、高胰岛素血症和胰岛素拮抗、高催乳素血症、高雄激素血症等均可引起闭经。

二、诊断与鉴别诊断

(一)诊断

闭经诊断时应首先查找病因,确定病变部位,然后再明确由何种疾病引起。

1. 病史

了解既往月经史;有无发病诱因如精神刺激、环境改变、减肥、剧烈运动、长期服药史、宫腔及子宫颈手术史、结核感染史、其他慢性疾病史;有无头痛、视觉障碍、溢乳、周期性下腹胀痛、阴道干涩等不适症状。已婚妇女需询问生育史及产后并发症史。原发性闭经应询问第二性征发育情况,了解生长发育史,有无先天缺陷或其他疾病及家族史。

2. 体格检查

(1)全身检查:观察患者体质、发育、营养状况,全身毛发分布,第二性征发育情况。

(2)妇科检查:了解外阴、阴道、子宫、卵巢的发育情况及有无缺失、畸形和肿块。对原发性闭经者尤其注意外阴发育情况,处女膜有无闭锁,有无阴道、子宫、卵巢缺如。

3. 辅助检查

生育年龄妇女闭经首先需排除妊娠。通过病史及体格检查对闭经病因及病变部位有初步了解,再通过选择性的辅助检查明确诊断。

(1)药物撤退试验:用于评估体内雌激素水平,以确定闭经程度。

1)孕激素试验:黄体酮注射液,每日肌内注射 20mg,连续 5 日;或口服醋酸甲羟孕酮,每日 10mg,连用 5～10 日。停药后出现撤药性出血,提示子宫内膜已受一定水平雌激素影响,为Ⅰ度闭经。停药后无撤药性出血,应进一步行雌、孕激素序贯试验。

2)雌、孕激素序贯试验:每晚睡前服妊马雌酮 1.25mg 或戊酸雌二醇 1mg,连续 21 日,最后 10 日加用醋酸甲羟孕酮,每日口服 10mg,停药后发生撤药性出血者提示子宫内膜功能正常,可排除子宫性闭经,引起闭经的原因是患者体内雌激素水平低落,为Ⅱ度闭经,应进一步寻找原因。无撤药性出血者应重复一次试验,若仍无出血,提示子宫内膜有缺陷或被破坏,可诊断为子宫性闭经。

(2)子宫功能检查:子宫性闭经者可做子宫输卵管造影、宫腔镜检查、诊断性刮宫。宫腔镜直视下观察宫腔和内膜,能更精确诊断宫腔粘连,有助选取病变内膜活检。

(3)卵巢功能测定:怀疑病变在卵巢,可用下列方法检查卵巢功能:

1)基础体温测定。

2)子宫颈黏液结晶检查。

3)阴道脱落细胞学检查。

4)血清甾体激素测定。

5)B超监测卵泡。

(4)垂体功能测定:雌激素水平低落,为确定病变原因在卵巢、垂体或下丘脑,需做下列检查:

1)催乳素及垂体促性腺激素测定:PRL>25μg/L 时称为高催乳素血症。PRL 升高者测定 TSH,TSH 升高为甲状腺功能减退;TSH 正常,而 PRL>100μg/L,应行头颅 MRI 或 CT 检查,排除垂体肿瘤。PRL 正常应测定垂体促性腺激素。若 LH>25U/L 或 LH/FSH 比值>3 时,应高度怀疑多囊卵巢综合征;若 FSH>25U/L,提示卵巢功能减退;若 FSH、LH 均<5U/L,提示垂体功能减退,病变可能在垂体或下丘脑,应做垂体兴奋试验。

2)垂体兴奋试验:将黄体生成激素释放激素(LHRH)100μg 溶于 0.9%氯化钠注射液 5mL 中,30 秒内静脉注射完毕。分别测定注射前及注射后 15、30、60、120 分钟血清 LH 含量。注射后 LH 值较注射前升高 2~4 倍,说明垂体功能正常,病变在下丘脑;经多次重复试验 LH 值无升高或升高不显著,说明垂体功能减退,如希恩综合征。

3)影像学检查:CT 或磁共振显像(MRI)有助于诊断垂体肿瘤、盆腔肿块和下丘脑病变等。

(5)其他检查:肥胖、多毛、痤疮患者还需测定胰岛素、雄激素,以确定是否存在胰岛素抵抗、高雄激素血症或先天性 21-羟化酶功能缺陷等。性腺发育不全者做染色体检查,对鉴别病因及指导临床处理有重要意义。腹腔镜检查对诊断多囊卵巢综合征等有价值。甲状腺功能测定有助于了解甲状腺功能。

(二)鉴别诊断

闭经应与妊娠、胎死腹中及生理性闭经、月经生理的特殊现象相鉴别。

(三)辨病和辨证思路要点

1. 辨病思路要点

本病诊断应先做妊娠试验或 B 超检查排除妊娠及胎死腹中;同时应注意排除哺乳期、初潮后 1~2 年内月经暂时性停闭,以及绝经期停经、避年、暗经等生理性闭经和月经生理特殊现象;排除处女膜闭锁、阴道横隔等假性闭经及药物因素引起的闭经。详细询问上述病史并进行体格检查,初步排除器质性病变,然后根据情况选择上图所示的诊断步骤进行诊断。

2. 辨证思路要点

闭经应以全身症状和舌脉为依据,结合患者体质因素、初潮年龄、经带胎产史,甚至家族史、既往史等病史,辨清寒热虚实。

三、治疗

(一)中医治疗

闭经的治疗原则是虚者补而通之,实者泻时通之。切不可不分虚实,滥用攻破之药,以通经见血为快,以致气血耗伤;亦不可一律用峻补之药,滋腻碍脾,影响气血生化。至于因他病所致闭经,又当先治他病。

1. 肝肾不足证

症候:年逾 16 岁月经尚未来潮,或月经初潮较迟,时有月经停闭,或由月经后期、量少渐至闭经,体质虚弱,第二性征发育不良,精神不振,腰膝酸软,头晕耳鸣,舌淡红,苔薄,脉沉细。

治法:补肾益精,养血调经。

方药:加减苁蓉菟丝子丸(方见无排卵性功血)加淫羊藿、紫河车。

若偏肾阳虚,兼见畏寒肢冷、面色晦暗、小便频数清长、大便溏薄、带下量多色白清稀、舌淡苔白、脉沉细或沉迟等,可加入巴戟天、仙茅、补骨脂等温肾壮阳;偏肝肾阴虚,兼见五心烦热、口燥咽干、舌红少苔、脉细数等症,可加女贞子、旱莲草、生地黄、牡丹皮等养阴清热凉血;若见盗汗、骨蒸潮热等症,可参照阴虚血燥证闭经论治。

2. 气血虚弱证

症候:月经逐渐后期,量少,色淡质稀,渐至闭经,或大失血后,月经骤然闭止,神倦乏力,面色苍白无华,头晕眼花,心悸气短,失眠健忘,或食欲缺乏,羸瘦萎黄,毛发不泽或易脱,肌肤不润或干燥,舌淡,苔薄,脉细弱。

治法:补气养血调经。

方药:人参养荣汤(《太平惠民和剂局方》)(人参,黄芪,白术,茯苓,炙甘草,当归,白芍,熟地黄,肉桂,五味子,远志,陈皮,生姜,大枣)。

本方中可加菟丝子、覆盆子、续断、枸杞子等补肾益精之品。若因产后大出血所致闭经,伴见性欲低下、毛发易脱、肌肤干燥、阴道干涩、带下稀少、生殖器官萎缩等症状,此为精血亏败,冲任虚衰,可加紫河车、鹿角霜、鹿茸等血肉有情之品填补精血。伴见畏寒肢冷、面色晦暗、小便清长等症状,可加淫羊藿、肉苁蓉、巴戟天等温补肾阳;伴见食欲缺乏、面色萎黄、脘腹胀满、大便溏薄等症状,宜用参苓白术散加补骨脂温补脾肾、养血调经;若因思虑过度,营阴暗耗,血不养心所致心悸怔忡、失眠多梦等症状,宜用柏子仁丸养血滋阴、养心安神;伴见多食善饥、面色淡黄或萎黄、皮肤不润、腹部膨胀,或脐腹作痛,或嗜食异物等症状,为虫积所致闭经,宜健脾理气、杀虫消积、攻补兼施,同内科驱虫治疗。

3. 阴虚血燥证

症候:月经周期延后,经量少,色鲜红质稠,渐至闭经,五心烦热,两颧潮红,盗汗,或骨蒸劳热,口燥咽干,形体消瘦,阴道干涩,白带量少,或干咳,或咳嗽唾血,或虚烦少寐,心悸怔忡,舌红,少苔,脉细数。

治法:养阴清热调经。

方药:加减一阴煎(《景岳全书》)(熟地黄,生地黄,芍药,麦冬,知母,地骨皮,炙甘草)加二至丸(方见排卵性功血之经间期出血)。

若虚烦潮热、骨蒸劳热甚,加鳖甲、青蒿滋阴潜阳,清退虚热;若兼干咳,可酌加沙参、天冬、百合、川贝母等养阴润肺,清泄肺热,若咳嗽唾血,可加百部、阿胶、白及润肺敛肺止血,如为结核病,同时应给以抗结核治疗;虚烦少寐,心悸怔忡,加柏子仁、夜交藤、远志、五味子交通心肾,养心安神。

4. 气滞血瘀证

症候:月经周期延后,经量少,或月经先后无定期,渐至闭经,或骤然闭止,精神抑郁,烦躁易怒,胸胁、乳房、少腹胀痛,舌质紫暗,或有瘀斑、瘀点,脉沉弦或沉涩。

治法:理气活血,祛瘀通经。

方药:血府逐瘀汤(《医林改错》)(桃仁,红花,当归,川芎,生地黄,赤芍,柴胡,枳壳,牛膝,桔梗,甘草)。

若胸胁、乳房、少腹胀甚,加郁金、青皮、香附、莪术以疏肝解郁行气;少腹刺痛拒按,加姜黄、三棱、五灵脂以活血化瘀止痛;小腹灼热疼痛,带下色黄,身热烦渴,苔黄,脉数,可加黄檗、败酱草、红藤、牡丹皮清热解毒,化瘀止痛;面色青白,形寒肢冷,小腹冷痛,苔白,脉沉迟而涩,治宜温经散寒,活血通经,可用温经汤(《妇人大全良方》)。

5. 痰湿阻滞证

症候:月经周期延后,量少,色淡质黏,渐至闭经,形体肥胖,胸脘满闷,呕恶痰多,神疲肢倦,或面浮肢肿,或带下量多色白,舌淡,苔白腻,脉滑。

治法:化痰除湿,活血调经。

方药:苍附导痰丸(方见月经过少)。

若带下量多,加车前子、芡实、白果健脾渗湿,收涩止带;呕恶痰多、胸脘满闷,可加厚朴、旋覆花、生姜行气和中,降逆止呕;痰湿化热,兼口苦,带下色黄,舌红,苔黄腻,脉滑数,可加瓜蒌、黄连、竹茹等清热化痰除湿。

(二)西医治疗

1. 病因治疗和全身治疗

消除闭经诱因如减肥、剧烈运动、紧张焦虑、药物影响等因素,针对下生殖器畸形、宫腔粘连、肿瘤、生殖器结核、多囊卵巢综合征等引起的闭经,应进行手术或特异性治疗。积极治疗全身性疾病,增强体质,加强营养,调整心态,保持标准体重。

2. 激素治疗

根据病变环节及病因,给予相应的激素治疗。

(1)性激素替代治疗

1)雌激素替代治疗:适用于无子宫者,以维持女性全身健康、生殖健康及第二性征。结合雌激素 0.625mg/d 或微粒化 17-β 雌二醇 1mg/d,连用 21 日,停药 1 周后重复给药。

2)雌、孕激素人工周期疗法:适用于子宫发育不良、雌激素水平降低及性腺功能减退者。停药后月经和排卵可能恢复。用法见雌、孕激素序贯试验。

3)孕激素疗法:适用于体内有一定内源性雌激素水平的Ⅰ度闭经患者,可于月经周期后半期(或撤药性出血第 16～25 日),口服醋酸甲羟孕酮每日 6～10mg,共 10 日。

(2)促排卵适用于有生育要求的患者。

1)氯米芬:最常用的促排卵药物。适用于有一定内源性雌激素水平的患者。给药方法为月经第 5 日始,每日 50～100mg,连用 5 日。不良反应为黄体功能不足、对抗雌激素作用、黄素化未破裂卵泡综合征及卵子质量欠佳等。

2)促性腺激素:适用于低促性腺激素闭经及氯米芬促排卵失败者,常用尿促性素即 HMG(内含 FSH 和 LH 各 75U)或尿促卵泡素(FSH),每日肌内注射 75～150U,于月经第 3～5 日开始,连续 7～12 日,如卵巢无反应,每隔 7～14 日增加半支(37.5U),直至 B 超见优势卵泡,最大剂量 225U/d,待优势卵泡达成熟标准时,再使用绒促性素(hCG)5000～10000U 促成熟卵泡排卵。并发症为多胎妊娠和卵巢过度刺激综合征。

3)下丘脑促性腺激素释放激素(GnRH):利用其天然制品促排卵,用脉冲皮下注射或静脉给药,适用于下丘脑性闭经。

(3)溴隐亭:适用于高 PRL 血症伴垂体正常或垂体微腺瘤患者。

(4)其他激素治疗:甲状腺素用于甲状腺功能减退引起的闭经,常用量 0.03g,每日 1～2 次口服,连用 21 天为 1 个周期。泼尼松龙龙或地塞米松用于先天性肾上腺皮质增生所致的闭经。

第七节 子宫内膜异位症

具有活性的子宫内膜组织出现在子宫体以外的部位时称子宫内膜异位症,简称内异症。异位内膜可侵犯身体任何部位,但绝大多数位于盆腔脏器和壁腹膜,以卵巢和宫骶韧带最常见,其次为子宫及其他脏腹膜,故又称盆腔子宫内膜异位症。内异症是激素依赖性疾病,绝经或切除双侧卵巢后异位内膜可逐渐萎缩吸收;妊娠或使用性激素可抑制卵巢功能,暂时阻止疾病的发展。本病是良性病变,但具有类似恶性肿瘤的种植、侵蚀及远处转移能力。

本病多见于 25～45 岁的妇女,生育少、生育晚者其发病率明显高于生育多、生育早者。

中医学古文献中无"子宫内膜异位症"记载,据其临床表现,可归属于"痛经""癥瘕""月经不调""不孕"等范畴。

一、病因病理

(一)中医病

内异症以"瘀血阻滞胞宫、冲任"为其基本病机,而瘀之形成,又与脏腑功能失常、气血失调及感受外邪等因素有关。常见病因为气滞血瘀、寒凝血瘀、肾虚血瘀、气虚血瘀、热灼血瘀和痰瘀互结。

(二)西医病因病理

本病的病因至今不明,目前主要学说有子宫内膜种植学说、淋巴及静脉弥散学说、体腔上皮化生学说、免疫学说和遗传学说等。其中种植学说已被绝大多数学者接受。

本病的基本病理变化为异位子宫内膜随卵巢激素变化而发生周期性出血,导致周围纤维组织增生和囊肿、粘连形成,在病变区出现紫褐色斑点或小泡,最终发展为大小不等的紫褐色实质性结节或包块。异位内膜最易侵犯卵巢,在此形成大小不一的囊肿,临床称卵巢巧克力囊肿。

持续加重的盆腔粘连、疼痛、不孕是患者的主要临床表现。

典型症状为继发性痛经、进行性加重。疼痛多位于下腹部及腰骶部,可放射至会阴、肛门及大腿,常于月经来潮时出现,并持续整个经期。疼痛严重程度与病灶大小不一定呈正比,有27%～40%的患者无痛经。内异症患者不孕率高达40%,还可引起深部性交痛及月经异常。

内膜异位部位不同,临床表现各异,但均可在局部出现周期性疼痛、出血和肿块。如肠道内异症可出现腹痛、腹泻、便秘或周期性少量便血,严重者甚至出现肠梗阻症状;膀胱内异症常在经期出现尿痛和尿频;输尿管内异症时可出现腰痛和血尿等。卵巢子宫内膜异位囊肿破裂时,还可出现剧烈腹痛伴恶心、呕吐和肛门坠胀。

二、诊断与鉴别诊断

(一)诊断

凡有上述临床表现者,应结合下述检查进行诊断。

1. 体格检查

典型盆腔内异症双合诊检查时,子宫多后倾固定,直肠子宫陷凹、宫骶韧带或子宫后壁下方可扪及触痛性结节,一侧或双侧附件处触及囊实性包块,活动度差。囊肿破裂时腹膜刺激征阳性。病变累及直肠阴道间隙时,可在阴道后穹隆触及或看到隆起的小结节或紫蓝色斑点,触痛明显。

2. 辅助检查

(1)B超检查:可确定异位囊肿位置、大小和形状。

(2)腹腔镜检查:腹腔镜检查是目前诊断内异症的最佳方法。对疑为内异症而妇科检查及B超检查无阳性发现的不孕症、慢性腹痛、痛经及血清CA_{125}浓度升高者应首选此项检查。

（3）其他检查：内异症患者血清CA_{125}浓度可能增高，动态检测CA_{125}浓度有助于评估疗效和预防复发。治疗有效时CA_{125}浓度降低，复发时又增高。抗子宫内膜抗体是内异症的标志抗体，检测出该抗体表明有异位内膜刺激及免疫内环境改变。

（二）鉴别诊断

1. 卵巢恶性肿瘤

早期无症状，有症状时多呈持续性腹痛、腹胀，病情发展快，一般情况差。除有盆腔包块外，多伴腹腔积液。B超图像显示包块为混合性或实性，血清CA_{125}浓度值多显著升高。腹腔镜检查或剖腹探查可鉴别。

2. 盆腔炎性包块

多有急性或反复发作的盆腔感染史，疼痛无周期性，平时亦有下腹部隐痛，可伴发热和白细胞增高等，抗生素治疗有效。

3. 子宫腺肌病

痛经症状与内异症相似，但多位于下腹正中且更剧烈，子宫多呈均匀性增大，质硬。经期检查时子宫触痛明显。警惕此病常与内异症并存。

（三）辨病和辨证思路要点

1. 辨病思路要点

生育年龄女性有继发性渐进性痛经、不孕或慢性盆腔痛，盆腔检查扪及与子宫相连的囊性包块或盆腔内有触痛性结节，即可初步诊断为子宫内膜异位症。但临床上尚需结合上述检查方法以诊断和鉴别诊断。

2. 辨证思路要点

主要根据疼痛的时间、部位、性质、程度、月经的期量色质变化和伴随症状，以及舌象、脉象，结合病史寻求血瘀的成因。

三、治疗

（一）中医治疗

本病治疗因主症不同，各有侧重。痛重者，宜增加止痛药；月经过多者，当调经止血；不孕者，宜调经助孕；有结节、包块者，应配软坚散结消癥之品。经期以调经止痛为先，平时重在化瘀攻破。本病疗程较长，应适当配伍补肾、益气、养血之品预培其损，以免克伐太过。

1. 气滞血瘀证

症候：经期少腹坠胀疼痛拒按，前阴或肛门坠胀，经量或多或少，色紫暗，有血块，盆腔或有结节、包块，或有不孕，乳房或胸胁胀痛，舌紫暗或有瘀点、瘀斑，脉弦涩。

治法：理气行滞，化瘀止痛。

方药：膈下逐瘀汤（方见多囊卵巢综合征）或血竭散（朱南孙经验方）（血竭粉，蒲黄，三棱，莪术，川楝子，青皮，柴胡，生山楂，延胡索）。

以用膈下逐瘀汤为例，若前阴坠胀，加柴胡、橘叶、川楝子理气行滞。肛门坠胀欲便或便结者，加大黄化瘀通腑。盆腔有结节、包块，酌加血竭、三棱、莪术、地鳖虫、穿山甲化瘀消癥。

2. 寒凝血瘀证

症候：经前或经期小腹冷痛，剧痛拒按，得热痛减，肛门坠胀，月经量少，色暗有块，盆腔或有结节、包块，或有不孕，畏寒肢冷，面色青白，舌质紫暗，苔白，脉沉紧。

治法：温经散寒，活血化瘀。

方药：少腹逐瘀汤（方见痛经）。

素体阳虚，畏寒肢冷，脉沉细，加补骨脂、制附子、巴戟天温肾助阳。

3. 肾虚血瘀证

症候：经行腹痛，腰脊酸软，月经先后无定，经量或多或少，头晕耳鸣，面色晦暗，性欲减退，盆腔或有结节、包块，或有不孕，舌质暗，边尖或有瘀点、瘀斑，苔白，脉沉细涩。治法：补肾益气，活血化瘀。

方药：归肾丸（方见月经过少）合桃红四物汤（方见排卵性功血之子宫内膜不规则脱落）。

若腰脊酸软加桑寄生、续断、杜仲补肾壮腰。腹痛甚，加五灵脂、乳香、没药化瘀止痛。

4. 气虚血瘀证

症候：经行腹痛，经量或多或少，色淡质稀或夹血块，肛门坠胀，面色无华，神疲乏力，食欲缺乏，便溏，盆腔或见结节、包块，或有不孕，舌淡胖有瘀点，苔白或腻，脉细或细涩。

治法：健脾益气，活血化瘀。

方药：理冲汤（《医学衷中参西录》）（生黄芪，党参，白术，山药，天花粉，知母，三棱，莪术，生鸡内金）。

5. 热灼血瘀证

症候：经前或经行小腹灼痛拒按、遇热痛增，月经提前、量多、色红质稠有块，心烦口渴，溲黄便结，盆腔或见结节、包块，或有不孕，舌红有瘀点，苔黄，脉弦数。

治法：清热凉血，活血化瘀。

方药：清热调血汤（方见痛经）加薏苡仁、红藤、败酱草。

6. 痰瘀互结证

症候：经前或经期腹痛拒按，经血质黏或有血块，形体肥胖，胸闷纳呆，呕恶痰多，白带量多，质黏，盆腔或见结节、包块，或有不孕，舌淡胖紫暗，有瘀点或瘀斑，苔白腻，脉滑。

治法：化痰散结，活血逐瘀。

方药：苍附导痰丸（方见月经过少）合桃红四物汤（方见排卵性功血之子宫内膜不规则脱落）。

若痰多，盆腔有包块，酌加皂角刺、昆布、海藻、穿山甲、莪术、浙贝母化痰软坚散结。

(二)西医治疗

治疗内异症的根本目的是缩减和去除病灶，减除疼痛，促进生育，预防和减少复发。

1. 期待疗法

仅适用于早期轻度、无生育要求的患者,并定期随访。

2. 药物治疗

包括抑制疼痛的对症治疗和激素抑制疗法,适用于有慢性盆腔痛、痛经明显、有生育要求及无卵巢囊肿形成的患者。激素抑制疗法是采用假孕、假绝经或药物性卵巢切除,使经量减少或暂时闭经,异位内膜萎缩、坏死而达到治疗目的。

(1)假孕疗法:常用低剂量高效孕激素和炔雌醇组成的避孕药或单用人工合成的高效孕激素,长期连续服用,造成类似妊娠的人工闭经,称假孕疗法。避孕药用法为每日1片,连续服用6~9个月;高效孕激素用法如甲羟孕酮30mg/d,口服,连续应用6个月。

(2)假绝经疗法:常用孕三烯酮或达那唑,长期服用,可降低体内雌激素水平或使FSH、LH呈现低水平,使异位内膜萎缩,出现闭经,称假绝经疗法。孕三烯酮每周用药2次,每次2.5mg,于月经第1日开始服药,6个月为1个疗程。达那唑于月经第1日开始口服200mg,每日2~3次,若痛经不缓解或未闭经,可加至每日4次,持续用药6个月。

(3)药物性卵巢切除:常用促性腺激素释放激素激动剂(GnRH-α)抑制垂体分泌促性腺激素,导致卵巢激素水平明显下降,出现暂时性闭经,此疗法又称药物性卵巢切除。目前常用亮丙瑞林3.75mg,月经第1日皮下注射后,每隔28日注射1次,共3~6次;戈舍瑞林3.6mg,用法同前。用药后一般第2个月开始闭经,可缓解痛经,停药后短期内排卵可恢复。

(4)孕激素受体拮抗剂:米非司酮具有强抗孕激素作用,25~100mg/d,口服,可造成闭经,使病灶萎缩。但长期疗效有待证实。

3. 手术治疗

药物治疗后症状不缓解、局部病变加剧或生育功能未恢复者,较大的卵巢内膜异位囊肿者可手术。腹腔镜手术是首选的手术方法,目前认为腹腔镜确诊、手术加药物治疗为内异症的金标准治疗。手术方式有:

(1)保留生育功能手术:去除异位病灶、分离粘连、保留子宫和一侧或双侧卵巢。适用于年轻和有生育要求的患者。

(2)保留卵巢功能手术(半根治):切除盆腔内病灶及子宫,保留至少一侧或部分卵巢。适用于症状明显且无生育要求的45岁以下患者。

(3)根治性手术:切除和清除子宫、双附件及盆腔内所有异位内膜病灶。适用于45岁以上重症患者。

4. 手术与药物联合治疗

术前药物治疗3~6个月使异位病灶缩小、软化,有利于缩小手术范围和手术操作。术后给予3~6个月的药物治疗降低复发率。

第八节 绝经综合征

绝经综合征指妇女绝经前后出现性激素波动或减少所致的一系列躯体及精神心理症状。属中医学"绝经前后（或经断前后）诸证"范畴，卵巢内卵泡生理性耗竭所致的绝经为自然绝经；手术切除卵巢或放疗损伤卵巢所致的绝经为人工绝经。后者更易发生绝经综合征。

妇女在绝经期前后，围绕月经紊乱或绝经出现烘热汗出、烦躁易怒、潮热面红、眩晕耳鸣、心悸失眠、腰背酸楚、面浮肢肿、皮肤蚁行感、情志不宁等症状，称为绝经前后诸证。

一、病因病理

（一）中医病因病机

本病的发生与绝经前后肾气渐衰、天癸渐竭的生理状态和患者的体质及此期遭遇各种刺激有关，这些因素极易导致肾的阴阳平衡失调发生本病。因此病本在肾，常见的病因是肾阴虚、肾阳虚和肾阴阳两虚。肾为五脏阴阳之根本，常累及心、肝、脾而表现为复杂的症候。

（二）内分泌变化

雌激素水平在整个绝经过渡期并非逐渐下降，只有卵泡完全停止发育时才迅速下降，绝经后妇女循环中仍有低水平雌激素。绝经过渡期 FSH 水平升高，呈波动型，LH 仍在正常范围，FSH/LH 仍<1；绝经后 FSH 和 LH 均增高，但 FSH 升高更明显，FSH/LH>1。

二、临床表现

（一）近期症状

1. 月经紊乱

表现为月经周期不规则、经期持续时间长及经量增多或减少。

2. 血管舒缩症状

主要表现为潮热、汗出。是雌激素降低的特征性症状。

3. 自主神经失调症状

常出现如心悸、眩晕、头痛、失眠、耳鸣等症状。

4. 精神神经症状

激动易怒、焦虑不安或情绪低落抑郁、不能自控、记忆力减退等。

（二）远期症状

1. 泌尿生殖道症状

阴道干燥、性交困难及反复阴道感染和尿路感染。

2. 骨质疏松

50 岁以上妇女半数以上会在绝经后 5～10 年内发生绝经后骨质疏松。

此外，绝经后期妇女患阿尔茨海默病和动脉硬化、冠心病的风险较绝经前明显增加。

三、诊断及鉴别诊断

(一)诊断

凡有上述临床表现者,应结合下述病史及检查进行诊断。

1. 病史

45～55岁的妇女出现月经紊乱或停闭,或40岁前卵巢功能早衰,或有手术切除双侧卵巢及其他因素损伤双侧卵巢功能病史。

2. 体格检查

子宫大小尚正常或偏小。

3. 辅助检查

(1)血清FSH值及E_2(雌二醇)位测定:了解卵巢功能。绝经过渡期FSH>10U/L,提示卵巢储备功能下降。FSH>40U/L且E_2<20pg/mL,提示卵巢衰竭。

(2)氯米芬兴奋试验

月经第5日起口服氯米芬,每日50mg,共5日,停药第1日测FSH>12U/L,提示卵巢储备功能降低。

(二)鉴别诊断

主要症状为眩晕、心悸、水肿者应注意与内科相应疾病鉴别,并注意排除生殖器官肿瘤。

(三)辨病和辨证思路要点

1. 辨病思路要点

45～55岁的妇女,月经紊乱或停闭,并有上述诸症三三两两出现者,可做上述激素测定或氯米芬兴奋试验,以了解卵巢功能是否降低和衰竭;并可做妇科检查或B超检查盆腔以排除生殖器官肿瘤等疾患,还需与内科的眩晕、心悸、水肿鉴别。

2. 辨证思路要点

本病应根据月经的期、量、色、质变化,以及主症、兼症、舌脉变化进行辨证,同时应注意有无水湿、痰浊、瘀血兼夹和心、肝、脾同病之证。

四、治疗

(一)中医治疗

绝经前后诸证以肾虚为本,治疗应重视平调肾中阴阳,清热不过于苦寒,祛寒不过于温燥。若心、肝、脾失调突出,急则治标,并注意有无水湿、痰浊、瘀血兼夹,综合施治。

1. 肾阴虚证

症候:绝经前后,月经紊乱,月经提前,从少或多,或崩或漏,经色鲜红,头晕耳鸣,烘热汗出,五心烦热,腰膝酸软,皮肤干燥瘙痒,口干,尿少便结,舌红少苔,脉细数。

治法:滋肾育阴,佐以潜阳。

方药:左归丸(见无排卵性功血)加制何首乌、生龙骨、生牡蛎。

头痛、眩晕较甚,加天麻、钩藤增强平肝息风之效;心烦不宁,失眠多梦,心悸易惊,属心肾不交,治宜滋肾宁心安神,方用天王补心丹(《摄生秘剖》);若头晕目眩、口苦咽干、心烦易怒明显,宜先疏肝解郁清热,方用丹栀逍遥散(《女科撮要》)。

2. 肾阳虚证

症候:经断前后,经行14多,经色淡暗,或崩中漏下,精神萎靡,面色晦暗,腰背冷痛,小便清长,夜尿频数,或面浮肢肿,舌淡,或胖嫩边有齿印,苔薄白,脉沉细弱。

治法:温肾扶阳。

方药:右归丸(方见无排卵性功血)加减。

若腰背冷痛明显,可加川椒、鹿角片补肾扶阳,温补督脉;肌肤面目水肿,酌加茯苓、泽泻、冬瓜皮等健脾利水。

3. 肾阴阳俱虚证

症候:经断前后,月经紊乱,量少或多,乍寒乍热,烘热汗出,头晕耳鸣,健忘,腰背冷痛,舌淡,苔薄,脉沉弱。

治法:阴阳双补。

方药:二仙汤(《中医方剂临床手册》)(仙茅,淫羊藿,巴戟天,当归,盐知母,盐黄檗)加何首乌、龙骨、牡蛎、旱莲草、女贞子。

(二)西医治疗

本病西医主要治疗方法为激素补充治疗(HRT)。短期用药可缓解近期症状,长期用药可预防骨质疏松症、动脉硬化等老年性疾病。主要药物为雌激素,可辅以孕激素。剂量和用药方案应个体化,以最小有效剂量为佳。另外,此期还应适当补充钙剂、维生素D。

1. 常用激素种类

(1)雌激素

1)戊酸雌二醇,每日口服0.5~2mg。

2)结合雌激素,每日口服0.3~0.625mg。3)17-β雌二醇经皮贴膜,每周更换两次或一次。4)尼尔雌醇,每两周服1~2mg。

(2)孕激素

1)醋酸甲羟孕酮,每日口服2~6mg。

2)微粒化黄体酮,每日口服100~300mg。

2. 用药方案

(1)单用雌激素:适用于已切除子宫的妇女。

(2)雌、孕激素联合:适用于有完整子宫的妇女,常用方案为序贯用药,即在用上述雌激素的基础上,每后半月加用孕激素10~14日。对年龄较轻,绝经早期或愿意有周期性出血的妇女,可每周期停用激素5~7日;对年龄较长或不愿意有周期性出血的绝经后妇女,可连续用药。

(3)经阴道给药:常用药物有雌三醇栓和雌二醇阴道环及结合雌激素霜。主要治疗下泌尿生殖道局部低雌激素症状。

3. 主要不良反应

长期应用 HRT，卵巢癌、乳腺癌的发病风险可能增加；长期单用雌激素，可使子宫内膜异常增生和子宫内膜癌危险性增加。

4. 禁忌证

已知或可疑妊娠、原因不明的阴道流血、已知或可疑患有乳腺癌、已知或可疑患有性激素依赖性恶性肿瘤、最近 6 个月内有活动性静脉或动脉血栓栓塞性疾病、严重肝肾功能障碍、耳硬化症、脑膜瘤等。

5. 慎用情况

子宫肌瘤、子宫内膜异位症、子宫内膜增生史、尚未控制的糖尿病及严重高血压、有血栓形成倾向、胆囊疾病、癫痫、偏头痛、哮喘、高催乳素血症、系统性红斑狼疮、乳腺良性疾病、乳腺癌家族史，以及已完全缓解的部分妇科恶性肿瘤，如宫颈癌、子宫内膜癌、卵巢上皮性癌等应慎用 HRT。

第九节 功能失调性子宫出血

正常月经周期为 21～35 日，经期为 2～7 日，经量为 30～80mL。凡不符合此标准的均属异常子宫出血。功能失调性子宫出血简称"功血"，是由于生殖内分泌轴功能紊乱造成的异常子宫出血，分为无排卵性和有排卵性两大类。

一、无排卵性功血

无排卵性功能失调性子宫出血是功血最常见的一种，约占功血的 85%。多见于青春期和围绝经期的女性。属中医学狭义崩漏的范畴。

中医学将经血非时暴下不止或淋漓不净者，称为崩漏。出血量多势急者，称为"崩"；量少势缓者，称为"漏"。二者在出血量和病势缓急上虽然不同，但病机一致，且可相互转化。因此临床上统称为崩漏。崩漏的月经周期、经期、经量均严重紊乱，出血没有规律性。

妊娠期异常子宫出血（流产、异位妊娠、葡萄胎）、生殖器官的炎症或肿瘤或外伤、无排卵性功能失调性子宫出血、血液病、严重的肝肾疾病、带宫内节育器、性激素使用不当、其他内分泌腺体功能失调等均可引起崩漏。因此古人关于崩漏的研究范围，有广义与狭义之说。广义的崩漏泛指"血非时而下者"，主要涉及上述西医相关疾病；狭义的崩漏则指无排卵性功能失调性子宫出血。现代医家为了深入研究功能失调性子宫出血，中西医结合治疗本病，多倾向于将崩漏归属于无排卵性功能失调性子宫出血进行讨论和研究。

(一)病因病理

1. 中医病因病机

崩漏常见的病因有肾虚、脾虚、血热和血瘀。主要病机是冲任不固，经血失于制约。肾阳或肾气不足，封藏失职，冲任不固；肾阴虚，虚热内生，热伤冲任；脾虚统摄无权，冲任不固；血瘀瘀阻冲任，新血不归，均可使冲任不固，经血失于制约而致崩漏。

崩漏为病，缠绵难愈，反复发作，病程较久；且病变过程中常因果相干，气血同病，多脏受累,临床上易形成虚、热、瘀互见的复杂病机。青春期肾气初盛,经断前后肾气渐衰,加之久病及肾,本病的病本应在肾,病位在冲任,变化在气血,表现为子宫藏泻无度。

2. 西医病因病理

(1)病因:精神紧张、营养不良、代谢紊乱、慢性疾病、环境及气候骤变、饮食紊乱、过度运动、酗酒及其他药物等均可影响大脑皮质和中枢神经系统,引起下丘脑-垂体-卵巢轴功能调节或靶细胞效应异常而导致月经失调。

(2)病理

1)卵巢无排卵机制:当机体受到上述致病因素影响时,青春期下丘脑-垂体-卵巢轴激素间的反馈调节尚未成熟,大脑中枢对雌激素的正反馈作用存在缺陷,FSH持续低水平,无排卵前LH峰形成而不排卵;绝经过渡期,卵巢功能衰退,卵巢对垂体促性腺激素的反应性低下,卵泡发育受阻而不排卵;生育年龄妇女有时因应激等因素干扰,也可发生无排卵。

2)异常子宫出血机制:正常月经的发生是雌、孕激素协同作用的结果。其周期、经期和经量有明显的规律性和自限性。各种原因引起的无排卵则导致黄体酮缺乏,使子宫内膜受单一雌激素刺激而无黄体酮拮抗发生雌激素突破性出血或撤退性出血;同时由于黄体酮缺乏,子宫内膜出血自限机制缺陷,常发生异常子宫出血。雌激素突破性出血有两种类型:低水平雌激素维持在阈值水平,可发生间断性少出血,内膜修复慢,出血时间延长;高水平雌激素维持在有效浓度,引起长时间闭经,因无孕激素参与,内膜增厚但不牢固,容易发生急性突破性出血,血量汹涌。雌激素撤退性出血是子宫内膜在单一雌激素刺激下持续增生,当多数生长卵泡同时退化闭锁时,导致雌激素水平突然急剧下降,内膜失去激素支持而剥脱出血。

3)子宫内膜的病理变化:无排卵性功血患者的子宫内膜受雌激素持续作用而无孕激素拮抗,而发生不同程度的增生性改变,少数可呈萎缩性改变。

(二)临床表现

无排卵性功血患者可有各种不同的临床表现。临床上最常见的症状是子宫不规则出血,表现为月经周期紊乱,经期长短不一,经量不定或增多,甚至大量出血。出血期间一般无腹痛或其他不适,出血量多或时间长时常继发贫血,大量出血可导致休克。根据出血的特点,异常子宫出血包括:

(1)周期不规则,经期延长,经量过多。

(2)经期延长,周期不规则,而经量正常。

(3)经期延长(>7mL)或经量过多(>80mL),时周期规则。

(4)月经频发,周期缩短,<21日,经期、经量正常。

(三)诊断与鉴别诊断

1. 诊断

凡有上述临床表现者,应结合下述病史及检查进行诊断。

(1)病史:详细了解异常子宫出血类型、发病时间、病程经过、出血前有无停经史及以往治疗经过。注意患者的年龄、月经史、婚育史、避孕措施、激素类药物使用史及有无相关疾病如肝病、血液病、糖尿病、甲状腺功能亢进或减退等。

(2)体格检查:包括妇科检查和全身检查,有助于排除生殖器官及全身病变。

(3)辅助检查:

1)尿妊娠试验或血 hCG 检测有性生活史者应排除妊娠及妊娠相关疾病。

2)盆腔 B 超检查可了解子宫大小、子宫内膜厚度、宫腔内病变、其他生殖器质性病变及是否妊娠等。

3)子宫内膜取样:①诊断性刮宫:简称诊刮。其目的是止血和明确子宫内膜病理诊断。年龄＞35 岁、药物治疗无效或存在子宫内膜癌高危因素的异常子宫出血患者,应诊刮明确子宫内膜病变。为确定卵巢排卵和黄体功能,应在经前期或月经来潮 6 小时内刮宫。不规则阴道流血或大量出血时可随时刮宫,诊刮时必须搔刮整个宫腔。疑有子宫内膜癌时,应分段诊刮。无性生活史患者若激素治疗失败或疑有器质性病变,应经患者或其家属知情同意后考虑诊刮;②子宫内膜活组织检查:使用 Karman 套管或小刮匙等进行内膜活检创伤小。

4)全血红细胞计数:了解有无贫血及血小板减少。

5)凝血功能测定:血小板计数、出凝血时间、凝血酶原时间、活化部分凝血酶原时间等可了解有无凝血功能异常。

6)宫腔镜检查:在宫腔镜直视下,选择病变区进行活检可诊断各种宫腔内病变,如子宫内膜息肉、子宫黏膜下肌瘤、子宫内膜癌等。

7)激素测定:黄体期合适时间(第 21 日)测血黄体酮值,若升高提示近期有排卵。但因出血频繁,常难以选择测定时间。测血睾酮、催乳素值及甲状腺功能排除其他内分泌疾病。

8)宫颈细胞学检查:排除宫颈癌。

9)肝肾功能测定:以排除严重肝肾疾病引起的异常子宫出血。

10)基础体温测定:基础体温测定有助于了解有无排卵。

2. 鉴别诊断

在诊断功血前,必须排除生殖器官病变或全身性疾病所导致的生殖器官出血,需注意鉴别的有:

(1)与妊娠有关的疾患:流产、异位妊娠、葡萄胎等,这类患者大多未采取避孕措施,有明显停经史,或有早孕反应。妊娠试验和 B 超等检查有助鉴别。

(2)生殖器官炎症:如子宫颈息肉、子宫内膜息肉、子宫内膜炎、盆腔炎、严重的阴道炎等,妇科检查、诊断性刮宫和宫腔镜等检查有助鉴别。

(3)生殖器肿瘤:生殖器肿瘤如子宫内膜癌、子宫颈癌、子宫肌瘤、卵巢癌等,结合病史、家族史及妇科检查、宫颈细胞学检查、分段诊刮、B 超检查、肿瘤标志物,以及 CT、MRI 等检查有助于鉴别。

(4)外伤:外阴阴道有外伤史,如跌仆损伤、暴力性交等,询问病史和妇科检查有助鉴别。

(5)血液病:如再生障碍性贫血、血小板减少等。血常规、出凝血时间、凝血因子或骨髓穿刺等检查有助鉴别。

(6)严重的肝肾疾病：有严重的肝肾疾病史，肝肾功能测定及B超等检查有助鉴别。

(7)节育措施和性激素：既往月经规律，出血继发于口服避孕药或其他激素，或带宫内节育器及输卵管结扎术后者应考虑本因素。

(8)甲状腺功能亢进或降低：有甲亢或甲低的临床表现，甲状腺功能测定有助鉴别。

3. 辨病和辨证思路要点

(1)辨病思路要点：无排卵性功血的诊断应采用排除法。凡临床表现为月经的周期、经期及经量紊乱者，应排除由上述生殖器官病变或全身性疾病所导致的生殖器官出血。在诊断上应重视询问有无与上述情况和疾病相关的病史，并结合病史选择合适的检查方法进行诊断，对于生育年龄的女性应首先排除妊娠及与其相关的出血性疾患。无排卵性功能失调性子宫出血妇科检查为正常生殖器；诊断性刮宫病检结果多为子宫内膜增生症；基础体温测定为单相型体温；B超检查多提示子宫内膜增厚；经前子宫颈黏液结晶实验常呈羊齿植物叶状结晶；经前激素测定孕激素缺乏。

(2)辨证思路要点：崩漏主要是血证。由于本病病程日久，反复发作，故临证时应首辨是出血期还是止血后；其次应根据出血的量、色、质和气味，结合全身兼症和舌脉情况，辨脏腑气血的寒热虚实。

(四)治疗

1. 中医治疗

崩漏的治疗应根据是出血期还是止血后、血呈多少、病势缓急、患者体质和病程新久，本着"急则治其标，缓则治其本"的原则，灵活掌握和运用塞流、澄源、复旧三法。

塞流：即止血。暴崩之际，急当止血以塞其流，以防厥脱。根据情况选择补气摄血止崩、温阳止崩、滋阴固气止崩、祛瘀止崩、针灸止崩等方法或诸法并用以救急。塞流时应注意治崩与治漏的不同，治崩宜升提固涩，不宜辛温行血；治漏宜养血理气，不可偏于固涩。

澄源：即正本清源，也是求因治本。一般用于出血缓减后的辨证论治、对因治疗。

复旧：即固本善后，为崩漏的巩固治疗阶段，止血后应补肾健脾以善其后。补肾健脾有助于月经周期的恢复。

塞流需澄源，澄源当复旧，复旧要求因。治崩三法，不可截然分开，临证应根据病情适当结合，灵活运用。

(1)脾虚证

症候：经血非时暴下不止，或淋漓日久不净，色淡质稀，神疲体倦，气短懒言，四肢不温，或面浮肢肿，纳呆便溏，面色㿠白，舌淡胖，边有齿印，苔薄白，脉缓弱或沉溺。

治法：补气摄血，固冲止血。

方药：固本止崩汤(《傅青主女科》)(人参，黄芪，白术，当归，熟地黄，黑姜)加海螵蛸、升麻。若出血量多，则去当归，重用人参、黄芪以增强补气摄血之力，并酌加山茱黄、煅龙骨、煅牡蛎以收涩止血,减少血量;若量少淋漓,日久不绝,酌加益母草、茜草、三七等以化瘀止血。

(2)肾虚证

1)肾气虚证

症候:经乱无期,出血量多或淋漓不净,或崩漏交替出现,反复发作,血色淡暗,质清稀,面色晦暗,眼眶暗,小腹空坠,腰膝酸软,舌淡暗,苔白润,脉沉弱。

治法:补肾益气,固冲止血。

方药:加减苁蓉菟丝子丸(《中医妇科治疗学》)(肉苁蓉,覆盆子,菟丝子,桑寄生,熟地黄,当归,枸杞子,艾叶)加入参、黄芪、阿胶。

2)肾阳虚证

症候:经血非时暴下或淋漓不净,或交替出现,崩闭轮作,色淡暗,质清稀,腰膝酸软,畏寒肢冷,小便清长,大便溏薄,面色晦暗,目眶暗,舌淡暗,苔薄白,脉沉细无力。

治法:温肾益气,固冲止血。

方药:右归丸(《景岳全书》)(制附子,肉桂,熟地黄,山药,山茱萸,杜仲,枸杞子,菟丝子,鹿角胶,当归)。若出血量多,色暗有块,小腹痛甚者,为虚寒内生,经血瘀滞,酌加乳香、没药、五灵脂等化瘀止血;若兼四肢水肿、食欲缺乏泄泻等,为脾肾两虚,可加茯苓、党参、砂仁健脾益气除湿;青春期患者可加紫河车、补骨脂、淫羊藿等,以加强补肾固冲之力。

3)肾阴虚证

症候:经血非时暴下或淋漓,或交替出现,崩闭轮作,色鲜红,质稠,头晕耳鸣,腰膝酸软,五心烦热,颧赤唇红,舌红或有裂纹,少苔,脉细数。

治法:滋肾益阴,固冲止血。

方药:左归丸(《景岳全书》)(熟地黄,山药,山茱萸,枸杞子,菟丝子,鹿角胶,龟板胶,川牛膝)加女贞子、旱莲草。若出血量多,宜去川牛膝,酌加炒地榆、仙鹤草,以加强清热凉血、收敛止血之力。

(3)血热证

1)虚热证

症候:经来无期,量少淋漓不净或量多势急,色鲜红,质稠,颧红潮热,心烦少寐,口燥咽干,溲赤便秘,舌红,少苔,脉细数。

治法:养阴清热,固冲止血。

方药:上下相资汤(《石室秘录》)(熟地黄,山萸肉,人参,玄参,麦冬,沙参,玉竹,五味子,车前子,牛膝)。出血量多,宜加地榆、仙鹤草、海螵蛸、棕榈炭等增强止血的功效。量少淋漓,宜加炒蒲黄、三七、血余炭化瘀止血。

2)实热证

症候:经血非时暴下或淋漓,或交替出现,日久不净,色深红,质稠,心烦口渴,溲赤便秘,舌红,苔黄,脉滑数。

治法:清热凉血,固冲止血。

方药:清热固经汤(《简明中医妇科学》)(生黄芩,焦栀子,生地黄,地骨皮,阿胶,炙龟甲,牡蛎粉,地榆,生藕节,棕榈炭,生甘草)。若气阴两伤,可加党参、沙参、五味子益气敛阴生津。若属肝郁化火,宜用丹栀逍遥散(《女科撮要》)去煨姜,加夏枯草、生地黄、香附、茜草、蒲黄炭、血余炭等,以清肝泻火、固经止血。

(4)血瘀证

症候:经血非时暴下或淋漓,或交替出现,日久不净,色紫暗有血块,小腹疼痛拒按,舌质紫暗或有瘀点瘀斑,脉沉涩或弦涩有力。

治法:活血化瘀,固冲止血。

方药:逐瘀止血汤(《傅青主女科》)(生地黄,大黄,赤芍,牡丹皮,当归尾,枳壳,桃仁,龟甲)或逐瘀止崩汤(《安徽中医验方选集》)(当归,川芎,三七,没药,五灵脂,牡丹皮炭,炒丹参,炒艾叶,阿胶(蒲黄炒),龙骨,牡蛎,海螵蛸)。若瘀久化热,可加地榆、茜草、栀子等清热凉血止血。

2. 西医治疗

(1)一般性治疗:贫血者应补充铁剂、维生素C和蛋白质,严重者需输血,出血时间长者应给予抗生素预防感染。出血期间应加强营养,避免过度劳累,保证充分休息。

(2)药物治疗:功血的一线治疗是药物治疗。青春期及生育年龄无排卵性功血以止血、调整周期、促排卵为主;绝经过渡期功血以止血、调整周期、减少经量,防止子宫内膜病变为治疗原则。常采用性激素止血和调整月经周期。出血期可辅以促进凝血和抗纤溶药物,促进止血。

1)止血需根据出血址选择合适的制剂和使用方法。对少量出血患者,使用最低有效量激素,减少药物不良反应。对大量出血患者,要求性激素治疗8小时内见效,24~48小时内出血基本停止。96小时以上仍不止血,应考虑更改功血诊断;①联合用药:止血效果优于单一药物。治疗青春期和生育年龄无排卵性功血常常有效。急性大出血,病情稳定,可用复方单相口服避孕药,常用第三代短效口服避孕药去氧孕烯炔雌醇片、复方孕二烯酮片或炔雌醇环丙孕酮片,用法为每次1~2片,每8~12小时一次,血止后每3日递减1/3量直至维持量1片/日,持续至血止后21日停药;②雌激素:大剂量雌激素可促使子宫内膜迅速生长,短期内修复创面而止血,适用于急性大量出血时。口服结合雌激素2.5mg,每4~6小时1次,血止后每3日递减1/3量直至维持量1.25mg,每日1次;也可用苯甲酸雌二醇3~4mg/d,分2~3次肌内注射,或戊酸雌二醇2mg,每4~6小时1次,血止后每3日递减1/3量,直至维持量每日2mg至血止后21日。上述雌激素止血的最后7~10日均应加用孕激素,可用甲羟孕酮10mg/d,使子宫内膜完整脱落。血液高凝或有血栓性疾病史的患者应禁用大剂量雌激素止血;③孕激素:使持续增生的子宫内膜从增生期转化为分泌期而止血。停药后子宫内膜脱落较完全,起到药物性刮宫作用。适用于体内有一定雌激素水平的患者。常用醋酸甲羟孕酮、甲地孕酮和炔诺酮等。出血较多者,服用炔诺酮5mg,每8小时1次,血止后每隔3日递减1/3量,直至维持量每日2.5~5.0mg,持续用至血止后 21 日停药。身体状况良好,阴道少量出血不断者,常用黄体酮 20mg/d,肌内注射 3 日,停药后发生撤退性出血(出血 1 周干净);④雄激素:能拮抗雌激素、增强子宫平滑肌及子宫血管的张力,减轻盆腔充血而减少出血量。适用于绝经过渡期功血。大量出血时单独应用效果不佳;⑤其他:非甾体类抗感染药和其他止血药有减少出血量的辅助作用,但不能赖以止血。

2)调整月经周期:①雌、孕激素序贯法:即人工周期。模拟自然月经周期中卵巢的内分泌变化,序贯应用雌、孕激素,使子宫内膜周期性变化脱落。适用于青春期及育龄期功血内源性雌激素水平较低者。自血止后撤药性月经第 5 日起用雌激素,结合雌激素 0.625~1.25mg 或戊酸雌二醇 1~2mg,每晚 1 次,连服 21 日,服雌激素 12 日起加用醋酸甲羟孕酮,每日 10mg,连用 10 日。连续 3 个周期为 1 个疗程。若正常月经仍未建立,应重复上述疗法;②雌、孕激素联合法:此法开始即用孕激素限制内膜的生长,减少撤药性出血;雌激素可预防孕激素突破性出血。适用于育龄期功血内源性雌激素水平较高者或绝经过渡期功血。常用低剂量,如口服避孕药自血止后撤药性出血第 5 日起每晚 1 片,连服 21 日,停药后撤药性出血。连续 3 个周期为 1 个疗程。如停药后仍未建立正常月经周期,可重复上述疗法;③后半周期疗法:适用于青春期或活组织检查为增生期内膜患者。可于月经周期后半期(撤药性出血的第 16~25 日)服用醋酸甲羟孕酮 10mg,每日 1 次,或肌内注射黄体酮 20mg,每日 1 次,连用 10 日为 1 个周期,共 3 个周期为 1 个疗程。

3)促排卵:经上述调整月经周期治疗后,部分患者可恢复自发排卵。对有生育要求而不能恢复排卵的不孕患者,可针对病因促排卵。

(3)手术治疗

1)刮宫术:适用于急性大出血或存在子宫内膜癌高危因素的功血患者。

2)子宫内膜切除术:适用于经量多的绝经过渡期功血和经激素治疗无效且无生育要求的育龄期功血。术前应明确病理学诊断,避免误诊和误切子宫内膜癌。术前 1 个月口服达那唑 600mg/d,减少组织切除量,增加手术安全性。

3)子宫切除术经各种治疗效果不佳,可由患者和家属知情选择子宫切除。

二、排卵性功血

排卵性功血多见于育龄期妇女,较无排卵性功血少见,因有周期性排卵,临床上仍有可辨认的月经周期,其分类和与中医学疾病的对应关系见表 12-1。

表 12-1 排卵性功血的分类及与中医学疾病的对应关系

排卵性功血的分类	中医学疾病
月经过多	月经过多
黄体功能不全	月经先期
子宫内膜不规则脱落(黄体萎缩不全)	经期延长
围排卵期出血(排卵期出血)	经间期出血

(一)月经过多

月经过多是指月经周期规则、经期正常,但经量明显多于既往者。中、西医一致。排卵性功能失调性子宫出血、子宫肌瘤、子宫内膜异位症、盆腔炎、子宫肥大症、子宫内膜息肉、子宫内膜炎、子宫内膜结核初期、血液病(再生障碍性贫血、白血病、血小板减少等)、严重的肝肾疾病、甲亢等内分泌疾病及带宫内节育器均可引起月经过多。以下主要讨论排卵性功能失调性子宫出血引起的月经过多。

1. 病因病理

(1)中医病因病机:本病常见的病因为气虚、血热和血瘀。主要病机是冲任不固,经血失于制约。气虚统摄无权,冲任不固;血热热扰冲任,迫血妄行;血瘀瘀阻冲任,新血不归,均可使冲任不固,经血失于制约而致月经过多。

(2)西医病因病理:本病发病机制不明确。子宫内膜形态一般表现为分泌期内膜。

2. 临床表现

一般表现为月经周期规则、经期正常,但经量增多>80mL。

3. 诊断和鉴别诊断

(1)诊断:凡有上述临床表现者,应结合下述病史及检查进行诊断。

1)病史:详细了解患者有无子宫肌瘤、子宫内膜异位症、盆腔炎、子宫肥大症、子宫内膜息肉、子宫内膜炎、结核、血液病、严重的肝肾疾病、甲亢等内分泌疾病病史及节育措施。

2)全身检查和妇科检查:排除生殖器官病变及全身性疾病。

3)辅助检查:①盆腔B超检查:可观察子宫形态、大小、内膜厚度,卵巢大小、形态、卵泡数目,以及盆腔是否有器质性病变;②宫腔镜检查及子宫内膜病理检查:有助于排除子宫内膜息肉、子宫内膜炎、子宫内膜结核、黏膜下子宫肌瘤等疾病;③甲状腺功能及血液检查有助排除甲亢、血液病。

(2)鉴别诊断:本病应注意与子宫肌瘤、子宫内膜异位症、盆腔炎、子宫肥大症、子宫内膜息肉、子宫内膜炎、子宫内膜结核初期、血液病、严重的肝肾疾病、甲亢等内分泌疾病及带宫内节育器引起的月经过多相鉴别。

(3)辨病和辨证思路要点

1)辨病思路要点:月经过多应详细询问有无上述相关疾病病史和起病诱因,初步做全身、妇科和B超检查进行辨病,必要时可做上述进一步的相关检查,以明确引起月经过多的疾病原因。排卵性功血引起的月经过多妇科和B超检查无引起异常子宫出血的生殖器官病变;全身也无其他病变;子宫内膜活检显示分泌反应;血清基础性激素测定结果正常。

2)辨证思路要点:本病的辨证应结合月经的色、质变化及全身兼症来辨其虚实寒热。

4. 治疗

(1)中医治疗:月经过多的治疗原则是经期以止血为主,以治其标;经后以固冲为主,以治其本。慎用温躁动血之品,以免耗伤气血。

1)气虚证:症候:月经量多,色淡红,质清稀,面色㿠白,神疲体倦,气短懒言,小腹空坠,舌质淡,苔薄白,脉细弱。治法:补气摄血固冲。方药:举元煎(《景岳全书》)(人参,黄芪,白术,升麻,炙甘草)。若出血不止,酌加阿胶养血止血,艾叶、姜炭温经止血,海螵蛸、血余炭、茜草炭收涩止血;经期过长,甚至淋漓不断,酌加蒲黄、茜草、益母草化瘀止血;腰腹冷痛,酌加炒续断、炒杜仲、炒艾叶、小茴香温肾固冲止痛。

2)血热证:症候:经行量多,色深红或紫红,质黏稠有小血块,心烦口渴,溲黄便结,舌红苔黄,脉滑数。治法:清热凉血,固冲止血。方药:保阴煎(《景岳全书》)(生地黄,熟地黄,黄芩,黄檗,白芍,山药,续断,甘草)加地榆、茜草。若外感热邪化火成毒,经量多而臭秽,伴发热恶寒,少腹疼痛拒按,酌加败酱草、红藤、金银花、牡丹皮以清热解毒化瘀,若兼见倦怠乏力,气短懒言,酌加黄芪、党参、白术以健脾益气;若口渴甚者,酌加玄参、麦冬、芦根、天花粉以养阴清热、生津止渴。

3)血瘀:症候:经行量多,色紫暗有血块,小腹疼痛拒按,舌质紫暗有瘀点,脉沉涩。治法:活血化瘀止血。方药:失笑散(《太平惠民和剂局方》)(炒蒲黄,五灵脂)加海螵蛸、茜草、益母草。若瘀久化热,经量多而臭秽,小便短赤,酌加牡丹皮、金银花、败酱草凉血解毒;若小腹疼痛剧烈,加延胡索、枳壳、乌药活血理气止痛。

(2)西医治疗

1)止血药:如氨甲环酸、酚磺乙胺、维生素K等以减少经量。

2)口服复方短效避孕药抑制内膜增生,减少出血量。

3)宫腔内放置含黄体酮或左炔诺孕酮的宫内节育器孕激素直接作用于内膜可减少经量。

(二)黄体功能不足

黄体功能不足属排卵性月经失调的一种常见类型,月经周期中有卵泡发育及排卵,有黄体形成,但黄体期孕激素分泌不足或黄体过早衰退导致子宫内膜分泌反应不良和黄体期缩短。属中医学的月经先期范畴。

月经先期为月经周期提前7天以上,2周以内,连续2个周期以上者,亦称"经早""经期超前""经行先期"。月经先期是以周期异常为主的月经病,常与月经过多并见,严重者可发展为崩漏。功能失调性子宫出血的黄体功能不足、盆腔炎、甲状腺功能轻度亢进等皆可引起月经先期。以下主要讨论黄体功能不足引起的月经先期。

1. 病因病理

(1)中医病因病机:本病主要的病因是气虚和血热,主要病机是冲任不固,经血失于制约。气虚又分为脾气虚和肾气虚。脾气虚中气不足,统摄无权,冲任不固;肾气虚封藏失职,冲任不固,均可使经血失统,月经先期而至。血热分为阳盛血热、肝郁化热和阴虚血热,均可扰及冲任,迫血妄行,导致月经先期而至。

(2)西医病因病理

1)发病机制:足够水平的FSH和LH及卵巢对LH良好的反应,是黄体健全发育的必要前提。卵泡期FSH缺乏;排卵前LH脉冲峰值不高及排卵后LH低脉冲缺陷;卵巢本身发育不良,卵泡期颗粒细胞 LH 受体缺陷;高催乳素血症;一些生理因素如初潮、分娩后、绝经过渡期及内分泌疾病、代谢异常等多种因素均可引起黄体功能不足。

2）病理:子宫内膜形态一般表现为分泌期内膜腺体分泌不良,间质水肿不明显或腺体与间质发育不同步,内膜活检显示分泌反应落后 2 日。

2. 临床表现

一般表现为月经周期缩短。有时月经周期虽在正常范围内,但卵泡期延长、黄体期缩短,以致患者不易受孕或在孕早期流产。

3. 诊断与鉴别诊断

(1)诊断:凡有上述临床表现者,应结合下述病史及检查进行诊断。

1）病史:注意询问有无血热病史、情志内伤史、多产房劳史、脾胃损伤史、盆腔炎及甲亢病史。

2）体格检查及妇科检查:注意检查甲状腺的大小、形态及有无盆腔炎的体征。

3）辅助检查

1）基础体温测量及诊断性刮宫有助于了解黄体功能及子宫内膜的炎症。诊刮应在月经来潮见红 6 小时内进行。

2）甲状腺功能测定有助于了解甲状腺功能是否正常。

(2)鉴别诊断

1）盆腔炎性疾病多有盆腔炎病史和体征,临床尚有低热、腹痛、带下异常、乏力易疲等典型临床表现。妇科检查和 B 超检查等有助鉴别。

2）轻度甲状腺功能亢进或有颈前喉结两旁结块肿大、目突、双胫前黏液性水肿、指端软组织肿胀粗厚等体征,或有心悸、急躁亢奋、多食消瘦、疲乏无力、低热、恶热多汗等典型临床表现。甲状腺功能测定有助鉴别。

3）经间期出血月经先期半月一行者,应注意与之鉴别。两者虽均为半月出血 1 次,但出血量和出血持续时间的变化规律不同,月经先期每次出血都接近正常月经量和经期。经间期出血则呈现量一多一少、时间一长一短的变化规律。基础体温测定也有助于鉴别。月经先期每次出血都发生在基础体温由高温相向低温相交替时;经间期出血则多量出血发生在基础体温由高温相向低温相变化时,少量出血发生在基础体温由低温相向高温相交替时。

(3)辨病和辨证思路要点

1）辨病思路要点:1 个月两潮者,应排除经间期出血,病程稍长者,应结合病史和其他临床表现做上述相关检查,查找引起月经先期的西医相关疾病。黄体功能不足者,妇科检查无生殖器官病变;基础体温呈双相,但高温相短于 11 天,高温期上升缓慢,上升幅度小于 0.5℃;月经来潮见红 6 小时内子宫内膜诊断性刮宫结果为子宫内膜分泌功能不足(或子宫内膜活检显示分泌反应至少落后 2 日)。患者月经周期缩短、可有不易受孕或孕早期流产等病史。

2）辨证思路要点:月经先期的辨证主要根据月经的经量、经色、经质的变化,结合全身兼症及舌脉,综合分析,辨清虚实。

4. 治疗

(1)中医治疗:本病的治疗原则是虚者补之,热者清之。其治疗大法为或补或清,安冲为要。

1)气虚证:①脾气虚证:症候:月经周期提前,月经量多,色淡红,质清稀,气短懒言,神疲体倦,小腹空坠,纳少便溏,面色㿠白,舌淡红,苔薄白,脉细弱。治法:健脾益气,摄血调经。方药:补中益气汤(《脾胃论》)(人参,黄芪,白术,陈皮,升麻,柴胡,当归,甘草)。若月经量过多,应减少失血量,以防伤阴,去当归,重用人参、黄芪,酌加血余炭、棕榈炭、煅龙骨、煅牡蛎等固涩止血之品;便溏者,宜健脾祛湿止泻,可去当归润肠之品,酌加山药、砂仁、茯苓以健脾和胃利湿;若为脾肾两虚伴腰骶酸痛者,可兼补肾气,酌加杜仲、菟丝子、鹿角胶以温肾益气固冲。若兼心悸怔忡、失眠多梦者,为心脾两虚,治宜健脾益气、补血养心,方用归脾汤(《校注妇人良方》)(白术,茯神,黄芪,龙眼肉,酸枣仁,人参,木香,当归,远志,甘草,生姜,大枣);②肾气虚证:症候:月经周期提前,经量或多或少,色淡暗,质清稀,腰膝酸软,头晕耳鸣,小便频数,面色晦暗,舌淡暗,苔薄白,脉沉细。治法:补肾益气,固冲调经。方药:固阴煎(《景岳全书》)(菟丝子,熟地黄,山茱萸,人参,山药,五味子,远志,炙甘草)。若月经量过多,应温经固冲止血,酌加姜炭、海螵蛸之类;若腰痛甚,宜增强补肾壮腰止痛之功效,酌加续断、杜仲、制乳香;夜尿频数,应固肾缩小便,酌加益智仁、金樱子。

2)血热证:①阳盛血热证:症候:月经周期提前,月经量多,色深红或紫红,质黏稠,心烦,口渴,溲黄,便结,面色红赤,舌红苔黄,脉滑数。治法:清热凉血调经。方药:清经散(《傅青主女科》)(牡丹皮,青蒿,黄檗,地骨皮,熟地黄,白芍,茯苓)。若月经量过多或经期过长,应凉血固经止血,酌加仙鹤草、地榆、茜草根、阿胶、续断,并去淡渗之茯苓,以免伤阴;烦渴甚,宜清热生津止渴,酌加石膏、知母、天花粉;因热致瘀而伴少腹疼痛者,应活血化瘀止痛,酌加益母草、生蒲黄、泽兰;②肝郁化热证:症候:月经周期提前,经量或多或少,经色深红或紫红,质稠有块,或经行不畅,胸胁、乳房、少腹胀痛,心烦易怒,口苦咽干,舌质红,苔薄黄,脉弦数。治法:疏肝清热,凉血调经。方药:丹栀逍遥散(《女科撮要》)(柴胡,牡丹皮,栀子,当归,白芍,白术,茯苓,薄荷,煨姜,炙甘草)去煨姜。若月经量过多,宜凉血固冲止血,酌加茜草、地榆、海螵蛸、煅牡蛎;经行不畅有血块,宜活血化瘀,酌加泽兰、益母草;胸胁、乳房、少腹胀痛甚者,宜疏肝理气,通络止痛,酌加夏枯草、川楝子、王不留行、制香附、延胡索、路路通;乳房灼热感者,宜咸寒清热,酌加蒲公英、山慈姑、昆布;③阴虚血热证:症候:月经周期提前,经量或少或多,色红质稠,咽干口燥,心烦不眠,手足心热,两颧潮红,舌红少苔,脉细数。治法:养阴清热调经。方药:两地汤(《傅青主女科》)(生地黄,玄参,麦冬,白芍,地骨皮,阿胶)。若有潮热,应滋阴退虚热,酌加青蒿、地骨皮、银柴胡、鳖甲;虚热不眠,应清热除烦,养心安神,酌加黄连、酸枣仁、钩藤;月经量过多,应滋阴清热止血,酌加女贞子、旱莲草、仙鹤草、地榆;月经量少,可滋肾养精,酌加枸杞子、制何首乌。

(2)西医治疗

1)促进卵泡发育:①低剂量雌激素:月经第5日起每日口服结合雌激素0.625mg或戊酸雌二醇1mg,连续5~7日,能协同FSH促进优势卵泡发育;②氯米芬:详见闭经。

2)促进月经中期LH峰形成:在卵泡成熟时,用绒促性素5000~10000U一次或分两次肌内注射,可加强月经中期LH排卵峰,以免黄体过早衰退,并提高其分泌黄体酮的功能。

3)黄体功能刺激疗法:于基础体温上升后开始,隔日肌内注射hCG1000~2000U,共5次,可使血浆黄体酮明显上升,延长黄体期。

4)黄体功能替代疗法:排卵后开始肌内注射黄体酮10mg/d,共10~14日,补充孕酮之不足。

5)黄体功能不足合并高催乳素血症的治疗:溴隐亭每日2.5~5.0mg,可使催乳素水平下降,并促进垂体分泌促性腺激素及增加卵巢雌、孕激素分泌,从而改善黄体功能。

6)口服避孕药:有避孕需求者可口服避孕药3个周期,反复者可延至6个周期。

(三)子宫内膜不规则脱落(黄体萎缩不全)

子宫内膜不规则脱落为月经周期有排卵,黄体发育良好,但萎缩过程延长,致子宫内膜不规则脱落,又称黄体萎缩不全。主要表现为经期延长,属中医学经期延长的范畴。

月经周期正常,行经期超过7日,甚或淋漓不净达半月之久者,称为"经期延长"。排卵性功血的子宫内膜不规则脱落、子宫肌瘤、子宫内膜异位症、盆腔炎、子宫肥大症、子宫内膜息肉、子宫内膜炎等疾病及带宫内节育器均可引起经期延长。以下主要讨论子宫内膜不规则脱落引起的经期延长。

1. 病因病理

(1)中医病因病机:本病常见的病因为气虚、虚热和血瘀。主要病机是冲任不固,经血失于制约。气虚统摄无权,冲任不固;虚热热扰冲任,血海不宁;血瘀瘀阻胞脉,经血不归,均可使冲任不固,经血失于制约而致经期延长。

(2)病理

1)发病机制:由于下丘脑-垂体-卵巢轴调节功能紊乱,或溶黄体机制失常,引起黄体萎缩不全,内膜持续受孕激素影响,以致不能如期完整脱落。

2)病理:正常月经第3~4日时,分泌期子宫内膜已全部脱落。黄体萎缩不全时,月经第5~6日仍能见到呈分泌反应的子宫内膜。表现为混合型内膜(分泌期与新增生的内膜共存)。

2. 临床表现

本病临床表现为月经周期正常,但经期延长,长达9~10日,且出血量多。

3. 诊断与鉴别诊断

(1)诊断:凡有上述临床表现者,应结合下述病史及检查进行诊断。

1)病史:病史询问同月经过多。

2)体格检查和妇科检查:同月经过多。
3)辅助检查:①妇科检查、B超检查、宫腔镜检查同月经过多;②子宫内膜病理检查在月经来潮第5~6日诊刮;③BBT测定、激素测定均有助于功能失调性子宫出血黄体萎缩不全的诊断。

(2)鉴别诊断:黄体萎缩不全应注意与子宫肌瘤、子宫内膜异位症、盆腔炎、子宫肥大症、子宫内膜息肉、子宫内膜炎等疾病及带宫内节育器引起的经期延长相鉴别。

(2)辨病和辨证思路要点

1)辨病思路要点:行经期延长应详细询问病史和起病诱因,注意有无上述常见西医疾病,初步做妇科检查和B超检查进行辨病,必要时可进一步做上述相应检查。黄体萎缩不全妇科检查无生殖器官病变;基础体温呈双相型,但下降缓慢;在月经第5~6日行诊断性刮宫,病理检查结果为子宫内膜仍呈分泌期反应。临床表现为经期较长(8~14日)。

2)辨证思路要点:经期延长应根据月经的量、色、质的不同结合兼症及舌脉辨其虚实。

4.治疗

(1)中医治疗:经期延长治疗重在固冲止血调经,常用养阴、清热、补气、化瘀等治法,不宜过用苦寒,以免伤阴,亦不可概投固涩之剂,以免致瘀。

1)气虚证:症候:行经时间延长,月经量多,色淡质稀,神疲体倦,气短懒言,面色㿠白,纳少便溏,舌质淡,苔薄白,脉缓弱。

治法:补气摄血调经。

方药:举元煎(方见排卵性功血之月经过多)。若月经量多,加阿胶养血止血,海螵蛸固冲止血,姜炭温经止血,炒艾叶暖宫止血;失眠多梦,加炒酸枣仁、龙眼肉以养心安神;伴腰膝酸痛,头晕耳鸣,加炒续断、杜仲、熟地黄以补肾益精。

2)虚热证:症候:经行时间延长,量少,质稠色鲜红,两颧潮红,手足心热,咽干口燥,舌红少苔,脉细数。

治法:养阴清热调经。

方药:两地汤(方见排卵性功血之黄体功能不足)。若月经量少,加枸杞子、丹参、鸡血藤养血调经;潮热不退,加白薇、麦冬滋阴退虚热;口渴甚,加天花粉、葛根、芦根以生津止渴;倦怠乏力,气短懒言,加太子参、五味子以气阴双补而止血。

3)血瘀证:症候:经行时间延长,经量或多或少,色紫暗有块,小腹疼痛拒按,舌质紫暗或有瘀斑,脉弦涩。

治法:活血祛瘀止血。

方药:桃红四物汤(《医宗金鉴》)(桃仁,红花,当归,川芎,赤芍,熟地黄)合失笑散(方见排卵性功血之月经过多)。若月经量多,加海螵蛸、茜草固涩止血;口渴心烦,溲黄便结,舌暗红苔薄黄,为瘀热之证,酌加生地黄、黄芩、马齿苋、牡丹皮以清热化瘀止血。

(2)西医治疗

1)孕激素:排卵后第1~2日,或下次月经潮前10~14日开始,口服甲羟孕酮10mg/d,连服10日。有生育要求者肌内注射黄体酮注射液。可调节下丘脑-垂体-卵巢轴的功能,使黄体及时萎缩,内膜按时完整脱落。

2)绒促性素:用法同黄体功能不足,有促进黄体功能的作用。

3)复方短效口服避孕药:无生育要求者口服单相避孕药,可抑制排卵,控制经期。

(四)围排卵期出血(经间期出血)

围排卵期出血是在两次月经中间,即排卵期,由于雌激素水平短暂下降,使子宫内膜失去激素的支持而出现部分子宫内膜脱落引起有规律性的阴道流血,称围排卵期出血。属中医学经间期出血范畴。

凡在两次月经中间出现周期性少两阴道出血者,称为"经间期出血"。前人认为两次月经中间是"氤氲期"的"候期",西医学称之为"排卵期"。

1. 病因病理

(1)中医病因病机:本病常见的病因是肾阴虚、湿热和血瘀。主要发病机制是经间期,阳气内动,引动内蕴之虚火、湿热及瘀血,使阴阳失调,伤及冲任,血海不宁,血溢于外所致。

(2)西医病因病理:本病的病因西医学方面尚不明确,可能与排卵前后激素水平波动有关。

2. 临床表现

两次月经中间,在周期的第12~16天出现规律性的少量阴道出血,出血期<7日,多数持续1~3日,量少,时有时无,白带增多,质地透明如蛋清样,或赤白带下,可伴有腰酸、少腹两侧或一侧胀痛、乳胀。

3. 诊断与鉴别诊断

(1)诊断:凡有上述临床表现者,应结合下述病史及检查进行诊断。

1)病史:注意询问有无月经不调及手术流产等病史。

2)全身检查和妇科检查:排除生殖器官疾病及全身性病变。

3)辅助检查:①基础体温测量有助于本病诊断;②B超检查有助于排除生殖器官器质性病变。

(2)鉴别诊断:本病应注意与月经先期、月经过少、赤带相鉴别。

(3)辨病和辨证思路要点:

1)辨病思路要点:出血半月一行,一次多、一次少而有规律者,应考虑经间期出血,BBT测定、妇科检查及B超检查有助于诊断与鉴别诊断。排卵期出血者,生殖器官无病变;其出血发生在BBT由高温相向低温相交替时,当BBT升高后,出血停止,亦有高温相时继续出血者。

2)辨证思路要点:经间期出血应根据出血的量、色、质及伴随症状进行辨证。

4. 治疗

(1)中医治疗:治疗重在经后期,以调摄冲任、平衡阴阳为大法,出血时可适当加一些固冲止血药。

1)肾阴虚证:症候:两次月经中间阴道出血,量少,质稠色鲜红,腰膝酸软,头晕耳鸣,手足心热,两颧潮红,舌红少苔,脉细数。

治法:滋肾养阴,固冲止血。

方药:两地汤(方见排卵性功血之黄体功能不足)合二至丸(《医方集解》)(女贞子,旱莲草)。若出血较多,酌加仙鹤草、血余炭、海螵蛸以固涩止血;阴虚内热明显,酌加青蒿、鳖甲、白薇滋阴退虚热。

2)湿热证:症候:经间期出血,量少或多,色红质黏,胸闷纳呆,小腹时痛,神疲体困,小便短赤,平素带下量多色黄质黏,舌质红,苔黄腻,脉滑数或濡数。

治法:清热利湿止血。

方药:清肝止淋汤(《傅青主女科》)(当归,白芍,生地黄,牡丹皮,黄檗,牛膝,制香附,黑豆,阿胶,大枣)。若热重于湿,酌加败酱草、金银花清热解毒;湿重于热,酌加薏苡仁、车前子清热除湿;出血多时去牛膝、当归,酌加茜草、仙鹤草、侧柏叶止血。

3)血瘀证:症候:两次月经中间阴道出血,量多或少,色紫暗有血块,少腹疼痛拒按,情志抑郁,胸闷烦躁,舌紫暗或有瘀斑,脉涩。

治法:化瘀止血。

方药:逐瘀止血汤(方见无排卵性功血)。若出血量多,去赤芍、当归尾,酌加三七、炒蒲黄化瘀止血;腹痛较剧,酌加延胡索、香附行气止痛;若兼湿热,酌加茯苓、薏苡仁、败酱草;若兼脾虚,去生地黄、大黄、桃仁,酌加陈皮、砂仁、白术;若兼肾虚,酌加续断、山药、菟丝子。

(2)西医治疗:本病的西医治疗可用复方短效口服避孕药,抑制排卵,控制周期。

参考文献

[1] 高天舒,白华.实用中医内分泌病学.沈阳:辽宁科学技术出版社,2018.

[2] 倪青,庞国明.中国中西医专科专病临床大系内分泌病诊疗全书.北京:中国中医药出版社,2016.

[3] 中华医学会糖尿病学分会.中国2型糖尿病防治指南2013年版.北京:北京大学医学出版社,2014.

[4] 刘金钢,顾岩.实用代谢和减重外科学.北京:军事医学科学出版社,2015.

[5] (美)卡萨瑞,(美)马丁著.肥胖及代谢病外科治疗.北京:人民军医出版社,2015.

[6] 沈周俊主编.现代肾上腺外科诊疗学.上海:上海交通大学出版社,2015.

[7] 薛耀明,肖海鹏.内分泌与代谢学.广州:广东科技出版社,2018.

[8] 肖万泽.内分泌代谢疾病中西医结合诊断与治疗.北京:人民军医出版社,2014.

[9] 倪青,王祥生.内分泌代谢病中医循证治疗学.北京:科学技术文献出版社,2016.

[10] 李继俊.妇产科内分泌治疗学 第3版.北京:人民军医出版社,2014.

[11] ThomasRabe,阮祥燕,AlfredO. Mueck.生殖内分泌学热点聚焦.北京:人民卫生出版社,2014.

[12] 李桂梅.实用儿科内分泌与遗传代谢病.济南:山东科学技术出版社,2015.

[13] 施红,衡先培,中西医结合内分泌与代谢性疾病.北京:科学出版社,2011.

[14] 方朝晖.中西医结合糖尿病学.北京:学苑出版社,2011.

[15] 赵进喜.内分泌代谢病中西医诊治.沈阳:辽宁科学技术出版社,2004.

[16] 廖二元.内分泌代谢病学 第3版 下册.北京:人民卫生出版社,2012.

[17] 宁光,周智广.内分泌内科学.北京:人民卫生出版社,2014.

[18] 余叶蓉.内分泌与代谢疾病.北京:人民卫生出版社,2012.